現代語訳
「傷寒論・金匱要略」
－読みと解訳－

荘司　武史 著
薬剤師・漢方士

ブックウェイ

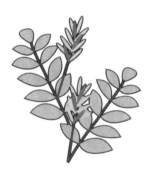

「傷寒論・金匱要略」―読みと解釈―

漢方医学　　傷寒論・金匱要略

張　仲景　著

傷寒論

6	傷寒論雑病論集序	
9	弁1)	弁脈法 第一
19	平2)	平脈法 第二
32	傷3)	傷寒例 第三
42	痙4)	痙湿暍病 第四
45	上5)	太陽病上 第五
50	中6)	太陽病中 第六
67	下7)	太陽病下 第七
77	陽8)	陽明病 第八
91	少9)	少陽病 第九
92	太10)	太陰病 第十
94	陰11)	少陰病 第十一
99	厥12)	厥陰病 第十二
106	霍13)	霍乱病 第十三
108	易14)	陰陽易差後労復病 第十四
109	不汗15)	不可発汗病 第十五
112	可汗16)	可発汗病 第十六
113	汗後17)	発汗後病 第十七
113	不吐18)	不可吐病 第十八
113	可吐19)	可吐病 第十九
114	不下20)	不可下病 第二十
119	可下21)	可下病 第二十一
120	汗吐下22)	発汗吐下後病 第二十二

金匱要略

122		新篇金匱要略方論序
124	臓1)	臓腑経絡先後病 第一
130	湿2)	痙濕暍病 第二
134	百3)	百合狐惑陰陽毒病 第三
137	瘧4)	瘧病 第四
138	中5)	中風歴節病 第五
141	血6)	血痺虚労病 第六
144	肺7)	肺痿肺癰咳嗽上気病 第七
148	奔8)	奔豚気病脈證併治 第八
148	胸9)	胸痺心痛短気病脈證併治 第九
150	腹10)	腹満寒疝宿食病 第十
153	五11)	五臓風寒積聚病 第十一
157	痰12)	痰飲咳嗽病 第十二
162	消13)	消渇小便利淋病 第十三
163	水14)	水気病 第十四
171	黄15)	黄疸病 第十五
174	驚16)	驚悸吐衄下血胸満瘀血病 第十六
176	嘔17)	嘔吐噦下利病 第十七
182	瘡18)	瘡癰腸癰浸淫病 第十八
183	跌19)	跌蹶手指臂腫轉筋陰狐疝蚘蟲病 第十九
185	妊20)	婦人妊娠病 第二十
186	産21)	婦人産後病 第二十一
189	雑22)	婦人雑病 第二十二
193	療23)	雑療方 第二十二

禽獣魚虫禁忌併治 第二十四
果実菜穀禁忌併治 第二十五

1

傷寒論
しょうかんろん

6 傷寒論雑病論集序
しょうかんろんざつびょうろんしゅうじょ

9 弁脈法 第一
べんみゃくほう だいいち
　脈状によって病理を理解し区別する。

19 平脈法 第二
へいみゃくほう
　平常な脈と病んだ脈。金匱要略を中心として考える。

32 傷寒例 第三
しょうかんれい
　厳寒の時に侵された症状を傷寒と名づける。傷寒論を中心として考える。

42 痙湿暍病 第四
けいしつえつびょう だいよん
　痙病とは、身体が熱っぽく、足が冷え、首や項がこわばり、つまって悪寒し、時々頭が熱く、顔が赤くなり、目の中の血脈が浮き出て、自然に頭や顔の筋肉がゆがんで動き、急に歯をくいしばり、仰向けにそっくり反ってしまう状態。湿病とは、関節が痛む状態。暍病とは、身体が重く痛む状態。

45 太陽病 上 第五
たいようびょうじょう
　足の太陽膀胱経が外邪に因り影響を受け、狂いが生じ障害を起こした状態。
　表が風寒の邪に中たり、必ず悪寒し、他に悪風、脈浮、頭痛、身体疼痛が起こる。
　表寒実証では、悪寒、脈浮緊、頭痛、汗無、身体疼痛、
　表寒虚証では、悪風、脈浮緊、頭痛、汗有、中風、傷寒や温病、風病などの症状を起こす

50 太陽病 中 第六
たいようびょうちゅう
　太陽病中篇の脈状と病証。

67 太陽病 下 第七
たいようびょうげ
　太陽病で発汗すべき時期に逆に下した事で、熱が表より内に入り結胸の病状を起こす。

77 陽明病 第八
ようめい
　足の陽明胃経と手の陽明膀胱系に障害を起こした状態。太陽病で発汗できなかった表證の熱が裏の胃腸に入り裏熱実証となる時期。胃実とは胃が病的に熱を持ち過ぎている状態。太陽病から陽明病になった場合は脾臓の働きが結ぼれ、胃が正常に機能しない。

91 少陽病 第九
しょうよう
　足の少陽胆経と手の少陽三焦経に障害を起こした状態。正気が少し衰え始め、病邪が半表半裏に入り、少陽胆経に病状を表す時期。
　手の少陽三焦経と足の少陽胆経に熱をもって起きる。口が苦くなり、咽が渇き、目が中心で目まいし、頭がクラクラする。

92 太陰病 第十
たいいん
　足の太陰脾系と手の太陰肺経に障害を起こした状態。脾と腸が衰え、脾虚による気のうっ帯から腹満を発症したり、虚寒により腹痛などを発症する時期。太陽病、少陽病時の誤下や、陽明病時に寒剤や誤下により脾や腸が衰えた為に発症。
　腹が張り、吐き、食べ物がつかえて通らず、自然と下痢がひどくなり、時々自然に腹痛が起こるのである。このような状態に間違えて下剤で下すと、みぞおちあたりがつかえ、

固くなってしまう。

94 少陰病 第十一
　足の少陰腎経と手の少陰心経に障害を起こした状態。
　吐き気を催しても物が出ず、胸苦しくてただ寝たがるだけである。
　そういう状態が5～6日続いて、自然に便通があってのどの渇きを訴える。

99 厥陰病 第十二
　足の厥陰肝経と手の厥陰心包経に障害を起こした状態。
　裏虚、上熱下寒で、熱が胸隔中にあり、四肢厥冷となる時期。
　やたらにのどが渇き、気が上焦に衝き上げ、心臓のあたりまで及んで来て、心臓の中または胸の中が熱くなって疼き痛み、腹が空いても食べられず、無理に食べると蛔虫が出る程にひどく吐き、下剤で下すと下痢が止まらなくなってしまう。

106 霍乱病 第十三
　傷寒病状態に発症するが雑病であって、傷寒ではない。嘔吐して下痢する病。

108 陰陽易差後労復病 第十四
　男女の交接に因り男女の一方の病気が相手の方へ伝わる病で、男子から女子へ伝わった場合を陽易といい、女子から男子へ伝わった場合を陰易という。
　病が治ろうとしている回復期に、女労復、食復、飲酒復などに因り、身体に無理をした為に再発した病。

109 不可発汗病 第十五
　発汗をさせてはならない病と證。病が外にあり、当然発汗によって治療をすべきであるが、発汗をさせてはならない状態。
　以下、発汗について可と不可の処方と治療法を集めたもの。

112 可発汗病 第十六
　発汗をさせる可き病と證。原則的に春夏は陽気が外に向かおうとしていて表に気が集まっている為、発汗すれば邪は表から出しやすい。

113 発汗後病 第十七
　発汗後治らない病の脈と證。発汗の仕方が多すぎて陽を亡ぼし、衰弱し、うわ言をいうようになった場合は下してはならない。

113 不可吐病 第十八
　吐かせてはならない病の脈と證。
　太陽病の中に4つの病証を示している。

113 可吐病 第十九
　吐かせる可き病の脈と證。吐すは、上に出す療法。
　太陽病の中に4つの病証を示している。原則的に春の治療は吐かせる。

114 不可下病 第二十
　下してはならない病の脈と證。陰陽倶に虚した場合には下してはならない。
　その脈證によって定める。陽気が少ない時に下すとみぞおちがつかえて硬くなる。

119 可下病 第二十一

下す可き病の脈と證。
　　　下すは上より下に引く療法。原則的には、秋の治療は下すが宜しい。
120 発汗吐下後病 第二十二
　　　発汗して吐き下した後の病と、発汗し下痢した後の病と、吐いた後の病と、下した後
　　　の病の脈状と病証と治方。

　　金匱要略

122 新篇金匱要略方論序
124 臓腑経絡先後病 第一
　　　五臓・六腑・手足の三陰三陽の経脈と絡脈が互いに先後して病む状態。
　　　経絡に邪風が中たっても、臓腑に流れ伝わらない内に症状を治すべきである。
130 痙濕暍病 第二
　　　血虚からくる痙病と、湿気からくる濕病と、夏の熱や暑さに中てられた暍病。
　　　これらの病状がよく似ている為、ここにまとめている。
134 百合狐惑陰陽毒病 第三
　　　色々な脈が現れる百合病。
　　　喉を蝕まれ、どうして良いか分からない惑と、陰部をおかされた狐の狐惑病。
　　　顔にまだらの斑ができ、咽喉痛、膿、膿痰や血の混じった痰を吐く陽毒の病。
137 瘧病 第四
　　　始め悪寒戦慄し、腰、背等が痛み、その後に発熱に変わり、頭が大変痛み渇する症候
　　　が一定時間、または一定の日数をおいて繰り返し発する病。全て弦の脈を表す。
138 中風歴節病 第五
　　　中風とは、中気を病んで、脈は、微で数、腕手首から上が不自由になり、半身が効か
　　　なくなり半身不随。歴節とは、片側の関節から関節へと病が伝わって痛む病。
141 血痺虚労病 第六
　　　見かけは立派だが、過度な運動で汗をかき過ぎたり、無駄に動き過ぎたりして風邪の
　　　気を受けて起こす病。疲労で発汗したり、その上に軽く風に中たり、自然に寸口の脈
　　　が微かで渋り、関上の脈が少し緊となる。
144 肺痿肺癰咳嗽上気病 第七
　　　熱が上焦の胸にあり、寸口の脈が数で虚、咳をすると泡や膿や血の混じった涎が出る
　　　肺痿の病。脈は反ってクリクリした滑、数で実になり、口の中がカラカラに乾いてい
　　　て咳をすると同時に胸の中がこもっているような感じで痛む肺癰の病。
148 奔豚気病脈證併治 第八
　　　奔豚の病で、悲しんで発する病。吐膿により発する病、恐怖により発する病、火邪に
　　　より発する病。
　　　症状は、下腹部より気が胸の方に突き上げて来たかと思えばまた下に降りていく。

148 胸痺心痛短気病 第九
　　胸の病は、胸の中の気血の通りが悪くなった為に胸に痛みや痺れや息切れが起こった状態。陽気または熱気が衰え、胸中がむかつく。痺の病は、特に夜中に激しい発作を起こす。

150 腹満寒疝宿食病 第十
　　手足や腹の中が冷えて腹が強く痛む病。
　　こなれず腹の中に溜まっている食物により腹が張る。趺陽の脈が微かで弦。

153 五臓風寒積聚病 第十一
　　五臓がそれぞれ風に侵されて発する病。

157 痰飲咳嗽病 第十二
　　痰飲、懸飲、溢飲、支飲により咳が出る病。

162 消渇小便利淋病 第十三
　　やたらと咽が乾く消渇病。小便を通じさせて排泄する小便利の病。排尿する時に、もみ殻が尿道を通るような痛みを感じ、小便の出は悪く、下腹部がひきつれて痛み、臍の下まで響いてくる淋の病。

163 水気病 第十四
　　水が溜まっていて起きる病。いくら水を飲んでも、やたらと水を飲みたがる。

171 黄疸病 第十五
　　初め湿より病を得て、全身に発熱し、顔色が黄色く腹が熱くなる病。

174 驚悸吐衂下血胸満瘀血病 第十六
　　口の脈が、動の脈の時は驚きが原因で、弱の脈の時は動悸や胸騒ぎが原因である。脈沈弦は、鼻血、脈浮弱は下血、胸満があり、腹は張っていないのに腹満する病。

176 嘔吐噦下痢病 第十七
　　嘔吐は上焦、中焦に病があり、噦は中焦、下痢は中焦と下焦に病がある。

182 瘡癰腸癰浸淫病 第十八
　　瘡はカサ、キズ。癰は腫れ物。腸癰は腸にできた腫れ物。浸淫は外へ広がる病。

183 趺蹶手指臂腫転筋陰狐疝蚘蟲病 第十九
　　趺厥は前進であとずさりできない。手指臂腫は手指腕が浮腫んで全身までピクピクと動き、転筋は腕や足がつっぱり屈伸できず、寸関尺脈まで１本に突っ張って微かに弦、陰狐は睾丸、疝気は腹満で痛み、回虫ある人は唾を吐き胸中発作のように痛む病。

185 婦人妊娠病 第二十
　　脈はただ尺脈が少し弱く、口渇食欲減で悪寒発熱のない病。

186 婦人産後病 第二十一
　　産後直ぐに起こしやすい病。血虚で痙病、脈微弱表塞がり鬱冒、頭汗で大便出難い。

189 婦人雑病 第二十二
　　婦人のその他の様々な病。

193 雑療方 第二十三
　　その他の様々な病と治療法。

傷寒論

傷寒雑病論集序

序(1) 論じて曰く、余、毎に越人、虢に入るの診、斉侯の色を望みたるを覧て、未だ嘗て慨然として、其の才の秀でたるを嘆ぜずんばあらざる也。怪しむらくは、当今居世の士、曾て神を医薬に留め、方術を精究し、上は以って君親の疾を療し、下は以って貧賤の厄を救い、中は以って保身長全し、其の生を養はんとはせず、但だ、競いて栄勢を逐い、権豪に企踵し、孜孜汲汲として、惟名利是れ務め、其の末を崇飾し、其の本を忽棄し、其の外を華かにし、其の内を悴す。皮の存せずんば、毛、将た安にか附かん。

序(1)【解釈】傷寒論の医典を出した理由を申し上げて理解して頂こう。私、張仲景が、いつも思うことは、越人の扁鵲が虢の国に行った時に、太子が死んで半日位しか経っていないということを聞いて、医術をほどこして卒死している者を助けたということ、また扁鵲が斉の桓公の顔色を診て、死ぬ病を起こすといったことを考えて見るのに、その医術の才能が秀でているかを感激せずにはいられない。おかしいと思うことは、現在の後漢の時代の世の人々は、今までに少しも医薬や方術のことを詳し調べて究めようともせず、上は君親で、目上の人、父母や親族などの病を治療し、下は貧賤で、貧乏人、目下の人や身分の低い人の病難を救い、中の自分自身を健康にせず、長生きしようとはせず、ただ争って、世の権勢や富豪に愛顧を受け、寝る間も惜しんで、ただ名を売ること、利を得ることに夢中になっている有様は、表面だけを飾って、根本的な大切なことを捨ててしまい、その外見だけを艶やかにして、内面すなわち身體を疲れさせてしまっている。皮膚がなくては、毛は一体どこに付くというのだろうか。つまり、身體の内臓がしっかりしていなければ、一体どうなるのだということである。

序(2) 卒然として邪風の気に遭い、非常の疾に嬰れ、患い及び禍に至り、方めて震慄し、志を降し、節を屈し、巫祝して欽望し、窮を告げ、天に帰し、手を束ねて敗を受く。百年の寿命を齎え、至貴の重器を持し、凡そ医に委付し、其の措く所を恣にす。咄嗟、鳴呼、厥の身已に斃れ、神明消滅し、変じて異物と為り、重泉に幽潜され、徒に啼泣を為さしむ。痛ましいかな、夫れ、挙世昏迷し、能く覚悟することなく、其の命を惜まず、是の若く生を軽んずるは、彼の何ぞ之栄勢と云わんや。而して進んで人を愛し人を知る能はず、退いて身を愛し、己を知る能はず。災に遇い、身は厄地に居り、蒙蒙昧昧として意意たること遊魂の若し。哀しいかな趨世の士、浮華を馳競し、根本を固めず、軀を忘れ、物に狥ふ危さ、氷谷の墜りに至るが若き也。

序(2)【解釈】突然に病邪を起こす気に侵されて急病を起こすと、身体の苦しみが禍になって、初めて震えののいて、志気を下し、両手を痙え、巫女や神主にお祈りを願って、苦しみを訴え、天の助けを借り、手を下さず、なすがままにまかせて病を悪くしてしまう。我々人間は百年の寿命を保持することが出来、この世にかけがえのない身體を持っていながら、凡そ医に任せきって、させ放題にしてしまう。何という有り様であろうか。

我々の身體は病邪に侵され、その為に頼りの精神とか明知も消えてなくなり、肉體は変わり果ててしまい、屍(しかばね)は地下の奥底に葬りやって、やたらに泣き叫ぶだけである。痛ましいではないか、世の中がお先真っ暗になって、きちんと悟り、決心することもなく、寿命を大切にしないでいる。このように生命を軽んじてしまっていて、彼を何で栄勢と言えるだろうか。しかも進んで人のことを考えてあげることも出来ず、振り返っては、自分自身のことをも出来ず、災難につきあたり身體が危険な状態にありながら、一向にそれには気がつかず、ぼんやりしている様子が魂の抜けがらのようである。悲しいではないか、今の世の人々は、うわべを飾って、焦り競って、根本を固めようともしない。身命を忘れて物欲に慣れきってしまうことの危険な様は、氷の谷の辺りにいるようなものである。

序(3) 余が宗族素より多し、向に二百に余りぬ。建安紀年以来、猶未だ十年ならざるに、其の死亡する者、三分にして二あり。傷寒は十にして其の七に居せり。往昔の論喪に感じ、横夭の救ひ莫きを傷み、乃ち勤めて古訓に求め、博く衆方を采り、素問九巻、八十一難、陰陽大論、胎臚薬録、平脈證弁を選用し、傷寒雑病論、合わせて十六巻を為す。未だ尽く諸病を癒す能はずと雖も、以って病を見なば源を知るべきに庶し。若し、能く余が集むる所を尋ねなば思い半ばを過ぎん。夫れ、天は五行を布きて、以って万類を運らし、人は五常を稟け、以って五臓を有つ。経絡府兪、陰陽會通、玄冥幽微にして変化極め難し。才高識妙に非ざるよりは、豊に能く其の理致を探らんや。上古に神農、黄帝、岐伯、伯高、雷公、少兪、少師、仲文あり。中世に長桑、扁鵲あり。漢に公乗、陽慶及び倉公あり。此れを下って以往は未だ之を聞かざる也。今の医を観るに、経旨を思い求め、以って其の知る所を演べんことを念わず、各々家技を承け、終始舊に順い、疾を省み病を問うは、務めて口給に在り。相対すること斯須にして、便ち湯薬を処し、寸を按じて尺に及ばず、手を握りて足に及ばず、人迎、趺陽三部を参へず、動数発息五十に満たず、短期、未だ決診を知らず、九候、曾ち髣髴することなし。明堂闕庭の盡くを覺察せず、所謂管より窺う爾。夫れ死するを視て、生くると別たんと欲すは実に難しとなす。孔子の云う、生れながらにして之を知る者は上、学びたるは則ち之に亜ぎ、多聞博識は知の次なりと。余は宿より方術を尚とび、斯の語を事とせんことを請う。漢の長沙の守、南陽の張機著す。

序(3)【解釈】私、張仲景の一族は、以前には200名以上と多かったのであるが、建安の年号は後漢の献帝の年号であり、紀年とは1紀を12年とするとあるから)建安12年の頃よりまだ十年も経っていないのに、その死亡する人は約3分の2に当たる140名となり、その内、傷寒によるものが百名近くであった。そぞろに昔の悲しみを思い浮かべ、年寄りや子供を不慮の病より救うことが出来なかったことを苦しみ、それで一生懸命になって古い教えをよく調べ、また広く一般に治療に用いられている薬方を集め、更に素問九巻、八十一難、陰陽大論、胎臚薬録、並びに平脈證弁から選び用いて、傷寒雑病論合計16巻としたのである。これだけでは、まだまだ諸病を治することは出来ないが、病を診て、それによって起こる根本の原因を知ることが大切である。そして私の集録したこの傷寒論を調べて治療に当たれば、なるほどと感ずるところが多くあるであろう。一般に、天は我々人間に病をもたらす原因となる天の五行、すなわち風・熱・湿、燥、寒

による影響を及ぼし、同時に地球上の総ての生物植物を育成しており、人は人間感情である五常、すなわち仁・義・礼・知・信によって、五臓の働きに変化を及ぼしている。そして経脈、絡脈、五臓六腑の気が集まるところの勲穴などの陰陽が巡り合い、通じあうことは微妙であって見当がつかず、変化が極め難いので、才能が優れている絶妙の学識のある人でないと、その理の奥を探ることは出来ないであろう。上古の時代に神農、黄帝、岐伯、伯高、雷公、少兪、少師、仲文などの先生がおられた。戦国時代には長桑、扁鵲がおられた。また前漢には、公乗、陽慶、倉公などの先生がおられた。しかしそれより以後は、そういう優れた人達がおられたということを聞かない。ところが今の後漢の医師を観察して見ると、内経のような医書を勉強しようとも思わない。そして家伝の秘薬を受け継いで、全て今までのしきたり通りに疾病をよく観察せず、容態を聞くことは口先だけ上手になって、病人に対して薬方をいい加減にきりもりして、脈診をするのもいい加減にして、呼吸の状態も十分診ていない。また生死の決定の仕方も知らないで、見定め方があやしく、顔全体、即ちみけんからおでこに至るまで良く観察していない。ただ細い管から除いて見ているようなものである。しかし死ぬような人と、助かる人とを見別けることは、実に難しいものである。孔子が言っている。生まれながらに知る人は上で天才である。勉強した人は知で、これに次ぐものである。多く聞いて広く知っているものは、知の次であるといわれている。私は元々傷寒論の方術を尚んでいる。この言葉を大切にして下さい。

後漢の長沙の守(官名)、南陽(地名)の張機(張仲景)が著述したものである。

弁脈法第一
　脈状によって病理を理解し区別する。

弁1(1) 問うて曰く、脈に陰陽の者有りとは、何の謂いぞ也。答へて曰く、凡そ、脈、大浮数動滑は、此れ、陽と名づく也。脈の沈濇弱弦微は、此れ、陰と名づく也。凡そ、陰病に陽脈を見す者は生き、陽病に陰脈を見す者は死す。

弁1(1)【解訳】脈に陰と陽があるというのはどういうことでしょうか。それは、一般に、陽脈とは、気が多い大浮数動滑で、脈が、大きい脈、浮いている脈、速い脈、動いている脈、クリクリとしている脈である。陰脈とは、気が少ない沈渋弱弦微で、脈が、沈んでいる脈、渋っている脈、弱い脈、弓の弦のように張っている脈、微かな脈である。陰病は陰脈であるはずが陽脈を現す場合は助かる。陽病は陽脈であるはずが陰脈を現す場合は、死ぬほどに危険な状態なのである。

弁1(2) 問うて曰く、脈に陽結陰結の者有りとは、何を以って之を別たん。答へて曰く、其の脈、浮にして数、能く食し、大便せざる者は、此れ、実と為す。名づけて陽結と曰う也。（宜、厚朴七物湯。）十七日を期として、当に、劇しかる可し。其の脈、沈にして遅、食す能はず、身體重く、大便反って硬し。名づけて陰結と曰う也。十四日を期として、当に劇しかる可し。

弁1(2)【解訳】脈に陰と陽とあるが、どのようにして区別をするのでしょうか。それは、陽結の脈とは、陽気が結ばれていて、病が表にあり、脈が浮いて速く、よく食べ、便秘をする場合を、実しているとするのである。十七日目に病状が、当然、激しくなるはずである。陰結の脈とは、陰気が結ばれていて、病が裏にあり、脈が沈んで遅く、食べられず、身体が重くだるく、大便は硬い。十四日目に病状が、当然、激しくなるはずである。

弁1(3) 問うて曰く、病に、灑漸悪寒し、而して、復た発熱する者有りとは、何ぞ也。答へて曰く、陰脈、不足すれば、陽往きて之に従い、陽脈、不足すれば、陰往きて之に乗ず。曰く、何をか陽不足と謂う。答へて曰く、假令ば、寸口の脈、微なるを、名づけて陽不足と曰う。陰気上りて陽中に入れば、則ち灑漸悪寒する也。曰く、何をか陰不足と謂う。答へて曰く、假令ば、尺脈、弱なるを名づけて陰不足と曰う。陽気、下陥し、陰中に入れば、則ち発熱する也。

弁1(3)【解訳】ゾクゾクと振るえていたら、次には発熱するという病はどういうわけでしょうか。それは、身体の内部の陰気が少なくなると、陽気が陰気の中に入り込んで行き、陰の不足にたずさわり発熱するのである。陽気が少なくなると、寒である陰気が上へ上がって、熱である陽気の中に入り込んで行き、陽の不足を調和する為に悪寒を起こすのである。陽不足とはどういうことでしょうか。それは、陽脈である寸口の脈が微かであることを陽不足というのである。寒である陰気が上へ上がって、熱である陽気の中に入り込んで行くと、水を被せられたようにゾクゾクと悪寒がするのである。陰不足とはどういうことでしょうか。それは、陰脈である尺中の脈が弱いことを、陰不足というのである。熱である陽気が下へ下がって、寒である陰気の中に入り込んで行くと、発熱するのである。

弁1(4) 陽脈、浮、陰脈、弱なる者は、則ち血虚す。血虚すれば則ち筋急也。

弁1(4)【解訳】陽脈である寸口の脈が浮いて、陰脈である尺中の脈が弱い場合は、血が虚している。陰は血のことであり、弱は血である栄気が弱い。血虚すると経路を潤すことが出来ない為、血の養いを受けている筋肉は痙攣して引き攣るのである。

弁1(5) 其の脈、沈なる者は、栄気、微なり。

弁1(5)【解訳】尺中の脈が沈んでいる場合は、血である栄気は微かである。

弁1(5.1) 内経に曰く、脈、沈なる者は、血の腑也り。脈、実すれば、則ち血実し、脈、虚すれば、則ち血虚する也り。

弁1(5.1)【解訳】皇帝内経には、脈が沈の場合は、血の腑である。脈が実になれば、血は実し、脈が虚になれば、血は虚す、とある。

弁1(6) 其の脈、浮にして、汗出づること流珠の如き者は、衛気衰うる也り。

弁1(6)【解訳】寸口の脈が浮で、数珠のような玉の汗が流れるようになる場合は、外を守る気の衛気が衰えて皮膚が緩んで開いてしまう為である。

弁1(7) 栄気、微なる者に焼針を加ふれば、則ち血流行らず、更に発熱、躁煩する也り。

弁1(7)【解訳】血である栄気つまり陰気が少なくなり、血流が弱くなった場合に、焼針を刺して陽気だけを補うと、陰が弱って増々血流が悪くなり、更に発熱し悶え苦しむようになる。

弁1(8) 脈、藹藹として車蓋の如き者は、名づけて陽結と日う也り。

弁1(8)【解訳】陽結とは、実している脈で、押して見ると、車のおおいのようにこんもりとしている場合をいうのである。

弁1(9) 脈、累累として、長竿を循ずるが如き者は、名づけて陰結と日う也り。

弁1(9)【解訳】陰結とは、虚している脈で、押してみると、等間隔に結び目を付けた節のある糸や長い竿を、上から下へなでると次々に節に当たる感じがする場合をいうのである。

弁1(10) 脈、瞥瞥として、羹上の肥えたる如き者は、陽気微也り。

弁1(10)【解訳】陽気が微かな脈とは、押して見ると、一瞬、寒天の上を触っているようにブヨブヨと感じる場合をいうのである。

弁1(11) 脈、縈縈として、蜘蛛糸の如き者は、陽気衰うる也り。

弁1(11)【解訳】陽気が衰えている脈は、押して見ると、細く微かで、くもの糸に触れると吸い付くように感じる場合をいうのである。

弁1(12) 脈、綿綿として、瀉漆の絶ゆる如き者は、其の血を亡ぼす也り。

弁1(12)【解訳】貧血の脈は、押して見ると、長く続いているようで、漆を垂らした後にスウーッと切れるように感じる場合をいうのである。

弁1(13) 脈、来ること緩、時に一止し、復た来る者は、名づけて結と日ひ、脈、来ること数、時に一止し、復た来たる者は、名づけて促と日う。脈、陽盛んなれば、則ち促、陰盛んなれば、則ち結、此れ、皆、病脈也り。

弁1(13)【解訳】結の脈とは、陰が多過ぎて、脈が緩やかで遅くなる為に、脈が時々1回止まって、1回抜けて、また打ち始める場合をいうのである。促の脈とは、陽が多過ぎて、脈が途中でもう1回打たないついて行けなくなる程に速くなる為に、脈が時折、2回打って、1回止まって、また打ち始める場合をいうのである。いずれも不整脈である。

弁1(14) 陰陽、相搏つを名づけて動と日う。陽、動ずれば則ち汗出で、陰、動ずれば則ち発熱

す。形ち、冷えて悪寒する者は、此れ、三焦傷らるる也り。

弁1(14)【解訳】動の脈とは、陰気と陽気とが相互にぶつかり合い、脈に変化を生じた場合をいう。陽の脈が、陽虚になると発汗し、陰の脈が、陰虚になると発熱するのである。全身に発汗も発熱もなく、凍える程の寒けだけがある場合は、三焦を動かす気が侵されているのである。

弁1(15) 若し、数脈、関上に見られ、上下に頭尾無く、豆大の如くに、厥厥として動揺する者を、名づけて動と曰う也り。

弁1(15)【解訳】動の脈とは、寸口と尺中の脈はハッキリ確認できず、関上の脈だけが速くなって、豆の大きさ程でクリクリと動く場合をいうのである。

弁1(16) 陽脈、浮大にして濡、陰脈、浮大にして濡、陰脈と陽脈と同等なる者を、名づけて緩と曰う也り。

弁1(16)【解訳】緩の脈とは、陽である寸口の脈と陰である尺中の脈が、倶に同じ程度に浮いて大きく軟らかい場合をいうのである。

弁1(17) 脈、浮にして緊なる者は、名づけて弦と曰う也り。弦なる者は、状ち弓の弦の如く、之を按ずるも移らざる也り。脈、緊なる者は、転索の如く常無き也り。

弁1(17)【解訳】弦の脈とは、脈が浮緊で弓の弦のようにピーンと張っていて余裕がない場合をいうのである。緊の脈とは、太い綱をころがすと一定せず、あちこちに動くような場合をいうのである。

弁1(18) 脈、弦にして大、弦は則ち減と為し、大は則ち芤と為す。減は則ち寒と為し、芤は則ち虚と為す。寒虚相搏つは、此れ、名づけて革と為す。婦人は則ち半産漏下し、男子は則ち亡血失精す。

弁1(18)【解訳】弦の脈は、寒が入って陽気が減って血液が冷えたのである。大の脈は、大きい脈の様だが血液が弱っていて押すとペコンとへこむ芤の脈である。減の脈は、寒が入って陽気が減って陽虚になったのである。寒つまり陽虚と虚つまり血虚がぶつかり合って、冷えて血に熱を持つと革の脈となる。革の脈を起こすと、婦人は流産、おりもの、下血を生じ、男子は、貧血し、精液を漏らすようになるのである。

弁1(19) 問うて曰く、病に戦し、汗出で、因って解を得る者有るは何ぞ也。答へて曰く、脈、浮にして緊、之を按ずれば反って芤。此れ、本虚と為す。故に、富に、戦して汗出づべき也り。其の人、本虚、是を以って戦を発し、脈、浮を以って、故に、富に、汗出で解すべき也り。若し、脈、浮にして数、之を按ずるに芤にあらざるは、此の人、本虚せず。若し、自から解せんと欲すれば、但だ、汗出づる爾。戦を発せざる也り。

弁1(19)【解訳】病んで、震えが来て発汗して治るのは、どういうわけでしょうか。それは、脈が浮緊で、押してみると、逆に虚の芤脈の場合は、元々身体が弱っている為である。その為、当然、震えが来て発汗するはずである。元々虚で、その為に、脈が浮であるなら表に冷えがあるので、当然、発汗をさせてやりなさい。もし、脈が浮数で、脈に触れてみても芤脈ではない場合は、元々虚ではない。もし、自然に治ろうとする時には、震える事なく、但だ、汗が出るだけである。

弁1(20) 問うて曰く、病に、戦せずして、汗出で解する者有るは何ぞ也。答へて曰く、脈、大にして浮数、故に、戦せず、汗出で解すを知る也り。

弁1(20)【解訳】病んで、震える事無く発汗をして治るのは、どういうわけでしょうか。それは、脈が大浮数で、病邪の熱が表にある実の場合は、震える事なく、発汗をして治るのである。

弁1(21) 問うて曰く、病に、戦せず汗出でずして解する者有るは何ぞ也。答へて曰く、其の脈、自から微、此れ、曾て、発汗し、若しくは吐し、若しくは下し、若しくは亡血するを経って、内に津液無きを以って、此れ、陰陽、自から和せば、必ず自から癒ゆ。故に戦せず、汗出でずして解す也。

弁1(21)【解訳】病んで、震える事なく、発汗をしないで治るのは、どういうわけでしょうか。それは、脈が元々微かになっていた為で、以前に治療で、発汗をさせて熱を取ったり、吐かせたり、下したり、失血したりして、体内の体液である津液が少なくなった為である。つまり、身体の陰陽が調和すれば、震える事なく、発汗もしないで自然に治るのである。

弁1(22) 問うて曰く、傷寒三日、脈、浮数にして微、病人、身涼和する者は、何ぞ也。答へて曰く、此れ、解せんと欲すと為す也。解すに夜半を以って也。脈、浮にして解す者は、濈然と汗出づる也。脈、数にして解す者は、必ず能く食す也。脈、微にして解す者は、必ず大いに汗出づる也。

弁1(22)【解訳】傷寒を病んで、三日目に、脈が浮数微である場合に、身体がさっぱりとして気分が良くなるのは、どういうわけでしょうか。それは、治ろうとしているのである。治るには、夜中にその力が働く。脈が浮の場合は、しっとりと汗をかいて治るのである。脈が数の場合は、胃に熱がある為、必ずよく食べるようになって治るのである。脈が微の場合は、大量の体液が表に停滞している為に、必ずうんと汗をかいて治るのである。

弁1(23) 問うて曰く、病を脈し、癒ゆと未だ癒えざるを知らんと欲す者は、何を以って之を別たん。答へて曰く、寸口関上尺中の三処、大小浮沈遅数、同等なれば、寒熱解せざる者有りと雖も、此の脈、陰陽和平を為す。劇しと雖も、富に、癒ゆ可し。

弁1(23)【解訳】脈を診て、治る病と治らない病を調べようとする場合は、如何にして区別できるのでしょうか。それは、寸口、関上、尺中の3つの脈において、脈の大・小や浮・沈や遅・数がいずれも同等であれば、悪寒や発熱が治っていなくても、陰陽が調和しているので、病状が激しくても、当然、治るのである。

弁1(24) 立夏に洪大の脈を得るは、是れ、其の本位。其の人病み、身體疼重を苦しむ者は、須く、其の汗を発す可し。若し、明日身疼かず、重からざる者は、汗を発す須いず。若し、汗濈濈として自から出づる者は、明日便ち解せん。何を以って之を謂う。立夏に洪大の脈を得るは、是れ、其の時の脈。故に、然ら使む也。四時、此れに倣え。

弁1(24)【解訳】夏は陽気が外にあるので、本来、洪大の脈を現すのである。発病して、身体が疼き、重だるく苦しむ場合は、当然、発汗をさせてやりなさい。もし、翌日に身体が疼かず、重だるくない場合は、表證が無くなっているので、発汗をさせてはならない。もし、汗が自然にしっとりと出る場合は、翌日には治るのである。どうしてそういえるのでしょうか。それは、立夏は夏の季節に入る時期で、脈は健康的な大きな脈状となる為に、以上のように汗が自然にしっとりと出るのである。また、夏と同様に、春、秋、冬の季節もこれに準じて考えなさい。

弁1(25) 問うて曰く、凡そ、病、何時に得るか、何時に癒ゆるかを知らんと欲す。答えて曰く、假令ば、夜半に病を得るは、明日、日中に癒え、日中に病を得るは、夜半に癒ゆ。何を以って之を曰う。日中に病を得、夜半に癒ゆ者は、陽は陰を得るを以って、則ち解す也。夜半に病を得、明日、日中に癒ゆ者は、陰は陽を得るを以って、則ち解す也。

弁1(25)【解釈】一般に、いつ発病をして、いつ治るかは、どうすれば判るのでしょうか。それは、例えば、夜中に発病した場合は、病は翌日の日中に治り、昼間に発病した場合は、病はその夜中に治るのである。どうしてそういえるのでしょうか。それは、昼間に発病をして、夜中に治る場合は、昼間は陽が強過ぎて陽が調和していない為に発病したのであるから、陰が戻って来る夜中に陰陽のバランスを取り戻して治るのである。夜中に発病をして、翌日の昼間に治る場合は、夜中は陰気が強すぎて陰が調和していない為に発病したのであるから、陽が戻って来る昼間に陰陽のバランスを取り戻して治るのである。

弁1(26) 寸口の脈、浮は、表に在りと為す。沈は裏に在りと為す。数は腑に在りと為す。遅は臟に在りと為す。假令ば、脈、遅は、此れ、臟に在りと為す也。

弁1(26)【解釈】寸口の脈が、浮は、病が表にある。沈は、病が裏にある。遅は、病が臟にある。数は、病が腑にあるとするのである。例えば、寸口の脈が遅い場合は、病邪が臟に入ったとするのである。

弁1(27) 趺陽の脈、浮にして濇、少陰の脈、経の如きは、其の病、脾に在り、法、當に、下痢す可し。何を以って之を知る。若し、脈、浮大の者は、気実血虚する也。今、趺陽の脈、浮にして濇、故に脾気不足、胃気虚するを知る也。少陰の脈、弦にして浮、纔かに見わるるを以って、此れ、調脈と為す。故に経の如しと称する也。若し、反って滑にして数なる者は、當に、尿膿すべきを知る也。

弁1(27)【解釈】足の甲にある胃の気を見るところの足の陽明胃経の趺陽の脈が、浮いて渋っていて、大経穴にあり、腎の気を見るところの足の少陰腎経の脈が、正常なら、病邪は脾臟にある。どうしてそれが判るのでしょうか。それは、もし、脈が大の場合は、気が実して血が虚弱になっている。原則、当然、下痢をするはずである。今、足の少陰腎経の趺陽の脈が、浮は胃の虚、濇は脾の寒で、脾の気が不足をして、胃が虚寒になると穀物を消化出来ないことが判るのである。少陰腎経の脈が弦で浮いている状態が、わずかに現れていることから、脈は整っているとするのである。その為に、いつもの通りで正常であるといえるのである。もし、逆に少陰の脈が滑で数の場合は、当然、病熱が下焦の少陰の経に熱を持っている為、膿の混じった大便をすることが判るのである。

弁1(28) 寸口の脈、浮にして緊、浮は即ち風と為し、緊は則ち寒と為す。風は則ち衛を傷り、寒は則ち栄を傷る。栄衛俱に病めば、骨節煩疼す。當に、其の汗を発す可き也。(宜、麻黄湯。)(宜、大青竜湯。)

弁1(28)【解釈】寸口の脈が、浮で緊の場合は、浮の脈は風に因って陽を傷られた為である。緊の脈は寒に因って陰を傷られた為である。風は外を守る気である衛気を侵し、寒は内を守る気である栄気を侵すのである。血と気が俱に侵されると、骨の節々がわずらわしく疼くのである。当然、発汗をさせてやるべきである。

弁1(29) 趺陽の脈、遅にして緩なれば、胃気経の如き也。趺陽の脈、浮にして数、浮は則ち胃を傷り、数は則ち脾を動ず。此れ、本の病に非ず、医、特に之を下す所と為す也。

栄衛、内に陥り、其の数、先ず微。脈、反って、但だ、浮なれば、其の人、必ず大便硬く、気噫して除く。何を以って之を謂う。本、数脈、脾を動ずるを以って、其の数、先ず微なり。故に、脾気治まらず、大便硬く、気噫して除くを知る。今、脈、反って浮、其の数、微に改り、邪気、独り留まれば、心中則ち飢ゆ。邪熱、穀を殺せず、潮熱、渇を発し、数脈、当に、遅緩なる可く、脈の前後に因り、度数、法の如きは、病者、則ち飢ゆ。数脈、時ならざれば、則ち悪瘡を生ずる也。

弁1(29)【解訳】足の陽明胃経の趺陽の脈が、遅くて緩かな場合は、胃の気が平常の状態なのである。ところが趺陽の脈が浮数になると、浮の脈は胃が傷られ、数の脈は熱があるので脾を動揺させている。これは元来ある病状ではなく、医者が特別に下した為になったのである。内が虚し、重ねて熱気が裏に落ち込んだ為に、脈の数が先に微になっている。逆に浮の脈だけが残っている場合は、胃が虚して、脾に熱を持つと津液が少なくなって、必ず大便が硬くなり、また下が詰まっているから、胃気が上昇してゲップが出て気が除かれるのである。どうしてそれがわかるのでしょうか。それは、趺陽の数脈は、脾は正しい働きをせず気が動き、下した為に熱が裏に入り、今、趺陽の脈の数が逆に微になり、浮の脈だけが残っているということは、胃気が侵されて脾に熱を持って、邪気が胸から胃の辺りに溜まっている為に、気持ちだけがひもじいような感じがするのである。脾胃の正しい熱は食欲を増進させるが、病邪の熱が脾胃にこもると食べ物を消化できない。潮熱を起こし咽が渇くと、数脈は、当然、正常な遅緩の脈になるはずで、脈の変化が原則であれば、胃の働きは落ち着き食欲が出てくる。数脈が治まらない場合は、内に熱がある為であるから、ひどい吹出物を生ずるのである。

弁1(30) 師の曰く、病人、脈、微にして濇なる者は、此れ、医の病す所と為す也。大いに其の汗を発し、又、数しばしば大いに之を下し、其の人、亡血すれど、病、当に、悪寒し、後に乃ち発熱し、休止する時無かる可し。夏月、熱盛なるに複衣を着けんと欲し、冬月、寒盛んなるに、其の身を裸にせんと欲す。然る所以の者は、陽微なれば則ち悪寒し、陰弱なれば則ち熱を発す。此れ、医、其の汗を発し、陽気をして微なら使め、又、大いに之を下し、陰気を弱なら令む。五月の時、陽気表に在り、胃中虚冷す。陽気、内に微なるを以って、冷に勝さる能はず。故に、服衣を着けんと欲す。十一月の時、陽気、裏に在り、胃中煩熱す。陰気、内に弱なるを以って、熱に勝る能はず。故に、其の身を裸にせんと欲す。又、陰脈、遅濇、故に、亡血を知る也。

弁1(30)【解訳】脈が、微渋になった場合は、医者が間違えた治療をした為である。発汗が多過ぎたり、度々下した為に、血が少なくなってしまう。発汗の為に陽不足となり、当然、冷える為に悪寒がする。その後には、下し過ぎて陰不足となった為に発熱し、症状の変化が一時も止まることがないのである。夏の暑い時に重ね着をしたがったり、冬の寒い時に裸になりたがることがある。その理由は、身体の陽気が少ないと冷えるから悪寒がし、陰気が弱いと身体が熱くなるのである。これは、医者が治療をしようと間違えて発汗をさせてしまい、身体を暖める陽気が微かになったのである。また、医者が間違えて強く下してしまい、身体を冷やす陰気を弱らせてしまったのである。6月、7月の暑い頃は、陽気が体表に多くなり、裏の胃の中が虚して冷え易くなる。裏の陽気は体表に行き微かになり、冷えの陰気を抑えることができなくなる為、陰気が多くなり着物を着た

がるようになる。12月、1月の寒い頃は、身体を暖める陽気が身体の内部にある為に、胃の中の熱が多くなり苦しくなる。寒気の陰気が内部では弱くなり、熱気の陽気を抑えられなくなる為に、陽気が多くなり裸になりたがるようになる。また、尺中の脈が遅渋の場合は、貧血をしていることが判るのである。

弁1(31) 脈、浮にして大、心下反って硬く、熱有り、臓に属す者は、之を攻め、発汗せしめず。腑に属す者は、溲をして、数ならしめず。溲数なれば則ち大便硬く、汗多ければ、則ち熱愈り、汗少なければ、則ち便難し。脈、遅は、尚ほ、未だ、攻むべからず。

弁1(31)【解訳】脈が浮大で、邪は表にあるはずであるが、表に有る熱が裏に及んだ為、心下が逆に硬く、裏に熱が有り、陰の臓にその熱が及んでいる場合は、発汗させると熱がひどく出る為、発汗をさせてはならない。表に熱が有り、陽の腑に及んでいる場合は、利尿をさせて小便の回数を増やしてはならないのである。小便の回数が多くなり下焦の津液が不足すれば大便が硬くなり、発汗が多くなれば裏に熱がこもり発汗が少なければ大便が思うように出難くなってしまう。脈が遅い間は、まだ裏が実していない為、積極的に治療をしてはならない。

弁1(32) 脈、浮にして洪、身汗油の如く、喘して休まず、水漿下らず、體形不仁、乍ち静かに乍ち乱るるは、此れ、命絶と為す也。

弁1(32)【解訳】脈が、浮洪で、全身から油のような汗がベットリと出て、ひっきりなしにゼイゼイといい、飲み物も咽を通らず、身体の様子が不自由で、安静にしているかと思うと、急に苦しがったりする場合は、生命が絶えようとしているのである。

弁1(33) 又、未だ、何れの臓、先ず、其の災を受くるを知らざるも、若し、汗出で、髪潤い、喘して休まざる者は、此れ、肺先に絶すと為す也。

弁1(33)【解訳】どこの臓に先に病を受けたかはまだ判らなくても、もし、頭からビッショリと汗が出て、ひっきりなしにゼイゼイという場合は、先に肺の気が少なくなろうとしているのである。

弁1(34) 陽、反って独り留まり、形體煙薫の如く、直視揺頭する者は、此れ、心絶と為す也。

弁1(34)【解訳】陽気だけが逆に停滞し、身体が煙でいぶされたように赤黒くなって、目が座って眼球は動かず、頭だけが揺れ動く場合は、心の気が少なくなろうとしているのである。

弁1(35) 唇吻反って青く、四肢縶習する者は、此れ、肝絶と為す也。

弁1(35)【解訳】口の周りに赤味がなくなり逆に青く見え、手足が縮まって震えるようになる場合は、肝の気が少なくなろうとしているのである。

弁1(36) 環口黧黒、柔汗発黄する者は、此れ、脾絶と為す也。

弁1(36)【解訳】口の周りがムラのある青黒い色になり、微かに汗をかいて身体が黄色になる場合は、脾の気が少なくなろうとしているのである。

弁1(37) 溲便遺失、狂言、目反直視する者は、此れ、腎絶すと為す也。

弁1(37)【解訳】小便や大便を垂れ流し、訳の分からない事を口ばしり、目が吊り上がり、眼球が座り動かない場合は、腎の気が少なくなろうとしているのである。

弁1(38) 又、未だ何れの臓の陰陽前に絶すを知らざれども、若し、陽気前に絶し、陰気後に竭きたる者は、其の人、死して身色必ず青し。陰気前に絶し、陽気後に竭きたる者は、其

の人、死して身色必ず赤く、腋下温に、心下熱ある也り。

弁1(38)【解訳】また、どの臓の陰陽の気のいずれかが先に少なくなろうとしているかは判らなくても、もし、陽気が先に少なくなって、陰気が後から尽きてしまう場合は、死んだ後には、陰気は寒を主り、まだ陰気が身体を離れていないので、その身体の色は必ず青くなるのである。もし、陰気が先に少なくなって、陽気が後から尽きてしまう場合は、死んだ後には、陽気は熱を主り、まだ陽気が身体を離れていないので、その身体の色は必ず赤く、脇の下が温かく、心下の辺りに熱を持っているのである。

弁1(39) 寸口の脈、浮にして大、医、反って之を下す。此れ、大逆と為す。浮は則ち血無し、大は則ち寒と為す。寒気相搏てば、則ち腸鳴を為す。医、乃ち知らず、而して反って冷水を飲ませ、汗をして大いに出ださしむに、水を得れば、寒気冷、必ず相搏ち、其の人、即ち噎す。

弁1(39)【解訳】寸口の脈が、浮大で、病邪は表に在る時に、医者が間違えて下してしまった場合は、この治療を大きな誤った治療をしたとするのである。脈が浮大の状態を下すと、浮の脈は亡血し、大の脈は、寒邪が裏に生ずるのである。その寒と、血がなく気が多いのがぶつかり合うと、裏の虚によって寒邪が入り腸鳴を起こす。医者が判らずに咽が渇いた為、逆に冷たい水を飲ませ、脈が浮であるからと発汗をさせたところ大量の汗が出て、それにより更に水を飲ませた為に寒が入り、寒の気と冷えとがぶつかり合って、中焦の気が滞ってむせるようになるのである。

弁1(40) 趺陽の脈、浮、浮は則ち虚と為す。浮虚相搏つ、故に気をして噎せしむに、胃気虚竭を言う也り。脈、滑なれば、則ち噦を為す。此れ、医の咎と為す。虚を責め、実に取り、空を守り、血に迫り、脈、浮、鼻中燥く者は、必ず衄す也り。

弁1(40)【解訳】趺陽の脈が、浮は、胃が虚しているのである。浮の脈と虚がぶつかり合うと胃の気が虚して少なくなって気がむせるようになるのである。趺陽の脈が、滑は、シャックリを起こすのである。これは、医者の間違えである。虚であるのに実と間違えて血液に影響を及ぼす治療を行った為である。脈が浮で、鼻の中が乾く場合は、必ず鼻血が出るのである。噎も噦も衄血も、気の上衝によるものである。

弁1(41) 諸脈、浮にして数、当に、熱を発して、灑淅悪寒す可し。若し、痛む処あり、飲食常の如き者は、蓄積したる膿有る也り。

弁1(41)【解訳】脈が、浮数であれば、当然、発熱して、ブルブルと震えて悪寒するはずである。身体がズキズキと痛むが食欲は平常通りにある場合は、邪熱が経路の間に鬱積して膿を持っている為である。

弁1(42) 脈、浮にして遅、面、熱赤し、戦慄する者は、六七日にして、当に、汗出で解す可し。反って熱を発す者は、瘥ゆること遅し。遅は陽無しと為す。汗を作す能はず。其の身、必ず痒き也り。（宜、桂枝麻黄各半湯。）

弁1(42)【解訳】脈が、浮遅で、顔が赤く火照って震える場合は、経を巡り尽くした六日目か七日目には、当然、汗が出て治るはずである。逆に発熱する場合は、治るのが遅いのである。遅の脈は、陽気が少ない為に発汗することが出来ず、気がこもって熱を持ち、身体が痒くなるのである。

弁1(43) 寸口の脈、陰陽倶に緊の者は、法、当に、清邪、上焦に中り、濁邪、下焦に中る可

し。清邪、上に中るを、名づけて潔と日う也。濁邪、下に中るを、名づけて渾と日う也。陰、邪に中れば、必ず内慄する也。表気微虚し、裏気守らず。故に、邪をして陰に中らしむる也。陽、邪に中れば、必ず、発熱頭痛、項強頚攣、腰痛脛酸す。陽、霧露の気に中りて為す所。故に、清邪上に中ると日う。濁邪下に中れば、陰気慄を為し、足膝逆冷し、便溺妄りに出づ。表気微に虚し、裏気微に急し、三焦相溷すれば、内外通ぜず、上焦、怫鬱すれば、臟気相薰じ、口爛食齗する也。中焦、治まらざれば、胃気上衝し、脾気転ぜず、胃中濁を為し、栄衛通ぜず、血凝りて流れず。(宜、莫莢荑湯。)若し、衛気前に通ずる者は、小便赤黄、熱と相搏ち、熱に因りて経絡に遊び、臟腑に出入せしむることを作す。熱気の過ぐる所は、則ち癰膿を為す。若し、陰気前に通ずる者は、陽気厥して微。陰、客気し、内に入らしむる所無く、嚔して之を出だし、声嗢び、咽塞がる。寒厥相逐い、熱の為に擁せらるる所、血凝りて、自から下ること状ち豚肝の如し。陰陽俱に厥すれば、脾気弧弱し、五液注下す。下焦闔ざされば、清便下重し、大便をして数難ならしめ、臍築湫として痛み、命、将に全うし難し。

弁1(43)【解釈】寸口の脈が、陰脈も陽脈も俱に緊の場合は、原則、当然、陽邪である朝方の霧露の気の清邪が上焦を侵した為に生じた脈を潔といい、寒邪である霧のような湿の気の濁邪が下焦を侵した為に生じた脈を渾というのである。下焦の陰が虚して濁邪に侵されたら、必ず身体の内がゾーッとして震える。表の気で衛気の陽気が少し虚して、裏の気だけでは身体を守れなくなる。その為、陰が邪に侵されるのである。陽が邪に侵されると、必ず発熱頭痛し、項が強ばったり、首が痙攣したり、腰が痛んだり、脛が痺れたりする。霧露の気の清邪が太陽経の陽部の上焦を侵したのである。寒邪で霧のような湿の気の濁邪が下焦を侵し、上焦の気が塞がりこもってしまうと、陰気が混乱して、足や膝が冷え、大小便がやたらに出るようになる。表の気で衛気の陽気が少し虚し、裏の気が少し詰まるようになり、三焦を動かす気が混乱して、内と外との気の通じが悪くなってしまう。上焦で怫鬱すると臟の気がお互いに燥じ合って、口が爛れ、歯ぐきに潰瘍ができる。中焦の気が安定しないと、胃の気が上衝し、脾の気が胃の気をうまく運用出来なくなる。胃の中で穀殺に濁を生じ、栄気も衛気も行き来がなくなってしまい、血が固まり流れが悪くなってしまう。もし、陽の衛気だけが先に戻って来ると、小便が赤黄色になり、衛気と邪熱がぶつかり合って、熱の為に栄衛の気が経路の中で燻り、臟と腑の間をスムーズに行き来できなくなる。熱が多過ぎる所には膿をもった腫れ物が出来るようになる。もし、陰気の栄気だけが先に戻って来ると、陽気が少なく微かになって、陰気が動かず、外から入って来た邪気の外邪が内部に入って来ると、クシャミをして邪気を追い出し、その為、声が出難くなり、咽喉が塞がったようになる。陰気の寒と、陽気不足の厥とが、ぶつかり合って邪熱の為にさえぎられ、豚の肝臟のような濁った血の固まりを自然に下血する。そして陰と陽の気が俱に少なくなれば、脾臟の働きだけが弧立して弱くなり、五臟が相生じたり相剋さなくなり正常な働きをしなくなってしまう為に、五臟から生産される臟液は、締まりがなくなって正常に使われなくなってしまう。下焦の働きに締まりがなくなると、下痢便や、しぶり便になり、便が思うように出難くなり、臍が圧迫されるように痛む。肝邪による症候により、生命を維持する事が難しくなり、寿命まで生きられなくなってしまう。

弁1(44) 脈、陰陽倶に緊なる者、口中より気出で、唇口乾燥、踡臥足冷、鼻中より涕出で、舌上の胎滑かなるは、妄りに治すること勿る也。七日已来に到り、其の人、微に発熱し、手足温かなる者は、此れ、解せんと欲すと為す。或は、八日已上に到りて、反って大いに熱を発す者は、此れ、治し難しと為す。設し、悪寒せしむ者は、必ず嘔せんと欲す也り。腹内痛む者は、必ず、痢せんと欲す也り。

弁1(44)【解釈】寸口と尺中の脈が、倶に緊で、ハアハアと息だけを吐き出し、口唇や歯ぐきが乾き、身体を丸くかがめて横になりたがり、手足は冷たく、鼻水を出し、舌に苔が出来てベットリとなめらかである場合は、治療をせずに様子を見なさい。発病から、7日目までに少し発熱して、手足が温かくなって来た場合は、陽気が徐々に戻って来て治ろうとしている。或は、8日以上も続いて、逆にうんと発熱する場合は、陰気が弱って来たので、治り難いのである。もし、7日目までに悪寒がする場合は、必ず、嘔気が出てくる。腹が痛む場合は、必ず、下痢をする前兆である。

弁1(45) 脈、陰陽倶に緊にして、吐痢に至れば、其の脈、独り解せざるも、緊去り安きに入る。此れ、解せんと欲すと為す。若し、脈、遅、六七日に至るも食を欲せざるは、此れ、晩発と為す。水停まるが故也り。未だ解せずと為す。食自から可なる者は、解せんと欲すと為す。

弁1(45)【解釈】脈が、陰陽倶に緊で、吐いたり下痢するようになったが、脈だけが治らなくても、寒による緊の脈は、嘔吐下痢によって除かれ、安静になる。これは、治ろうとしているのである。もし、嘔吐下痢の後、脈が遅で、6、7日目になっても食欲が出ない場合は、これは後から発した水が、脾胃の虚によって停滞している為である。これは、まだ治ろうとしていないのである。食事が自然に食べられるようになった場合は、脾胃の働きが調和して来た為治ろうとしているのである。

弁1(46) 病、六七日、手足三部の脈、皆至り、大いに煩して、口禁言う能はず。其の人、躁擾する者は、必ず、解せんと欲す也り。

弁1(46)【解釈】病んで、6、7日目に、手足の寸関尺の三部の脈の全てに現れていて、大変に苦しがり、歯ぎしりをして話をすることができず、もがくような場合は、陽気が一気に戻って来る時に現す状態で、必ず治ろうとしているのである。

弁1(47) 若し、脈、和し、其の人、大いに煩し、目重く、瞼の内際黄なる者は、此れ、解せんと欲すと為す也り。

弁1(47)【解釈】もし、三部の脈が調和していれば、大変苦しがって目を開けられなくても、まぶたの内側の縁が黄色くなっている場合は、胃の気が実して来ているので、これは治ろうとしているのである。

弁1(48) 脈、浮にして数、浮は風と為し、数は虚と為す。風は熱を為し、虚は寒を為す。風虚相搏てば、則ち、灑淅悪寒する也り。

弁1(48)【解釈】脈が、浮数で、浮の脈は風が原因であり、数の脈は虚が原因である。表が風に中てられると発熱し、表が虚すと寒を生ずるのである。従って、この虚は表の陽虚であるといえる。熱を生ずる風と、表の虚がぶつかり合うと、ゾーッと悪寒がするのである。（宜、麻黄湯。）（亦宜、大青竜湯。）

弁1(49) 脈、浮にして滑、浮は陽と為し、滑は実と為す。陽実相搏てば、其の脈、数疾、衛気

度を失い、浮滑の脈、数疾、発熱、汗出づる者は、此れ、治せずと為す。

弁1(49)【解訳】脈が、浮滑で、浮の脈は、病邪が表の陽にあり、滑の脈は、病邪が実である
とする。その陽と実とがぶつかり合うと、表の病邪と、実邪の熱によって脈が速くなり
過ぎて、表を守る気の衛気が正常に働かなくなる。浮滑の脈が速過ぎて、発熱して、発
汗する場合は、治らないのである。

弁1(50) 傷寒、咳逆上気、其の脈、散なる者は死す。謂うは、其の形損ずるが故也り。

弁1(50)【解訳】傷寒を病んで、全身に栄衛の気をめぐらす肺の栄衛と陰陽が離れていて、気
が上に衝き上げ、咳が出て苦しく、顔が赤くなり、脈に触れると散って分からなくなる
ような弱い脈をしている場合は、死ぬのである。

平脈法第二
　平常な脈と病んだ脈。金匱要略を中心として考える。

平2(1) 問うて曰く、脈に三部有り、陰陽相乗じ、栄衛血気、人の体躬にあり、呼吸出入、中
を上下す。息の遊布するに因りて、津液流通す。時に随いて動作し、形容を効象す。春
は弦、秋は浮、冬は沈、夏は洪。色を察し脈を観るに、大小同じからず、一時の間変じ
て経常無く、尺寸、参差し、或は短く、或は長く、上下乖錯し、或は存じ、或は亡ぶ。
病、輒ち改易し、進退低昂す。心迷、意惑いて、動もすれば紀綱を失う。願わくは具陳
を為し、分明を得せしめよ。師の曰く、子の問う所は、道の根源なり。脈に三部あり、
尺寸及び関、栄衛流行し、衡銓を失わざれば、腎は沈、心は洪、肺は浮、肝は弦、これ
自から経常し、銖分を失わず。出入升降し、漏刻周旋し、水下ること二刻にして一周
循環し、富に、寸口に復し、虚実見るべし。変化相乗じ、陰陽相干せば、風は則ち浮
虚、寒は則ち牢堅、沈潜は水畜、支飲は急弦、動は則ち痛みを為し、数は則ち熱煩す。
設し、応ぜざる有らば、変の縁る所を知る。三部同じからざれば、病、各端を異にす。
大過は怪しむ可し。不及も亦然り。邪は空しく見えず。中に必ず奸有り。審かに表裏
を察し、三焦を別ち、其の舎る所を知り、消息診着し、腑臓を料度すれば、独り見るこ
と神の如し。子が為に條記す。伝え、賢人に興へよ。

平2(1)【解訳】脈に寸口、関上、尺中の三部あり、陰と陽とがお互いに強くなったり弱くな
ったりしている。栄気、衛気の働きを持つ血気が人間の身体の内にあって、呼吸によっ
て出たり入ったり、上に行ったり下に行ったりしている。そして呼吸によって体液が正
しく流れ、時折その状況によって動いて、形や姿を現し、形作っていくのである。春は
弦の脈、夏は洪の脈、秋は浮の脈、冬は沈の脈を現す。季節の色は、春は青、夏は赤、
秋は白、冬は黒、土用は黄色で、季節を考察して脈を診ると、大小様々で、一つの季節
だけでも変化があり、決まった通りではない。寸口、尺中の脈がくい違って、短くな
ったり長くなったり、寸口と尺中との陰気と陽気が入り乱れて分からなくなったり、病状
も急に変化するので、どうしたらよいか分からなくなり、病がひどくなったり、溜まっ
て落ち着いたりして、さっぱり見当がつかなくなったりする。そして医療の本道である

傷寒金匱の治療の原則が分からなくなってしまう。どうかお願いですから、詳しくお話し下さい。師が言われるには、あなたの質問するところは、医道の根源である。脈には、尺中、寸口、及び関上の三部ある。そして栄気と衛気というものがあって、呼吸によって体内を流れていて狂いがなければ、冬は腎が旺するから腎の脈は沈を現す。以下も同じで、肝は春に旺するから肝の脈は弦を現し、心は夏に旺するから心の脈は洪を現し、肺は秋に旺するから肺の脈は浮を現す。これは平常の経の脈があって、正確なものである。栄衛の気つまり気血の流れは水時計で測ってみると、約28分間で身体を一周するのである。手の太陰肺経は右手の寸口より出て右手の寸口に還るのに28分48秒間かかる。身体の虚実は寸口に現れているのである。一日は百刻であり、一刻は14分24秒になる。人の脈の長さは16丈2尺あり、1呼で脈が3寸行る。1吸では脈は3寸行るから1呼吸即ち1息で脈が6寸行るのである。一日一夜で1万3千5百息する。脈は810丈行ることになるから、50回全身を行ることになる。一刻で135息、脈は8丈1尺行り、水下2刻は28分間で人は270息する。脈は16丈2尺行り、身体を1周するといわれている。このように、寸口から出て寸口に還るのであるから、脈に虚実が現れて来るのである。そして外からまた内からの変化が互いに入り乱れ、陰陽が互いにぶつかり合って、我々の身体に風の邪を受けると、脈は浮いて、虚弱な状態となり、寒邪を受けると脈は堅くなり、脈が沈んではっきりしなくなるのは、体内に水の停溜があるからである。それが支飲であれば、脈が急に弦になり、脈が動く場合は、痛みが出るようになり、脈が数であれば、発熱して苦しむのである。もしもその證に応じない場合には、なんらかの変化によってそうなるのである。脈の三部が皆違うときには、その病のもとは、各々原因が違うのである。大過は行き過ぎ、つまり実であり、不及は不足、つまり虚であるから、脈とか病邪の度合いを越えたものや、そうでないものということになる。脈の病邪というものは、邪のないところから、やたらに現れるはずがない。身体の内に必ず悪邪があるので、よく調べて病邪つまり悪邪が表にあるのか裏にあるのかを考え、上焦、中焦、下焦のどこにあるかを分別して、病邪がどこに舎っているかをよく調べ、これをよく確かめて、腑にあるか臓にあるかを図ることができれば、その診断は神様のようである。おなた達のために箇条書きにしたので、後世の賢人に伝えなさい。

平2(2) 師の曰く、呼吸者、脈の頭也。

平2(2)【解訳】脈は呼吸に従って打って来るもの、つまり脈は呼吸から始まるということである。

平2(3) 初めて脈を持するに、来ること疾く、去ること遅きは、此れ、出疾入遅、名づけて内虚外実と曰う也。初めて脈を持するに、来ること遅く、去ること疾きは、此れ、出遅入疾、名づけて内実外虚と曰う也。

平2(3)【解訳】脈を診た当初に、打って来るのが速く、去るのが遅い場合を出疾入遅といい、これは内が虚して、外が実している状態である。つまり、外を陽とし、内を陰とする。出る気は外を伺い、入る気は内を伺う。また、疾は有余つまり実とするのである。遅は不足つまり虚とするのである。つまり、陽が実して陰が不足しているということである。脈を診た当初に、打って来るのが遅く、去るのが早い場合を、出遅入疾といい、これは内が実して外が虚している状態で、つまり陰が実して陽が不足をしているということで

ある。

平2⑷ 問うて曰く、上工は、望みて之を知り、中工は、問うて之を知り、下工は、脈して之を知ると。願わくは、其の説を聞かん。師の曰く、病家の人、請ふて云う。病人、若し、発熱身體疼み、病人、自から臥すと。師、到りて其の脈を診するに、沈にして遅なる者は、其の差えたるを知る也。何を以って之を知る。若し、表に病有る者は、脈、當に、浮大なる可し。今、脈、反って沈遅、故に、癒えたるを知る也。

平2⑷【解訳】上工とは、十歩位の距離から病人を見ただけでその病状が分かり、病人の十人中八、九人まで治せる名医のことである。中工とは、問診をして病気が分かり、病人の十人中六、七人まで治せる中程度の医者のことである。下工とは、脈を診ると病状が分かり、十人中、四、五人の病人を治せるやぶ医者のことであるというが、出来ればその理由をお聞かせ下さい。それは、病人の家の人が来て診てもらいたいとお願いしているには、病人は一人で横になって熱があって、身体がうずいている状態であるという。医者が行って脈を診て診察をすると、脈が沈んでいて遅い状態をしている場合は、もう病が治っていることが分かるのである。どういう理由で治ったということが分かるのでしょうか。もし病人が発熱し、身体痛があり、病が表にあるならば、脈が当然浮いて大きい脈状をしているはずであるのに、今の脈状は、それとは逆に沈んでいて、遅い脈をしているのである。だから治っているということが分かるのである。

平2⑸ 仮令ば、病人、腹内卒痛すると言う。病人、自から坐す。師、到りて之を脈すに、浮にして大なる者、其の癒えたるを知る也。何を以って之を知る。若し、裏に病有る者、脈、當に、沈にして細なる可し。今、脈、浮大、故に、癒えたるを知る也。

平2⑸【解訳】たとえば、使いの者が来て、病人が急に腹が痛くなったといっているという。医者が行くと布団の上に坐っていて、脈を診て診察すると、脈は浮いていて大きい状態であるので、その病状は治っているということが分かるのである。どういう理由で治っているということが分かるのでしょうか。それは、病が裏にあり腹痛を起こしていれば、当然、脈は沈んでいて細いはずであるのに、今の脈は浮いて大きいのであるから、治っているということが分かるのである。発熱、身体が痛むのは表證であり、腹内卒痛するのは裏證であるから、病状と脈とが合致していないので、脈が戻ってきているので、治っていることが分かるのである。

平2⑹ 師の曰く、病家の人来り、請いて云う、病人、熱を発し煩極すと。明日、師到れば、病人壁に向いて臥す。此れ、熱、已に去りたる也。設令、脈、和せざれば處して言え、已に癒えたりと。

平2⑹【解訳】病人の家の人が来て、家族が暑がって悶え苦しんでいるというので、翌朝医者が行って診ると、当人は壁に向かって横になっている。この状態は、熱がすでに去ったのである。もし脈を診て診察すると、今の脈が病状と合致していない場合には、あなたの病は、既に治っていると、はっきりと言いなさい。、

平2⑺ 設令、壁に向いて臥し、師の到りたるを聞きて、驚き起きずして眄視し、若くは、三言三止し、之を脈すに、唾を嚥む者は、此れ、詐病也。設令、脈、自から和すれば處して言え、汝の病、大いに重し、當に、須らく吐下の薬を服させ、針灸数十百、處せしめ、乃ち癒ゆ可しと。

平2(7)【解訳】もしも、病人が壁に向かって横になっており、医者が診察に来たと聞いても驚かず横になったままで、こちらをやぶにらみし、何か質問をしても、言葉がはっきりと出ず、しどろもどろになったり、脈を診ると、ゴクンと唾を飲み込むような落ち着きのない場合は、仮病である。例えば、それで脈が調和していて病脈を現していないならば、「この病は大変重いので、すぐに吐かせたり下したりする薬を服用させて、鍼や灸を五十、六十から百箇所位あらゆる所にすれば治るであろう」と、きっぱりと言ってやりなさい。

平2(8) 師、脈を持するに、病人、欠する者は、病無き也。之を脈するに呻る者は、病ある也。言ふこと遅き者は、風也。頭を揺るがせ言う者は、裏痛む也。行なうこと遅き者は、表強ばる也。坐して伏す者は、短気也。坐して一脚を下げたる者は、腰痛む也。裏実し、腹を護ること卵物を懐くが如き者は、心痛む也。

平2(8)【解訳】医者が、脈を診た時に、あくびをする場合は病がないのである。脈を診た時にうなり声を上げる場合は病を起こしているのである。しゃべりが遅く、ロレツが回っていない場合は風の病である。頭を揺さぶって話す場合は、裏に痛みがあるのである。動作がゆっくりな場合は、筋肉が引き攣っているのである。座ってうつぶせになっている場合は、呼吸が苦しいのである。腰かけて、片方の足を下にぶらさげている場合は、腰が痛いのである。裏が実して卵のような壊れものを懐に抱いているように腹を大事そうに護るような場合は、心臓が痛いのである。

平2(9) 師の曰く、伏気の病は、意を以って之を候う。今月の内に伏気有らんと欲す。仮令ば、舊と伏気有らば、當に、須く、之を脈す可し。若し、脈、微弱の者は、當に、喉中痛み、傷らるるに似たる可し。喉痺に非ざる也。病人云う、実に咽中痛むと。然りと雖も、今、復た、下痢せんと欲す。

平2(9)【解訳】冬に寒に侵されても発病しない伏気の病を自分の考えで判断をしてみると、今月の内に伏気の病を発すると思われる。もし以前に伏気の病があったならば、よく注意して脈を診て調べてみなさい。もし、その脈が微かで弱い場合は、少陰に隠れた寒があって、喉中に炎症を起こして痛みがある様子である。これは喉に痺れがあるのではなく、少陰は寒が下焦にあって喉に及んでいる為、咽喉の中の痛みが相当にひどいということである。そのような症状であっても、今再び下痢を起こそうとしている。

平2(10) 問うて曰く、人、恐怖を病む者は、其の脈、何の状ぞ。師の曰く、脈の形、糸を循づるが如く、累累然たり。其の面、白く脱色する也。

平2(10)【解訳】怖がっている場合は、その脈はどのような脈状をしているのでしょうか。それは、脈は、細い絹糸をなでるようであり、所々に節があるようである。その顔色は白く、血の気がなくなっているのである。

平2(11) 問うて曰く、人、飲まざるは、其の脈、何に類するか。師の曰く、其の脈、自から濇。唇口乾燥する也。

平2(11)【解訳】水分を摂らない場合は、その脈はどのような脈状をしているのでしょうか。それは、水分を飲まないでいると、脈は、自然と渋って来る。唇や口は乾燥するのである。

平2(12) 問うて曰く、人、愧ずる者、其の脈、何に類するか。師の曰く、脈、浮にして面色乍

ち白く乍ち赤し。

平2(12)【解訳】はずかしがる場合は、その脈はどのような脈状をしているのでしょうか。それは、脈は、浮いている。顔色が急に白くなり、次に急に赤くなるのである。

平2(13) 問うて曰く、経に説く、脈に、三菽、六菽の重さの者有りとは何の謂いぞ也。師の曰く、脈者、人の指を以って之を按ずるに、三菽の重さの如き者は、肺気也。六菽の重さの如き者は、心気也。九菽の重さの如き者は、脾気也。十二菽の重さの如き者は、肝気也。之を按じ、骨に至る者は、腎気也。

平2(13)【解訳】八十一経という医書にある、菽とは豆類の総称であって普通大豆をいっているが、脈に三菽、六菽の重さのものがあるというけれども、これはどういうことをいうのでしょうか。それは、脈を診る場合に、人は指で寸口、関上、尺中の部位に指を当てるが、三菽つまり大豆3粒の重さで1gの強さで触れると、肺の気、つまり肺の働きが現れてくるのである。六菽つまり大豆6粒の重さで2gの強さで触れると、心の気が分かるのである。九菽つまり大豆9粒の重さで3gの重さで触れると、脾の気つまり脾臓の働きが現れてくるのである。十二菽つまり大豆12粒の重さで4gの重さで触れると、肝の気つまり肝臓の働きが現れてくるのである。また骨まで至る力で触れると、腎の気つまり腎臓の働きが現れてくるので、その状態を知ることが出来るのである。

平2(14) 假令ば、下痢し、寸口関上尺中、悉く、脈を見ず、然も、尺中、時に一たび小見し、脈、再び頭を挙ぐる者は、腎気也。若し、損脈来り至りて見はせば、治し難しと為す。

平2(14)【解訳】例えば、既に下痢をして、寸口、関上、尺中の三部の脈が三つともに現れて来ないで、しかも尺中の脈がわずかに現れて来て、それがきっかけとなり、全部の脈が現れて来る場合は、腎の気である。もし、陽気とか血気不足の損脈が現れている場合は、治り難いのである。

平2(15) 問うて曰、脈に、相乗ずる有り、縦有り、横有り、逆有り、順有りとは何ぞ也。師の曰く、水行きて火に乗じ、金行きて木に乗ずるは、名づけて縦と曰う。火きて水に乗じ、木行きて金に乗ずるは、名づけて横と曰う。水行きて金に乗じ、火行きて木に乗ずるは、名づけて逆と曰ひ、金行きて水に乗じ、木行きて火に乗ずるは、名づけて順と曰う也。

平2(15)【解訳】脈が相互に重なるものがある。それには縦、横、逆、順が有るというが、どういうわけでしょうか。それは、水である腎が強くて、火である心に重なり、金である肺が強くて、木である肝に重なる場合を縦という。縦とは自由にするということである。火が強くて水を剋し、木が強くて金を剋する場合を横という。横とはよこしまとか横暴といい、逆らうということである。水が強くて金に重なり、火が強くて木に重なる場合を逆という。これは相生の関係にあることと逆で、子が親を生ぜしめるのは、物の道理の逆である。金が強くて水に重なり、木が強くて火に重なる場合を順という。相生は助ける働きということである。前者の縦、横は相剋の関係を示し、後者の逆、順は、相生の関係を現す。したがって相生相剋でも、横や逆によって、病を生じている場合には、治し難いし、縦や順の場合は、自然であるから治し易いといえる。

平2(16) 問うて曰く、脈に、残賊有りとは、何の謂いぞ也。師の曰く、脈に、弦緊浮滑沈濇有

23

り、此の六者は、名づけて残賊と曰う。能く、諸の脈は、病を作すことを為す也。

平2(16)【翻訳】脈に、残賊というものがあるというが、これはどういうものでしょうか。それは、脈に、弦の脈、緊の脈、浮の脈、滑の脈、沈の脈、濇の脈があり、この6つの脈を残賊の脈というのである。これらの脈状を現すと、病を起こしているのである。

平2(17) 問うて曰く、脈に、災怪有りとは、何の謂いぞ也。師の曰く、仮令ば、人、病みて、脈に太陽を得、形、證と相応ず。因って、湯を作るを為し、還る比ほひ、湯を送れば、食頃の如く、病人、乃ち、大いに吐し、若しくは、下痢し、腹中痛む。師の曰く、我、前より来るに、此の證を見はさず、今、乃ち変異す。是れ、災怪と名づくと。又、問うて曰く、何に縁りて、此の吐痢を作す。答へて曰く、或は旧時、薬を服すること有りて、今、乃ち発作す。故に、災怪と名づくる爾。

平2(17)【翻訳】脈に、災怪というものがあるが、どういうものでしょうか。それは、例えば、往診をして脈を診ると、太陽病を病んでいて、その病證は、脈の形状と合致している。それで太陽病の病證に合った湯を作り、帰り際に湯薬を服用させた。服用後20〜30分位に、ひどく吐いたり、または下痢をして腹が痛んだりしたとする。先程診た時には、この證は現れていなかったので、今、病変したのであり、是れを災怪というのである。どのような理由で、このように吐いたり下したりしたのでしょうか。それは、もしかしたら、往診の前に、嘔吐や下痢を起こさせるような薬方を服用したのであろう。だから、今、このような症状を起こしたのである。災怪の災はわざわい、怪はあやしいという意で、考えられないことであるということから、災怪と名づけるのである。

平2(18) 問うて曰く、東方は肝脈、其の形何に似たる也。師の曰く、肝者、木也り。厥陰と名づく。其の脈、微弦濡弱にして長、是れ、肝脈也り。肝、病んで、自から濡弱を得る者は、癒ゆる也。仮令ば、純弦の脈を得る者は、死す。何を以って之を知る。其の脈、弦直の如きは、是れ、肝の臓、傷られたるを以って、故に、死すを知る也。

平2(18)【翻訳】東方とは、肝の脈であり、その形は何に似ているのでしょうか。東方は五行では木、四季でいえば春である。寒い冬に隠されていた気が、暖かい春になって伸びる時期に脈に現れてくるのである。それは、肝は五行では木で、足の厥陰であるから厥陰というのである。その脈が、微かで弓の弦のようにピーンと張っていて、余裕のない弦の脈で、軟く、弱く、長い脈が、肝の脈つまり春の脈である。肝の病を起こした時に自然に軟らかく、弱い脈を現す場合は、治るのである。例えば、純弦の脈を現す場合は死ぬのである。それはどういうわけで判るのでしょうか。その脈が弓の弦のようにピーンと張って、一本の棒のようである場合は、肝の臓が侵されてしまっているから死ぬということが判るのである。春になると陽気が戻って来て、気温も上がってくるから、人間の気も徐々に表に出て来て、脈も軟らかく、長くなって来るところが、ピーンと張っている場合は、春の気を受けられずに筋肉が縮んでしまっている為に死ぬのである。

平2(19) 南方の心脈は、其の形、何に似たる也。師の曰く、心者、火也り。少陰と名づく。其の脈、洪大にして長。是れ、心脈也り。心病、自から洪大を得る者は、癒ゆ也り。假令ば、脈、来ること微、去ること大なるは、故に、反と名づく。病、裏に在る也り。脈、来ること頭小、本大なる者は、故に覆と名づく。病、表に在る也り。上微、頭小なる者は、則ち、汗出で、下微、本、大なる者は、則ち、関格不通と為す。尿を得ず、頭に

汗無き者は、治す可し。汗有る者は、死す。

平2(19)【解訳】南方とは、五行では一年でいうと夏、一日でいうと正午。五臓では心で、陽気が多い。南方の心の脈の形は、どういう脈に似ているのでしょうか。それは、心は、五行でいうと火である。十二経絡からいえば、手の少陰であるから少陰というのである。そして、その脈は洪大であふれるような大きさで、長い脈であり、これが心脈の正しい形である。心臓を病んで、自然に洪大の脈を現す場合は、治るのである。たとえば、脈の打って来方が、微かで、去る時に大きくなるような場合は、反というのである。反とは、あべこべであるという意で、この場合、病は裏にあるのである。脈の打って来る様子が、頭が小さくて本体が大きい場合を覆というのである。この場合、病は表に在るのである。脈の打って来方が、上が微かで頭が小さい場合は汗が出るし、下が微かで本体が大きい場合は関格といって陰と陽とのバランスがくずれていることをいうのであり、気が通じないのであるから小便を出すことが出来ないのである。頭に汗をかかない場合は、治るのである。心は陽気が強く、強過ぎると陰陽のバランスをくずし易い為である。汗が出る場合は死ぬのである。

平2(20) 西方の肺脈は、其の形、何に似たるか。師の曰く、肺者、釜なり。太陰と名づく。其の脈、毛浮なり。肺、病んで、自から此の脈を得る。若しくは、緩遅を得る者は、皆癒え、若し、数を得る者は、則ち劇し。何を以って之を知る。数なる者は、南方の火、火は、西方の金を剋す。法、當に、癰腫す可し。治し難しと為す也。

平2(20)【解訳】西方とは、肺の脈である。一日では夕方、1年では秋である。つまり陰気が盛んになって来て、陽気が衰える時期が秋である。その脈の形はどういう脈に似ているのでしょうか。それは、肺は五行では金に属し、手の太陰肺経という。その脈状は、毛のように細くて浮いている。肺を病んで自然にこの脈を得るものや、または緩やかで遅い脈を現す場合は、皆、肺が旺していて治るのである。その場合に速い脈状を現す場合は、肺の病状が激しくなるのである。どういうわけでそれが判るのでしょうか。それは、脈が速い場合は、南方の火すなわち心脈に熱がある。心が西方の金すなわち肺を克しているのであり、肺は皮毛に通ずるから、肺または皮毛に熱が客して吹出物を生ずるのである。この場合は、治り難いのである。

平2(21) 問うて曰く、二月に毛浮の脈を得れば、秋に至り、當に、死す可しとは、何を以って処して謂う。師の曰く、二月の時、脈、當に、濡弱なる可きに、反って、毛浮を得る者は、故に、秋に至りて死するを知る。二月は、肝は、事を用い、肝脈、木に属し、濡弱に応ず可きに、反って、毛浮を得る者は、是れ、肺脈也。肺は、金に属す。金、來りて木を克す。故に、秋に至りて死すを知る也。皆、此れに倣え。

平2(21)【解訳】旧二月は今の三月四月の頃であるが、正確には二月四日の立春以後のことで、その時期に毛浮の脈を現すと、どういうわけで秋になると死ぬというのでしょうか。それは、旧二月の立春以降は春になっているから、当然、肝が、微、弦、濡、弱、長の脈状を現すはずであるのに、逆に毛浮の脈を現している為、秋になって死ぬということが判るのである。旧二月すなわち立春以後は、肝が盛んになり旺する時期で、当然、脈状も濡弱を現すはずであるのに、逆に秋に旺するはずである肺脈の毛浮を現している場合は、春で肝臓の働きが盛んであるはずである時期に、肺臓に克されていて肝臓が虚し

ていることが判る。それが秋になると肺臓が旺盛になってくると、当然、肝が痛めつけられるから、肝は益々虚してしまって死に到るのである。その為、秋になると死ぬということが言えるのである。他の臓も、皆これにならって考えなさい。例えば肝臓が悪い人は、秋に悪くなり易く、心臓の悪い人は冬が危険である。脾胃の悪い人は春が危険である。肺の悪い人は夏に悪くなり易い。腎臓の虚弱な人は、土用が悪いという応用も出来、死も考えられる。従って死期は半年前に判るということである。これは脈状で言っていることであるが、病理に応用はいくらでも可能であろう。それを未然に防ぐことも可能ではないだろうか。

平2(22) 師の曰く、脈は、肥人は浮を責し、痩人は沈を責す。肥人は、富に、沈なる可きに、今、反って浮、痩人は、富に、浮なる可きに、今、反って、沈。故に之を責す。

平2(22)【解釈】脈を診る時は、肥えている人は浮の脈をよく注意して調べてみなさい。痩せている人は、沈の脈をよく注意して調べてみなさい。肥えている人は、当然沈む脈を現すはずであるのに、今、脈が逆に浮いているのは、おかしいし、痩せている人は、当然浮いた脈を現すはずであるのに、今逆に沈でいるのは、理屈に反する。だからこれをよく注意して調べなさいということである。

平2(23) 師の曰く、寸脈、下りて関に至らざるは、陽絶と為し、尺脈、上りて関に至らざるは、陰絶と為す。此れ、皆、不治決死なり。若し、其の余命死生の期を計らんとすれば、期するに、月節、之を克するを以って也。

平2(23)【解釈】脈経に曰く、陽は寸に生じて下がって尺に動じ、陰は尺に生じて上がって寸に動ずると。つまり寸口の脈が下らず関上の脈にまで及ばない場合を陽絶というのである。また尺脈が上がらず関上の脈に至らない場合を陰絶というのである。これは全く治すことが出来ず、必ず死に至る脈である。もしその寿命を調べようと思う時には、月節とは24節気のことで、立春より始まり大寒に終わる。節分とは、立春の前日のことである。これを剋することは、五臓を剋することをいっているのである。広く考えれば、陽絶は春夏に死に、陰絶は、秋冬に死ぬのである。

平2(24) 師の曰く、脈、病みて、人、病まざるは、名づけて行屍と曰う。以って、主気無きを、卒に眩仆し、人を識らざる者は、短命にして則ち死す。人、病みて、脈、病まざるは、名づけて内虚と曰う。穀神無きを以って困すと雖も、苦しむこと無し。

平2(24)【解釈】脈を診る時に、病脈を現しているのに、病状が出ておらず、病んでいない場合を行屍というのである。行屍とは生けるしかばねということである。五臓の働きが衰弱していて季節によって五臓が旺することが出来ない為に、突然倒れて、人事不省になるような場合は、短命で死ぬのである。逆に、病状を現しているが、病脈を現さない場合を内虚というのである。例えば、内虚がある場合は、胃が虚していて胃の働きが弱い為に具合は悪いが、苦痛はないのである。つまり、何となく具合が悪いが痛いところはないという状態である。

平2(25) 問うて曰く、翕奄沈、名づけて滑と曰うは、何の謂いぞ也。沈は純陰と為し、翕は正陽と為す。陰陽和合す。故に、脈を滑ならしむ。関尺、自から平、陽明の脈、微沈なれば、自から飲食す可し。少陰の脈、微滑。滑なる者は、緊、之れ浮の名也。此れ、陰実と為す。其の人、必ず股内に汗出で、陰下湿る也。（宜、苓姜朮甘湯。）

平2(25)【解訳】翕奄沈の脈を滑の脈というが、どういうことでしょうか。沈んでいる脈を純陰という。翕は集まるの意があり、気が集まって来た脈を正しい陽とする。つまり混じりっ気のない陽のことである。奄とはたちまちという意がある。翕奄沈とは、脈に気が集まって来ると、たちまち沈んでしまう脈で、更に陰陽が調和する場合に滑となるのである。滑脈には2つの原因があるということである。関上、尺中の脈は平常で、陽明胃経の脈が微かで沈んでいる場合は、自然と食欲が出る。また関上、尺中の脈は平常で、足の少陰腎経の脈が微かで滑の場合は、滑は緊で浮いている状態をいうのであり、緊に陽が入ったともいう。これは陰が実しているのである。少陰が実すると、必ず股の内側に汗をかいて、陰部が湿気を帯びるのである。

平2(26) 問うて曰く、曾て、人の為に難しめらるる所の、脈、緊は何くに従り来るか。師の曰く、假令ば、汗を亡し、若くは吐し、肺の裏寒するを以って、故に、脈をして緊ならしむ也り。假令ば、咳す者は、坐に冷水を飲む、故に、脈をして緊ならしむ也り。假令ば、下痢するは、胃中虚冷するを以って、故に、脈をして緊ならしむ也り。

平2(26)【解訳】以前から緊脈を苦しんでいるというが、緊脈はどういうところから来るのでしょうか。それは、例えば、汗をかき過ぎたり、吐き過ぎたりして、肺の中に冷えを生じた為に、脈が緊になるのである。例えば、咳をする場合に、うっかりして冷たい水を飲ませると、脈が緊になるのである。例えば、下痢をした場合は、胃の中が虚して冷えてしまい、脈が緊になるのである。つまり、内を冷やした為に寒を生じて緊の脈を起こすのである。

平2(27) 寸口の衛気、盛んなるは、名づけて高と曰う、栄気、盛んなるは、名づけて章と曰う。高章相搏つは、名づけて綱と曰う。衛気、弱きは、名づけて愢と曰ひ、栄気、弱きは、名づけて卑と曰う。愢卑相搏つは、名づけて損と曰う。衛気、和するは、名づけて緩と曰ひ、栄気、和するは名づけて遅と曰う。遅緩相搏つは、名づけて沈と曰う。

平2(27)【解訳】手の脈の陽気の衛気が盛んである場合を高といい、陰気の栄気が盛んである場合を章というのである。高と章とがぶつかり合うことを、太い綱のようにしっかりした脈を現すという意の綱というのである。衛気とは外を守る気であり、脈の外を巡る。栄気は内を養う気であり、脈の内を巡る。この栄衛の気が一緒に働いて血行が良くなるが、衛気の弱い場合を、怯えるという意の愢というのである。栄気が弱い場合を、気後れするという意の卑というのである。その愢卑が互いにぶつかり合うことを、弱い脈とか不足の脈という意の損というのである。衛気が調和していることを緩という。栄気が調和していることを遅という。その緩と遅とが互いにぶつかり合うことを、沈んでいるという意の沈というのである。相搏つことの意は、意見をぶつけ合うような考え方で、栄衛すなわち陰陽の強、弱、大、小等による脈の変化をいっているのである。

平2(28) 寸口の脈、緩にして遅なるに、緩は則ち陽気を長じ、其の色鮮かに、其の顔光り、其の声商、毛髪を長ず。遅は則ち陰気盛ん、骨髄生じ、血満ち、肌肉緊薄鮮硬、陰陽相抱き、栄衛倶に行る。剛柔相搏つを、名づけて強と曰う也り。

平2(28)【解訳】手の脈が緩やかで遅い脈状を現した場合に、緩の脈は陽気が長じて盛んなことを現している。そうすると身体の色が良く、特に顔色には艶があり、その声は高く響き、髪の伸びが良く、潤っている。脈の遅は、陰気が盛んであって、骨髄の働きが旺盛

で腎の働きが強く、血液が充分にあって、肌が引き締まって色艶がよく弾力がある。陰陽の気が互いに調和するような状態であると、栄衛の気が身体全身を隈なく巡るようになり、陽気の剛と陰気の柔とが互いに交わることを強壮になるという意の強という。

平2(29) 趺陽の脈、滑にして緊、滑なる者は、胃気実し、緊なる者は、脾気強し。実を持ち強を撃てば、痛み還って自から傷らる。手を以って刃を把れば、坐らにして瘡を作る也り。

平2(29)【解訳】足の陽明胃経の脈が、滑で緊の脈状を現している場合に、滑の脈は、胃気が実しているということであり、緊の脈は脾の気が強いということである。実している胃の気が、強くなっている脾気を攻撃すると、その為に胃気自身が傷ついてしまうことがある。それはちょうどうっかりして手で刃を握って自分自身で傷を作ってしまうようなものである。普通、腑である胃は、その親である臓の脾の命令を受けて働くものである。この場合は、ちょうど逆に、子が親に命令しているようなもので、不自然である。東洋医学ではすべて不自然は許されないのである。

平2(30) 寸口の脈、浮にして大、浮は虚と為し、大は実と為す。尺に在るを関と為し、寸に在るを格と為す。関は即ち小便を得ず、格は則ち吐逆す。

平2(30)【解訳】手の脈が、浮いて大きい脈状を現している場合は、浮の脈は、虚が原因であり、大の脈は、実しているのである。特にその脈が尺中だけにある場合を関といい、寸口だけにある場合を格という。関の状態になると小便がうまく出なくなり、格の状態になると吐逆をするようになるのである。関とは陽気だけが盛んになり過ぎる為に、陰気が動くことができなくなってしまうことをいい、その為に小便が出なくなるのである。格とは陰気の働きが盛んになり過ぎる為に、陽気が正しい働きができなくなってしまうことをいう。まして拒むというのであるから上部は陽であるから吐逆するのである。

平2(31) 趺陽の脈、伏にして濇、伏は則ち吐逆し、水穀化せず、濇は則ち食入るを得ず。名づけて関格と日う。（宜、白虎加桂枝湯。）

平2(31)【解訳】足の陽明胃経の脈が、隠れて渋っている場合に、伏の脈は、何を食べてもすぐに吐いてしまい、消化しないのである。濇の脈は、食べものを飲み込めなくなってしまうのである。この状態を関格というのである。胃の気が伏して伸びない為に、中焦すなわち脾胃が関格となり、正気が塞がってしまう為である。

平2(32) 脈、浮にして大、浮は風虚と為し、大は気強しと為す。風気相搏てば、必ず、癮疹を成し、身體痒きを為す。痒き者は、泄風と名づく。久久すれば痂癩を為す。

平2(32)【解訳】脈が、浮いて大きい場合は、浮の脈は風虚が原因である。風虚とは、風は皮毛つまり衛気を傷る為、陽虚になる。大の脈は血気が強いのが原因である。風虚と気強とが互いにぶつかり合うと、必ず隠れた疹を起こし、身体が痒くなるのである。このような状態を、風が泄れる、すなわち泄風というのである。長い間治らないままでいると、痂癩つまりかさぶたのあるジクジクした腫れ物になるのである。表虚がある為に内の気が強くても、外に出すことが出来ず、泄風を起こし、皮毛に血気の滞りを生じて痒くなるので、表虚を補なってやれば良いのである。

平2(33) 寸口の脈、弱にして遅、弱なる者は、衛気、微、遅なる者は、栄、寒に中る。栄は血と為す。血、寒ゆるは、則ち発熱す。衛は気と為す。気、微なる者は、心内飢え、飢

えて虚満し食す能はざる也り。

平2(33)【解訳】寸口の脈が、弱くて遅い場合は、弱の脈は、衛気が微かであり、遅の脈は、栄気が寒に当てられているのである。栄気は血であるから、血が凍えた場合には発熱するのである。衛気は気であるから気が微かである場合は、胸の辺りが何となく頼りなく、ちょうどひもじいような感じの状態で、腹がむなしく張って、食べることができないのである。

平2(34) 跌陽の脈、大にして緊の者は、當に、即はち、下痢す可し。治し難しと為す。

平2(34)【解訳】足の陽明胃経の跌陽の脈が大きく締まっている場合は、当然、下痢をするのである。大の脈は虚していて、緊の脈は胃中に寒があることを現しているから、脾胃つまり胃中が虚して、寒があれば当然下痢し易くなるのである。この治療には、薬方を長期間服用する必要がある。

平2(35) 寸口の脈、弱にして緩、弱なる者は、陽気不足し、緩なる者は、胃気餘り有り、噫して呑酸し、食、卒に下らず、気、膈上に填むる也り。（宜、施覆花代赭石湯。）

平2(35)【解訳】寸口の脈が、弱くて緩やかである場合は、その弱の脈は、熱である陽気が不足して食物を消化することが出来なくなる。緩の脈は、胃の中に余分なガスが溜まって消化できず、あくびと同時に酢っぱいものが上がって来て、食べ物はすぐには胃に下がって行かないのである。その理由は、横隔膜の上に気が一杯になっている為である。

平2(36) 跌陽の脈、緊にして浮、浮は気と為し、緊は寒と為す。浮は腹満を為し、緊は絞痛を為す。浮緊相搏てば、腸鳴りて転ず。転ずれば即ち気動じ、膈気即ち下る。少陰の脈、出でざれば、其の陰腫、大にして虚す也り。

平2(36)【解訳】足の陽明胃経の跌陽の脈が、緊で浮いている場合は、その浮の脈は、気とし、緊の脈は寒とする。浮の脈は、気であるから、気が虚せば寒を生じる為、胃気の虚であるから、よく腹満を生ずる。緊の脈は、寒であるから、脾が寒えると絞られるような痛みを生じるのである。その浮と緊とが互いにぶつかり合うと腸が鳴って、停滞していた横隔膜を動かす気が転じて場所を変える為に、気が下に漏れるのである。もしそれで、足の少陰腎経の脈がはっきり判らない場合は、陰部が浮腫んで大きくなり弱くなって来るのである。

平2(37) 寸口の脈、微にして濇、微なる者は、衛気行らず、濇なる者は、栄気不足す。栄衛相将する能はず。三焦、仰ぐ所無ければ、身體痺し不仁す。栄気不足すれば則ち煩疼、口言い難し。衛気虚すれば則ち悪寒し、数欠す。三焦、其の部に帰せざるに、上焦、帰せざる者は、噫して酢呑し、中焦、帰せざる者は、消穀引食す能はず、下焦、帰せざる者は、則ち遺溲す。

平2(37)【解訳】寸口の脈が、微かで渋っている場合は、微の脈は、外を守る陽気の衛気が少なく弱って巡りが悪い為である。濇の脈は、栄養の血液で陰気の栄気が弱って足りない為である。栄衛が互いに助け合いながら引っぱって行くことが出来なくなり、上焦、中焦、下焦の三焦の気が頼るところがなくなってしまって、身体が痺れて、自由に動かなくなってしまう。主に栄気が不足した場合に、痛んで苦しみ、話し難くなってしまう。衛気が虚して悪寒がすると、度々あくびをするようになる。三焦の働きが各々の部に収まらなくなってしまう。上焦の働きが正常でないと、あくびが出て、酢っぱいものが上

がる感じがする。中焦の働きが正常でないと、食事をしても消化をすることが出来なくなる。下焦の働きが正常でないと、小便を垂れ流すようになってくる。

平2(38) 趺陽の脈、沈にして数、沈は実と為し、数は消穀す。緊なる者は、病、治し難し。

平2(38)【解訳】足の陽明胃経の趺陽の脈が、沈んでいて速い脈の場合は、沈の脈は、脾胃が実しているのである。数の脈は、熱であるから胃が働いて消化をすることが出来るのである。裏に熱があって胃に正熱として内にこもると、消化し易いのである。緊の脈は、沈、数であって、それに緊で寒が入ると、熱が虚熱となり、病は治り難くなるのである。

平2(39) 寸口の脈、微にして濇、微なる者は、衛気衰へ、濇なる者は栄気不足す。衛気衰うは、面色黄し、栄気不足は、面色青し。栄は根と為し、衛は葉と為す。栄衛倶に微は、則ち根葉枯槁して寒慄、咳逆、唾腥、涎沫を吐く也り。

平2(39)【解訳】寸口の脈が、微かで渋っている場合は、微の脈は、衛気が衰えていて、濇の脈は、栄気が足りないのである。陽気の衛気が衰えると顔色が黄色くなり、陰気の栄気つまり血液が不足すると顔色は青くなるのである。木で例えると、栄気は根であり、衛気は葉であるから、栄気と衛気とが供に微かになってしまうと、根も葉も枯れて乾いてしまうのと同様に、人間の身体も栄衛の気が衰微すると、悪寒がひどくなり、咳が込み上げて、唾が生臭くなり、涎や泡のような唾を吐くようになり、人の身体も木のように、枯れて乾いてしまうということである。

平2(40) 趺陽の脈、浮にして芤、浮なる者は、衛気衰え、芤なる者は、栄気傷らる。其の身體痩せ、肌肉甲錯す。浮芤相搏てば、宗気衰微し、四属断絶す。

平2(40)【解訳】足の陽明胃経の趺陽の脈が、浮いて、芤の脈の場合は、浮の脈は、衛気が衰えて、芤の脈は、栄気つまり血液が少なくなっているのである。そうなると、人の身体は痩せて肌がカサカサになる。この浮脈と芤脈が、互いにぶつかり合うと、呼吸の素で、生命を養う素の気である宗気が、衰え、微かになり、身体の四属である皮と肉と脂と髄とが断絶してバラバラになってしまうと、生命を保つことが出来なくなるのである。

平2(41) 寸口の脈、微にして緩、微なる者は、衛気疎疎なれば、則ち其の膚空し。緩なる者は、胃気実す。実すれば、則ち穀消し、水化する也り。穀、胃に入り、脈道乃ち行り、水、経に入り、其の血、乃ち成る。栄盛んなるは、則ち其の膚必ず疎にして三焦経を絶つ。名づけて血崩と日う。

平2(41)【解訳】寸口の手の脈が、微かで緩やかな場合は、微の脈は、体表の皮毛の衛気がまばらになっている。外を守る陽気つまり皮膚の衛気がまばらになると、肌が空虚になってしまう。緩の脈は、胃の気が実していると、水は吸収され、穀物は消化され穀気となって血になるということである。穀気は、衛気と栄気と宗気とに分かれ、血管の外と内を巡って行くのである。その水は血管に入ると血液になる。緩の脈は胃気の有余を意味し、実とするのである。あまり強すぎると、栄気だけが盛んになり過ぎて、衛気が弱まってしまうので、皮膚が疎になるのである。そうなると、上焦、中焦、下焦の三焦にある経、つまり栄血が全身を正しく巡らなくなって、常度を絶するのである。これを血崩というのである。

平2(42) 趺陽の脈、微にして緊、緊は則ち寒と為し、微は則ち虚と為す。微緊相搏てば、則ち短気を為す。

平2(42)【解訳】足の陽明胃経の趺陽の脈が、微かで締まっている脈の場合は、緊の脈は、血液が冷えている血の寒が原因であり、微の脈は、気の虚が原因である。血に寒が入り、気が虚した時に、ぶつかり合うと、呼吸が速くなってくるのである。

平2(43) 少陰の脈、弱にして濇、弱なる者は、微に煩し、濇なる者は、厥逆す。

平2(43)【解訳】足の少陰腎経の脈が、弱くて渋っている脈の場合は、弱の脈は、陰気の虚で少し苦しく感じ、陰気が虚すと発熱をするのである。濇の脈は、陰気が渋って陽に接することができず、手足の先から冷えて来ると厥逆を生ずるのである。

平2(44) 趺陽の脈、出でざれば、脾、上下せず、身冷え、膚硬し。

平2(44)【解訳】足の陽明胃経の趺陽の脈が、はっきりと出なくて分からないということは、栄衛の気が外に通じていないのである。栄衛の根本は、穀気つまり脾胃にあり、脾の気が正常な働きをせず、全身に巡らないと、衛気が身体を暖められなくなる為、身体が冷えて来て、栄気が皮膚を潤せなくなる為、硬くなるのである。

平2(45) 少陰の脈、至らざれば、腎気、微に、精血少なく、奔気促迫し、上りて胸膈に入り、宗気反って聚り、血、心下に結し、陽気退き、熱下り陰股に帰し、陰と相動じ、身をして不仁ならしむ。此れ、尸厥と為す。当に、期門と巨闕を刺すべし。（宜、茯桂味甘湯。）

平2(45)【解訳】足の少陰腎経の趺陽の脈が打って来なくなる場合は、腎の気が微かになり、精血が少なくなった為に、腎の気が上ぼって、胸や隔に迫って満ち塞がり、上に上ぼるべき陽気を拒む為、宗気が逆に集まって、血が心下に結ばれ、陽気が下の方に下がって来て、その熱が陰部に入り、陰部の陰気と宗気とが互いに絡み合って、身体が自由に動かなくなってしまう。これを尸厥とするのである。当然、期門と巨闕に針を刺してやりなさい。期門は肝経の募穴で、肝臓病、胆嚢炎で圧痛がよく出るところである。巨闕は任脈の経穴で、心の募穴で動悸、息切れのある各種心臓病に効く経穴である。

平2(46) 寸口の脈、微、尺中の脈、緊、其の人、虚損し、汗多し。陰に常に在りて、絶たりて陽に見れざるを知る也り。

平2(46)【解訳】寸口の脈が、微かで、尺中の脈が、緊である場合は、寸口の脈が微であるのは、陽が不足している亡陽であり、尺中の脈が緊であるのは、陰が強く、裏に寒があるのである。亡陽して陰が強いから、虚損して汗が多く出て、更に陽が弱められるのである。気が常に陰にあり、陽に現れて来ないことが判るのである。

平2(47) 寸口、諸の微なるは亡陽、諸の濡なるは亡血、諸の弱なるは発熱、諸の緊なるは寒と為す。諸の寒に乗ずる者は、則ち厥を為す。鬱冒不仁するは、胃に穀気無きを以って、脾濇り、通ぜず、口急し言う能はず、戦して慄する也り。

平2(47)【解訳】寸口の脈が、様々な微の脈の場合は、衛気が微かであり、陽気が少なく亡陽になっている。様々な軟の脈の場合は、栄気が弱く血が少なく、貧血を起こして亡陰になっているのである。様々な弱い脈は陰の不足であり発熱する。様々な緊張した脈の場合は、寒とするのである。寒の邪に症状が重なると、手足の先から冷えて来るのである。また頭がボーッとして気が遠くなって、身体が自由に動かせなくなる場合は、胃に穀気が無くなった為で、脾の働きがにぶって、上下に通じなくなり、口が引き攣って、物を言うことが出来なくなり、ガタガタと震えるようになるのである。

平2(48) 問うて曰く、濡弱、何を以って、反って十一頭に適するか。師の曰く、五臓六腑に相乗ず。故に、十一ならしむ。

平2(48)【解訳】脈が軟らかくて弱い場合は、どういうわけで11種類あるのでしょうか。それは、五臓六腑に濡弱の脈があるということではないかと思われる。だから11種類になるのである。

平2(49) 問うて曰く、何を以って腑に乗ずを知り、何を以って臓に乗ずを知る也。師の曰く、諸の陽、浮数は腑に乗ずと為し、諸陰、遅渋は臓に乗ずと為す也。

平2(49)【解訳】腑に重なっていることはどういう訳で判り、臓に重なっていることはどういう訳で判るのでしょうか。それは、様々な陽脈つまり浮や数の場合は、腑に重なっているのである。様々な陰脈の遅や渋の場合は、臓に重なっているのである。

傷寒例第三
　厳寒の時に侵された症状を傷寒と名づける。傷寒論を中心として考える。

傷3(1) 陰陽大論に云う。春の気は温和、夏の気は暑熱、秋の気は清涼、冬の気は冷冽。此れ、則ち、四時正気の序也り。冬時は厳寒、万類も深蔵す。君子、固密すれば、則ち寒に傷られず。之に触冒する者は、乃ち傷寒と名づくる爾。

傷3(1)【解訳】傷寒例第三陰陽大論という書物によると、春の気は温和で、温かくて和やかである。夏の気は暑熱で、暑くて熱している。秋の気は清涼で、涼しくて澄んでいる。冬の気は冷冽で、冷たくて凍るようである。これは四季の定まった正しい季節の状態で順に巡って来るのである。冬の季節は、寒さが厳しく、地球上の万物は深く隠れてしまう。常識のある人は、堅固に生活している為、風邪を引かないのである。厳寒の時に侵された場合だけを、傷寒と名づけるのである。

傷3(2) 其れ、四時の気に傷らるるも、皆、能く病を為すに、傷寒を以って毒と為す者は、其れ、最も殺厲の気を成すを以って也。中りて即に病む者は、名づけて傷寒と曰う。即に病ざる者は、寒毒、肌膚に蔵れ、春に至り変じて温病と為り、夏に至り変じて暑病と為る。暑病の者は、熱極まりて温より重き也。是を以って辛苦の人に春夏に温熱の病多きは、皆、冬時に寒に触るるに由りて致す所、時行の気に非ざる也。凡そ、時行の者は、春時は暖に応ずべきに復た大寒し、夏時は大熱するに応ずに反って大涼し、秋時は涼に応ずに反って大熱し、冬時は寒るに応ずに反って大温す。此れ、其の時に非ずして其の気有り。是れ、以って一歳の中に、長幼の病の多く相似たる者は、此れ、則ち、時行の気也り。

傷3(2)【解訳】一般に、四季の気によって侵されれば、誰でも病気になるのである。その中で寒に侵される事が、人間の身体にとって一番害があり、重病を起こすのである。殺厲の気に侵されて、直ぐに発病する状態を傷寒というのである。寒に侵されて、直ぐに発病しない場合は、その寒毒が肌膚の下に潜んでいて、春になって温和な気候になると、皮膚が緩んで発病する場合を温病というのである。それが夏になって暑くなってやっと

発散されて発病する場合を、暑病というのである。暑病を起こすと熱が高くなり、温病より重い症状となるのである。こういう理由で、貧苦の人が、春や夏に温熱の病気を起こすことが多いのは、全て冬の間に寒に侵された為であって、時行の気に侵されたのではないのである。一般に時行の病というものは、春の時期は当然温和の気が天地に一杯になって暖かいはずであるのに、寒気が入ったりして大変寒くなったり、夏の時期は大変暑いはずであるのに大変涼しくなったり、秋の時期は大変涼しいはずであるのに、反って大変暑くなったり、冬の時期は当然寒いはずであるのに、反って大変温かくなったりする事がある。これは、四時の正しい気節ではなくて、気狂陽気である。そういう理由で、1年の間に年寄りや幼児の発病が多く、症状が似ている場合は、時行の気によって起きたものである。

傷3⑶ 夫れ、四時の正気の病を為すと、及び時行の疫気を候い知らんと欲すは、之れ、法、皆、當に、斗暦を按じ、之を占う可し。

傷3⑶【解訳】一般に、四季の正しい気によって起きた病気と、時行の流行病との区別を知ろうとする場合は、全て暦によって、あらかじめ解っておかなければならないのである。

傷3⑷ 九月霜降の節より後は、宜しく、漸く寒く、冬に向かって大いに寒ゆ。正月雨水の節の後に至り、宜しく、解す也。之を雨水と謂う所以の者は、氷雪解けて雨水と為るを以っての故也り。啓蟄二月の節の後に至れば、気は漸く和暖、夏に向け大いに熱し、秋に至れば便ち涼し。

傷3⑷【解訳】九月霜降の節は、霜の降り始める季節で現在の10月24日前後で、この頃から天の気が次第に冷えて来て、冬に向かって大変寒くなってくる。そして正月雨水の節は、現在の2月19日前後で、この頃から寒が緩んで来るのである。この時期を雨水という理由は、天地の氷や雪が解けて、雨や水になる事からである。そして啓蟄二月の節は、現在の3月6日前後で、この頃より、天の気がようやく温和になって来て、夏に向け、大いに暑くなって行き、秋になって涼しくなるのである。

傷3⑸ 霜降従り以後、春分に至る以前に、凡そ、霜露を觸冒し、體、寒に中られ即病する者有り。之を傷寒と謂う也。九月十月は、寒気尚ほ微く、病を為すも則ち軽し。十一月十二月は、寒冽已に厳し。病を為せば、則ち重し。正月二月は、寒さ漸く将に解せんとす。病を為すも亦た軽し。此れ、冬時に調適せざるを以って、寒に傷らるる人有りて、即ち、病を為す也。此れ、四時の正気に中りて、而して即病するものと為す也。其の冬に非節の暖有る者は、名づけて冬温と曰う。冬温の毒と傷寒とは大いに異なる。冬温には復た先後有り。更に相重沓して亦た軽重有り。治を為すは同じからず、證は後章の如し。

傷3⑸【解訳】霜降の10月24日前後から春分の3月21日前後までの間に、一般に霜や露に侵されて、身体が寒に中たって、すぐに発病する状態を傷寒というのである。九月、十月は、現在の10月、11月で、寒気はまだ弱いので、発病しても症状は軽いのである。十一月、十二月は、現在の12月、1月で、寒さは非常に厳しいので、発病すると症状は重いのである。正月、二月は、現在の2月、3月で、寒さはこれからようやく和らぎ始まる。この頃発病してもまた症状は軽いのである。これは、冬の季節に用心をせずに過ごしていて、寒に侵された人が発病するのである。冬の間に、季節に合わない陽気で暖かい日を冬温

という。冬温によって侵されて発病する場合は、傷寒とは大きな相違があるのである。またその冬温には先と後がある。更にお互いに重なり合ったりする。また程度に軽い重いがある。治療方法は同じではない。その病證は次の章の通りである。

傷3(6) 立春の節より後、其れ、暴に大寒に中ること無く、又、氷雪あらず、而して壮熱し病を為す人有り。此れ、春時の陽気に、冬時の伏寒を発するに属す。変じて温病と為す。

傷3(6)【解訳】立春は、現在の2月4日頃で、この頃から、その立春より後の期間にひどく寒い日はなく、また、氷や雪が降ることも無いのに、高熱を発する病人が出る。これは春の季節の陽気が徐々に表に多くなり、表が緩んで来た為に、冬の季節の寒さを受けて身体の中に潜んでいた寒毒が動いて、発病して温病となったのである。

傷3(7) 春分より以後、秋分の節に至る前に、天に暴寒ある者は、皆、時行の寒疫と為す也り。三月四月は、或は、暴寒有り。其の時、陽気尚ほ弱く、寒に折かれ、病を為す所の熱は、猶ほ軽し。五月六月は、陽気已に盛ん。寒に折かれ、病を為す所の熱は、則ち重し。七月八月は、陽気已に衰う。寒に折かれ、病を為す所の熱は、亦た微し。其の病と温及暑病は相似たり。但だ、治に殊有る爾。

傷3(7)【解訳】春分の3月21日より以後、秋分の9月23日に至る節の前の期間に、天の陽気が急に寒くなる日がある事を、全て、時行の寒疫というのである。三月、四月は、現在の4月、5月で、もし、この頃は急に寒くなる日があって、寒さによって侵されても、その頃は陽気がまだ弱いので、発熱しても軽いのである。五月、六月は現在の6月、7月で、この頃になると天の陽気は盛んで、因って身体の陽気も盛んであるから、寒さに侵されると、それを打ち負かしていく体表の力は強いので、病熱は重いのである。七月、八月は、現在の8月、9月で、天の陽気が徐々に衰えてきているから、寒さに侵されても表の陽気は弱くなっていて、病熱を発しても弱いのである。その病は温病とか暑病と似ている。ただ、治療方法は各々に違うのでる。

傷3(8) 十五日に、一気を四時の中に得、一時に六気有り。四六、名づけて二十四気と為す也り。

傷3(8)【解訳】内経には、五日を候といい、十五日つまり三候を気といい、三ヶ月つまり六気を時という。四時つまり一年を一歳というのである。であるから、1年は春夏秋冬の四時に分け、その一季節は、六気に分けている。つまり1年は24節気に分けられているのである。

傷3(9) 然れども、気候にも亦た、至るに応じ、而して至らざる有り。或は、未だ至るに応せず、而して至る者有り。或は、至りて大過なる者有り。皆、病気を成す也り。但し、天地の動静、陰陽、鼓撃する者は、各正しき一気爾。

傷3(9)【解訳】しかしながら、1年を24節気に分けているが、気候がその季節通りに来るとは限らない。このように決きまった順序で来るはずであるが、その時期になったのに、天候が至っていない場合がある。また時期がまだ来ていないのに、その時の季節の天候のようになる場合がある。また、時期が来ているのに1、2か月前の季節の天候のようになる場合がある。また、2、3か月先の季節の天候のようになる場合がある。その時期になって、その季節の天候が強すぎる場合がある。狂った気候は、全て病気を起こす原因となっているのである。但し、天地の動静、陰陽の気が互いに競いぶつかり合って、

春夏秋冬の季節を生み、寒熱温涼の各々の一気だけなのである。
傷3(10) 是を以って、彼の春の暖は、夏の暑と為る。彼の秋の忿は、冬の怒と為る。是れ故に、冬至の後、一陽の爻升り、一陰の爻降る也。夏至の後、一陽の気下り、一陰の気上る也。斯て、則ち、冬夏の二至は、陰陽合する也。春秋、二分は陰陽離るる也。陰陽交易すれば、人変じて病む。

傷3(10)【解訳】このような理由によって、春の暖かい気候は、夏になると暑くなるのである。秋の涼しい気候は、冬には寒くなるのである。是れによって、冬至の後は、陽気が一段階ずつ増して来るのであり、陰気が一段階ずつ減って来るのである。夏至の後は、陽気は一段階ずつ減って行き、陰気が一段階ずつ増して来るのである。それで、冬至と夏至は、陰陽が同等になるのである。春分と秋分は、陰陽の気が離れるのである。陰気と陽気とが行き違いになると、人は恒常を失って発病するのである。

傷3(11) 此れ、君子は、春夏は陽を養ひ、秋冬は陰を養ひ、天地の剛柔に順ふ也り。小人、触冒すれば、必ず、暴疹に嬰る。須く、毒烈の気、留りて、何の経に在り、而して、何の病を発すやを知り、詳かに之を取る可し。

傷3(11)【解訳】このような理由で、常識のある君子は、春と夏は陽気を大切にして身体を養い、秋と冬は陰気を大切にして身体を養い、天地の厳しい気候や緩やかな季節に即応していくのである。ところがそのことが解らない小人は、準備せず寒熱に侵され、必ずひどい病気にかかるのである。当然、ひどい病邪がどこの経絡に停滞して、どのような病気を発するのかを調べて正確に理解して、正しく治療をしなさい。

傷3(12) 是を以って、春、風に傷らるれば、夏、必ず飧泄す。夏、暑に傷らるれば、秋、必ず瘧を病む。秋、湿に傷らるれば、冬、必ず咳漱す。冬、寒に傷らるれば、春、必ず温を病む。此れ、必然の道。之を審明す可き。

傷3(12)【解訳】以上の事から、春に風に中てられて、直ぐに発病せず、病が身体に溜まっていると、夏になると、必ず下痢を起こすのである。夏の暑さに侵されて、直ぐに発病せず、病が身体に溜まっていると、秋になると、必ずマラリヤのようなひどい病気を起こすのである。秋の湿に侵されて、直ぐに発病せず、病が身体に溜まっていると、冬になると、必ず咳を発する病気を起こすのである。冬の寒に侵されて、直ぐに発病せず、病が身体に溜まっていると、春になると、必ず温病を起こすのである。これは必ず起こすものであるから、この病理を明確にしておきなさい。

傷3(13) 傷寒の病は、日の浅深を逐ひ、以って方治を施す。今世の人、寒に傷られ、或は始めに早く治せず、或は治の病に対せず、或は日数久淹し、困んで乃ち医に告ぐるに、医人、又次第に依り而して之を治せざれば、則ち、病に中らず。皆、宜しく、時に臨んで消息し、方を制す可し。効あらざること無き也。今、仲景の旧論を搜採し、其の證候、診脈、聲色、病に対し、真方、神験有る者を録し、擬して、世の急なるを防がんとする也。

傷3(13)【解訳】傷寒の病とは、発病から経過した日数に合わせ、薬方によって治療を行うのである。現代の人は、寒さに侵されても、直ぐに治療を行わない場合がある。また、自分で薬方の治療をしても、治療が病證に合致していない場合がある。また、発病から日数が経って、困ったあげくに医者にお願いをしたところが、その医者が順序の通りに治

療をしない為、処方が病気に適中せず、薬方の効果が現れないのであると。全て、病人を治療する機会には、各々の病状をよく診て薬方を用うるべきであり、そうすれば効果が現れないことはないのである。今、張仲景の著述された傷寒雑病論を探し集めて、その病状、脈の見方、聞診、病に対する正しい処方など、効験あらたかなものを集めて、薬方を使って、世の中の困難な病を防ぐのである。

傷3(14) 又、土地の温涼、高下同じからず。物性の剛柔、餐居も亦た異なる。是れ、黄帝、四方の問を興すれば、岐伯は四治の能を挙げ、以って、後賢を訓へ、其の末だ悟らざる者を開く。病に臨むの工は、宜しく、両ながら審かにすることを須ゆき也。

傷3(14)【解訳】また、土地の気候風土は、高低に差があり、自然の環境、人間の衣食住にも違いがあるのである。これは、黄帝が色々な病気に関する事柄を調べ、岐伯が４つの治療法として、薬方、運動、針灸、あんまを挙げていて、後世の人々に教え、知らない人に悟りを開いたのである。病気の治療に当たる医者は、物性の剛柔と病人の衣食住をよく理解するべきである。

傷3(15) 凡そ、寒に傷らるれば、則ち、病て熱を為す。熱甚しと雖も死せず。若し、両ながら寒に感じて病む者は、必ず死す。尺寸、倶に浮の者は、太陽の病を受けたる也。當に、一、二日に発す可し。其の脈、上りて風腑に連るを以って、故に、頭項痛みて腰脊強る。尺寸、倶に長の者は、陽明の病を受け為る也。當に、二、三日に発す可し。其の脈、鼻を挾み目を絡うを以って、故に、身熱し、目疼み、鼻乾き、臥するを得ず。尺寸、倶に弦の者は、少陽の病を受け為る也。當に、三、四日に発す可し。其の脈、脇を循り、耳を絡うを以って、故に、胸脇痛んで耳聾す。此の三経、皆、病を受け、未だ、腑に入らざる者は、汗して已ゆ可し。

傷3(15)【解訳】一般に、寒に侵されると、発病すれば発熱するのである。しかし、熱が高くても死ぬようなことはない。だが、もし、表と裏の両方同時に寒に侵されて発病する場合は、必ず死ぬのである。尺中と寸口の脈が両方倶に浮いている場合は、太陽の経脈に病を受けたのである。そうなると当然、発病後、一、二日目には、太陽の病證が現れるはずである。太陽の経絡は、その脈が、上に上がって風府のツボにつながると頭や首が痛くなり、腰や背中が張ってくる。尺中と寸口の脈が両方倶に長い場合は、陽明の経脈に病を受けたということである。そうなると、当然、発病後、二、三日目には、陽明の病證が現れるはずである。陽明の経絡は、鼻を挾んで目に絡っているから、身体は発熱し、目が痛くなって、鼻が乾いて、横になることができないのである。寸口と尺中の脈が、両方倶に弦の脈である場合は、少陽の経に病を受けたのであるから、当然、三、四日目には、少陽の病證が現れるはずである。少陽の経脈は、脇を巡っており、更に耳を絡っている為に、胸や脇が痛んで耳が聞こえなくなるのである。もし、この太陽、陽明、少陽の三経が、全て病を受けても、その位置が腑まで達していない場合には、汗をかかせて治してやりなさい。

傷3(16) 尺寸、倶に沈細なる者は、太陰の病を受けたる也。當に、四五日に発す可し。其の脈、胃中に布き、嗌を絡うを以って、故に、腹満し、嗌乾く。（宜、八味丸。）尺寸、倶に沈なる者は、少陰に病を受くる也。當に、五六日に発す可し。其の脈腎を貫き、肺を絡い、舌本に繋るを以って、故に、口燥き、舌乾きて渇す。尺寸、倶に微に緩かな

る者は、厥陰に病を受くる也り。当に、六七日に発す可し。其の脈、陰器を循り、肝を絡う、故に、以って、煩満して囊縮まる。此の三経、皆病を受くれば已でに腑に入る。下して已ゆ可し。

傷3(16)【解訳】寸口、尺中の脈が、両方倶に沈んで細い場合は、太陰に病を受けたのであるから、当然、発病してから四、五日目には、太陰の病證が現れるはずである。その経脈は、胃の中に広がって、咽を絡っているから、張って、咽が渇くのである。寸口、尺中の脈が、両方倶に微かで緩やかな場合は、厥陰の経に病を受けたのであるから、当然、五、六日目には、厥陰の病證が現れるはずである。厥陰の経脈は、陰器を巡って、肝を巡っているから、胸の辺りが張って苦しくなり、陰嚢が縮まってしまうのである。腎脈を貫いて、脈を絡って、舌本にかかっているから、口が燥き、舌が乾いて水を飲みたがるはずである。この太陰、少陰、厥陰の三経が、全て病を受けて、既に腑に入った場合は、下せば治るのである。経に病がある場合には、発汗をするのである。前条と同様で、腑に病が入れば下せば治るのである。

傷3(17) 若し、両ながら寒に感ぜし者は、一日に、太陽に之を受くれば、即ち、少陰と俱に病み、即ち、頭痛、口乾、煩満して渇す。二日に、陽明に之を受ければ、即ち、太陰と俱に病み、則ち、腹満し、身熱し、食を欲せず、譫語す。三日に、少陽に之を受ければ、即ち、厥陰と俱に病み、則ち、耳聾し、囊縮みて厥す。水漿入らず人を知らざる者は、六日に死す。若し、三陰三陽、五臓六腑に、皆、病を受くれば、則ち、営衛行らず、腑臓通ぜず、則ち、死す。

傷3(17)【解訳】もし、表と裏の両方が同時に寒に侵された場合は、一日目に表の太陽の経と裏の少陰の経が俱に病を受けると、頭痛がして、口が乾き、胸が張って苦しくなり、咽が渇いて水を飲みたがるようになる。二日目に陽明の経と太陰の経が俱に病を受けると、腹が満ちて苦しくなり、身体が熱くなり、食欲がなくなり、譫言を言うようになってしまう。三日目に少陽の経と厥陰の経が俱に病を受けると、耳が聴こえなくなり、陰囊が宿まって、手足の先から冷えて来て、水や酸っぱいものが咽を通らず、人事不省になった場合は、六日目に死ぬのである。もし、三陰三陽、五臓六腑の全てに病を受けると、栄気も衛気も巡らなくなって、内臓が働かず、各々のやりとりがなくなり、死ぬのである。

傷3(18) 其の両つながら寒に感ぜず、更に経に伝えず、異気を加えざる者は、七日に至りて、太陽の病衰え、頭痛少しく癒ゆ也り。八日に陽明の病衰え、身熱少しく歇む也り。九日に少陽の病衰え、耳聾微しく聞こゆ也り。十日には太陰の病衰え、腹減じて故の如く、則ち、飲食を思う。十一日は、少陰の病衰え、渇止み、舌の乾き已え、而して嚏する也り。十二日は、厥陰の病衰え、囊縦み、少腹微に下り、大気皆去り、病人精神爽慧也り。若し、十三日以上を過ぎて間えず、寸尺陥る者は、大いに危ふし。若し、更に異気に感じ、変じて他病となる者は、当に、舊壊の證病に依りて之を治す可し。

傷3(18)【解訳】表と裏の両方とも同時に寒に侵されず、その上、六経に伝わらず巡らず、発病中に他の病に侵されない場合は、七日目になると太陽の病証が弱くなり、頭痛が少し楽になるのである。八日目になると、陽明の病証が弱くなり、発熱は少し下がるのである。九日目になると、少陽の病証が弱くなり、耳が聴こえなかったのが少し聴こえるよ

うになるのである。10日目になると、太陰の病証が弱くなり、腹の張りが平常の通りになって、食欲が出てくるのである。11日目になると、少陰の病証が弱くなり、喉の渇きがなくなり、舌の乾きも止まり、くしゃみをするようになる。12日目になると、厥陰の病証が弱くなり、陰嚢が弛み、下腹部が少し下がり、病邪の勢いがなくなり、気分ははっきりして爽やかになる。しかし、13日目を過ぎても、病状が軽くならず、尺中と寸口の脈が触れてもはっきりと判らない場合は大変危険である。もし、更にその上に新たに病邪に侵され、変化して他の病証が現れた場合は、最初に侵された病の證に従って治療するべきである。

傷3(19) 若し、脈の陰陽、倶に盛んにして、重ねて寒に感ずる者は、変じて温瘧と為る。陽脈、浮滑、陰脈、濡弱なる者は、更に風に遇へば、変じて風温と為る。陽脈、洪数、陰脈、実大の者は、温熱に遇ふて、変じて温毒と為る。温毒は、病、最も重きを為す也り。陽脈、濡弱、陰脈、弦緊の者は、更に温気に遇へば、変じて温疫を為す。以って、此れ、冬に寒に傷られたるが、発して温病を為すとす。脈の変證の方治は説の如し。

傷3(19)【解訳】もし、寸口の脈と尺中の脈が両方倶に強く、その上に寒に侵された場合は、傷寒が変じて、温瘧となるのである。傷寒を病んで、陽脈が浮いてクリクリした滑脈で、陰脈が軟らかく弱い場合は、更に風に侵されると、傷寒が変じて風温となるのである。傷寒を病んで、陽脈が洪数でたっぷりした速い脈で、陰脈が実大でしっかりして大きい脈の場合は、その上に温熱を受ければ、傷寒が変じて温毒となるのである。以上の病気の内で、温毒の病状が最も重いのである。陽の寸口の脈が、軟らかく弱く、陰の尺中の脈が弓の弦のように引き締まっていて余裕のない脈を現している場合は、その上に温い気に侵されると、変化して温疫となるのである。これは、冬の間に寒に侵されていたものが発病して、温病となったのである。脈や病證の変化による薬方での治療法は前に書いた通りである。

傷3(20) 凡そ、人、疾有りて、時に即治せず、隠忍して瘥を冀えば、以って痼疾を成す。小児女子は、益 以って滋甚、時に気和せざれば、便ち、富に、早く言う可し。其の邪、由って及んで腠理に在るを尋ね、時を以って之を治すれば、癒へざる者有ること罕し。愚人、之を忍ぶこと数日にして、乃ち説き、邪気臓に入らば、則ち制す可きこと難し。此れ、家に患あるに慮を備ふるの要と為す。

傷3(20)【解訳】一般に、病気にかかった場合に、直ぐに治療せずに、我慢をして治るのを待っていても痛みが治らず、それが原因で慢性病になってしまうのである。小児や女性は我慢しがちなので、益々、そうなり易く、その時、体調が悪く治らないなら、早く医者に診察してもらうべきである。そして、その病邪に身体のどこを侵されたのかよく調べてもらって、早い時期に適切な治療を受ければ、治らない病は殆どないのである。発病して苦しんで数日経過して、邪気が臓にまで達してしまうと、治しようがないのであると説明してあげなさい。これは自宅に患者が居る場合には、十分に考慮するべき重要な事である。

傷3(21) 凡そ、湯薬を作さんは、晨夜を避く可からず。病を覚ゆれば、須臾に、即ち、宜しく、便治す可し。晏晩を等りにせざれば、則ち、癒へ易し。若し、或は、瘥やすこと遅ければ、病は即ち伝変し、除治せんと欲すと雖も、必ず力を為し難し。服薬を方法の如

くせず、意を縦にし、師に違えば、須からく、之を治せざる可し。

傷3(21)【解訳】一般に、湯薬を作って服用させる場合は、発症したら、昼夜を問わず、すぐに治療をするべきである。忙しいとか夜遅すぎるなどといい加減にしないで、すぐに治療をすれば治り易いのである。もし、病気の回復が遅いなら、病邪が経を伝わって、病状が変化してから治療をしようとしても、薬方の効果が出難いものである。その上に、患者が薬方の飲み方を守らず、医師の忠告を守らず、自分勝手にしていれば、当然、病を治することはできないのである。

傷3(22) 凡そ、傷寒の病は、多く風寒従り之を得。始め、表、風寒に中られ、裏に入るときは、則ち、消ぜず。未だ、温覆して、當に、消散せざる者は有らず。證治在らざるを、擬して之を攻めんと欲すれば、猶ほ、當に、先ず、表を解す可し。乃ち、之を下す可し。若し、表已に解して、內消ぜず、大満するに非ずして、猶ほ、寒熱を生ずるは、則ち、病除かず。若し、表已に解し、內消ぜず、大満大実堅するは燥屎有り。自から之を除下す可し。四、五日と雖も禍を為す能はざる也り。若し、下すに宜しからずして、便ち、之を攻むれば、內虚し、熱入り、協熱して、遂に利し、煩躁、諸変、勝げて数ふ可からず。軽き者は、困すること篤く、重き者は、必ず死す。

傷3(22)【解訳】一般に、傷寒の病とは、多くは風や寒が原因で発病するのである。初めに体表が風や寒に侵されて発病し、それが体内の表の裏に入ってしまうと、病邪は消散し難くなるのであるが、病が表にある内に薬方を服薬して、温かく身体を覆ってやれば、消散しない病邪はないのである。治すべき病證が、表と裏のいずれにあるか判らず、治療しようとする場合は、当然、最初に発汗をして表證を治してやるべきである。その後に下しをかけるべきである。もし、発汗をして表證は既に治っているが、まだ裏證の腹に張りがあっても、それほど強くない場合は、裏に熱はないのであるから、悪寒や発熱が続く場合は、まだ表証が除かれていないのである。もし、表證は既に治っているが、裏證が消散せず、腹満がひどく、堅く張っている場合は、古い大便があるのである。自然に燥屎を下して除いてやるべきである。四、五日経過したといっても、禍になるほどではない。もし、下すべきでない場合に下しをかけると、それによって裏が虚し、その為に邪熱が裏に入って、裏の邪熱と虚熱が一緒になって遂には下痢し、悶え苦しむなど、様々な病変が起きてしまう。その時、軽く苦しむ場合はひどくなり、重症な場合は必ず死ぬのである。

傷3(23) 夫れ、陽盛陰虚は、之を汗すれば、則ち死し、之を下せば、則ち癒ゆ。陽虚陰盛は、之を汗すれば則ち癒え、之を下せば、則ち死す。夫れ、是の如くなれば、則ち、神丹も安にぞ誤りを以って発す可き。甘遂も何ぞ妄りに以って攻む可き。虚盛の治は、相背くこと千里、吉凶の機は、応ずること影響の如し。豈に容易ならんや。況んや、桂枝咽を下りて、陽盛んなれば則ち斃れ、承気胃に入り、陰盛んなれば以って亡ぶや。死生の要は須臾に在り。身の盡るを視るは、日を計ふるに暇あらず。此れ、陰陽虚実の交錯は、其の候、至って微に、発汗吐下の相反するや。其の禍、至って速かなるに、医術淺狹に而て、憒然として病源を知らず。治を為せば及ち誤り、病者を使て殞殁せしめ、自から其の分と謂はしむ。冤鬼をして冥路を塞がしめ、死屍をして曠野に盈たしめ、仁者は、此れを鑑みて、豈に痛まざらん歟。

傷3(23)【解訳】一般に、陽気が強くて陰気が弱っている場合に発汗をさせると死んでしまい、下してやると治るのである。陽気が弱って陰気が強くなっている場合に発汗をさせてやると治り、下してやると死ぬのである。一般に、このように誤る事があるのに、神丹という強い発汗薬を用いて、軽々しく発汗をさせても良いものであろうか。強い下剤の甘遂を、どうしてやたらに使って良いであろうか。虚証が強い場合の治療法は、完治するのも悪化するのも、直ぐに結果が大きく出てしまう。どうして治療法を簡単に決断できるであろうか。まして、よく使用する薬方でも、桂枝湯を服用させた時に、陽気が強ければ倒れてしまうし、承気湯を服用させた時に、陰気が強ければ、それで命を失ってしまうのである。生と死を分ける重要な事は、ほんのわずかな事で決まってしまう。死ぬときは数日である。これは、陰と陽、虚と実が複雑に絡み合って、身体に現れる證候は、極めて微かであり、病證を発見し難く、発汗や吐下の治療を間違えて行ってしまうと、その間違った結果は速かに現れてくる。そして医術が浅い為に、医道の根本をきちんと理解せずに、病気の起きる原因を判らずに、誤った薬を服用させて治療をして病人を死亡させてしまい、それはその人の寿命だと言い逃れをする事になり、誤治で死んだ罪のない人の魂は、冥路を塞がれてしまい、死体は、荒野に満ちてしまうのである。心ある人は、これを見て悲しまないはずはない。

傷3(24) 凡そ、両感の病、倶に作す。治に先後有り。表を発し、裏を攻むること、本、自から同じからず。而るに妄意を執迷する者は、乃ち云う、神丹、甘遂を合して之を飲めば、自づ、其の表を解し、又其の裏を除くと。言は巧みにして、是なるに似たれども、其の理は実と違う。夫れ、智者の挙錯するや、常に審かにして以って慎しみ、愚者の動作するや、必ず、果にして速かなり。安危の変、豈に詭る可けん哉。世上の士は、但だ、彼の翕習の栄を務め、而して、此の傾危の敗を見ること莫きも、惟り明者は、居然として、能く其の本を護り、近く諸を身に取る。夫れ、何ぞ遠ざかること之有らん焉。

傷3(24)【解訳】一般に、表と裏が両方倶に病に侵される場合がある。その治療の方法には順序がある。先ず表を攻めて発汗をさせ、その後に裏を攻めて下すのであり、本来同時にはできない。それなのに、自分勝手な考え方で、神丹と甘遂を合わせて服用をさせれば、発汗をして表を解し、同時に下して裏の邪を除けるとなどという。言葉では、もっともらしく思われるが、その理論は実際とは違っている。賢い人は、常に用心深く病状を調べ、無理な治療を慎むが、愚かな人は、そのようにして薬方を与えてしまい、結果は直ぐに分かるのである。しかしながら、助かるのか、重篤に陥るのか、その違いをどう言い訳をすることができるであろうか。世の中の全ての医療に携わる人々は、但だ、名声を得ることばかりに一生懸命になっているので、治療を失敗して危険な状態にならないようにしなさい。但だ、賢い人は、動揺せずに落ち着いて医道の根本を守っていけば、早くそれを自分の身に付ける事ができるようになる。これこそ、医療の正しい道に近づけるであろう。

傷3(25) 凡そ、汗を発す場合は、湯薬を温服するに、其の方に、日に三服すと言うと雖も、若し、病劇しく、解せざれば、當に、其の間を促す可し。半日中に三服を盡す可し。若し、病と相阻めば、即ち、便ち、覚ゆる所有り。病重き者は、一日一夜、當に、晬時に之を観る可し。如し、一剤を服し、病證、猶ほ在らば、故に、當に、復た本湯を作り、

之を服す可し。汗出づるを肯んぜざる有るに至る。三剤を服すれば、乃ち解す。若し、汗出でざる者は、死病なり。

傷3(25)【解訳】一般に、発汗をするには、湯薬を温かくして服用するが、服用方法に、一日に三服するとあっても、もし、その病状が劇しくて回復しなければ、当然その服用回数を増やしてやりなさい。半日の内に三回分を服用させてやりなさい。もし、湯薬と病證とが合致していない場合は、その間に気づくことがあるであろう。重病の場合は、一昼夜の間は、当然、2時間毎に病状を診てやりなさい。もし、一日分を服用しても、まだ病状が続いているようであれば、当然、更に同じ湯薬を作って服用させなさい。それでも一向に汗が出ない場合には、三日分を三日間続けて服用させれば治るはずである。もし、それでも汗が出ない場合は、死ぬのである。

傷3(26) 凡そ、時気の病を得て、五、六日に至りて、渇き、水を飲まんと欲すも、飲むこと多く能はざれば、與ふるに當らざる也。何となれば、腹中の熱尚ほ少なきを以って、之を消する能はず。便ち、更に人に與ふれば病を作す也。七、八日に至り、大いに渇し、水を飲まんと欲す者も、猶ほ、當に、證に依りて之を與ふ可し。之を與ふること、常に足らざらしめ、意を極めしむる勿き也。能く一斗を飲まんと言へば、五升を與ふ。若し、飲んで腹満し、小便不利し、若しくは喘し、若しくは噦すれば、之を與ふ可からず。忽然として大いに汗出づるは、是れ自から癒ゆと為す也。

傷3(26)【解訳】一般に、その季節の病に侵されて、五、六日目になって、咽が渇いて水を欲しがるが、少ししか飲むことが出来ない場合は、水を飲ませる病ではないのである。というのは、胃の中の熱がまだ少ない為に、飲んだ水を吸収できないのである。それなのに無理に水を飲ませると、それで新たな病気を起こしてしまう為である。七、八日目になって、大変咽が渇いて水を飲みたがる場合は、病證に合わせて水を與えてやりなさい。与え方は、常に少なめに飲ませ、満足する事の無いようにしない。コップ1杯の水を飲みたがっている場合には、その半分を与えてやりなさい。もし、その水を飲んで腹が張り小便の出が悪くなったり、または息がゼイゼイいったり、またはシャックリをするような場合は、それ以上水を与えてはならないのである。この場合に、突然に大量の汗が出る場合は、自然に病気が治っていくのである。

傷3(27) 凡そ、病を得て、反って能く水を飲むは、此れ、癒えんと欲すの病と為す。其の病、曉かならざる者は、但だ、病、水を飲み自から癒ゆと聞き、小しく渇す者にも、乃ち強いて與へて之を飲ませ、因りて其の禍を成す。復た數う可からず。

傷3(27)【解訳】一般に、発病して、水を欲しがらなかったが、逆によく水を飲むようになった場合は、これは病気が治ろうとしているのである。その病気の経過がはっきりしない場合は、但だ、よく水を飲むようになれば、病気は自然に治ると聞いて、少しだけ水を飲みたがる場合にも、無理に水を呑ませると、それが原因で他の病気を起こすことも多いのである。

傷3(28) 凡そ、病を得て、厥脈、動数。湯薬を服し、遅に更まり、脈、浮大、小に減じ、初め躁がしく、後静かなるは、此れ、皆、癒ゆる證也り。

傷3(28)【解訳】一般に、発病して、湯薬を服用させたところ、動いて速い脈であったが遅い脈に変わったり、浮いて大きい脈が小さくなったり、湯薬を飲んで直ぐには落ち着かな

い症状であったが、後に落ち着いて来るなど、三者は全て治る病證なのである。

傷3(29) 凡そ、溫病を治するに、五十九穴を刺す可し。又、身の穴、三百六十有五、其の三十九穴に之に灸すれば害有り、七十九穴に之を刺せば、災を爲す。併せて髓に中る也。

傷3(29)【解釋】一般に、溫病を治す場合は、59穴のいずれかに針を刺すのが良い。また人の身体には、365穴あるが、その中で39穴は灸をすると害があり、また79穴は針を刺すと災がある。いずれも身体の内部の深い部分にまで悪影響を及ぼすのである。

傷3(30) 凡そ、脈の四損は、三日に死す。平人、四息に、病人、脈、一至、名づけて四損と曰う。脈の五損は一日に死す。平人、五息に病人の脈、一至、名づけて五損と曰う。脈の六損は、一時に死す。平人、六息に病人の脈、一至、名づけて六損と曰う。

傷3(30)【解釋】一般に、健康な人なら4回呼吸をする間に、病人の脈が1回しか打って来ない場合を四損というが、脈が四損を現す場合は、三日経たない内に死ぬのである。脈が五損の場合は、一日経たない内に死ぬのである。脈が六損の場合は、2時間経たない内に死ぬのである。

傷3(31) 脈、盛んに、身、寒するは、之を傷寒に得。脈、虚に、身、熱するは、之を傷暑に得。

傷3(31)【解釋】脈が、大変に強くて、身体が悪寒する場合は、寒に侵されているのである。脈が弱っていて、身体が発熱している場合は、暑に侵されているのである。

傷3(32) 脈、陰陽、俱に盛ん、大いに汗出で解せざる者は、死す。

傷3(32)【解釋】寸口と尺中の脈が、両方俱に強い場合は、大量に汗が出れば熱邪が除かれるはずであるのに、大量の汗が出ても、病が治らない場合は、死ぬのである。

傷3(33) 脈、陰陽、俱に虚し、熱止まざる者は、死す。

傷3(33)【解釋】寸口と尺中の脈が、両方俱に弱って、熱が一向に下がらない場合は、死ぬのである。

傷3(34) 脈、至ること、乍ち疎、乍ち数なる者は、死す。

傷3(34)【解釋】脈の打って来方が、突然ゆっくりになったり、また突然速くなったりする場合は、死ぬのである。

傷3(35) 脈、至ること、転索の如き者は、其の日に死す。

傷3(35)【解釋】脈の打って来方が、脈が速すぎて、一本の棒状につながったようで、太い網を転がしたようになる場合は、その日の内に死ぬのである。

傷3(36) 讝語妄語し、身、微しく熱し、脈、浮大、手足溫かき者は、生き、逆冷し、脈、沈細の者は、一日を過ぎずして死す。此れより以前は、是れ、傷寒熱病の證候也り。

傷3(36)【解釋】熱病を起こして、讝言たわごとを言い、身体に少し熱があり、脈は浮いて大きく、手足が温かい場合は、助かり、手足の先から冷えて来て、脈が沈んで細かい場合は、一日経たない内に死ぬのである。ここまでに記載されていることは、傷寒による熱病の證候である。

痙濕暍病脈證第四

痙病とは、身体が熱っぽく、足が冷え、首や項がこわばり、つまって悪寒し、時々頭が熱く、顔

が赤くなり、目の中の血脈が浮き出て、自然に頭や顔の筋肉がゆがんで動き、急に歯をくいしばり、仰向けにそっくり反ってしまう状態。湿病とは、関節が痛む状態。暍病とは、身体が重く痛む状態。

痙4(1) 傷寒の致す所の太陽は、痙濕暍の三種と、宜しく、別に論ずるに応するも、傷寒と相似たるを為すを以って、故に、此れに之を見_{あらは}す。

痙4(1)【解訳】寒に侵されて発病する太陽病は、痙病、湿病、暍病の3種類とは、別々に論ずるのが本当であるが、傷寒と病状や病因などがよく似ているところがあるから、特別にここに示す。

痙4(2) 太陽病、発熱、汗無く、反って悪寒する者は、名づけて剛痙と曰う。（宜、葛根湯。）（宜、大青竜湯。）

痙4(2)【解訳】太陽病を病んで、発熱し、汗が出ないで、逆に悪寒がする場合を、剛痙というのである。

痙4(3) 太陽病、発熱、汗出で、悪寒せざる者は、名づけて柔痙と曰う。

痙4(3)【解訳】太陽病を病んで、発熱し、汗が出て、悪寒がしない場合を、柔痙というのである。

痙4(4) 太陽病、発熱、脈、沈にして細なる者は、名づけて痙と曰う。

痙4(4)【解訳】太陽病を病んで、発熱し、脈は、沈んで細い場合を、痙病というのである。

痙4(5) 太陽病、汗を発すこと、太_{はなは}だ多ければ、因りて痙を致す。

痙4(5)【解訳】太陽病を病んで、発汗が多過ぎると、陽気が少なくなって、身体が弱ってしまい、痙病になるのである。

痙4(6) 太陽病、病みて、身熱足寒、頸項強急、悪寒し、時に頭熱、面赤、目脈赤く、独り頭面揺ぎ、卒に口噤し、背反張する者は、痙病也り。

痙4(6)【解訳】太陽病を病んで、上半身が熱っぽく、足が冷たく、首や項が強ばり詰まり、悪寒がして、時折頭が熱くなり、顔が赤くなり、充血し、自然に頭や顔の筋肉がゆがんで動き、突然歯を食縛って、背中がそっくり反ってしまう場合は、痙病の症状である。

痙4(7) 太陽病、関節疼痛、煩し、脈、沈にして細なる者は、此れ、濕痺と名づく。濕痺の候、其の人、小便利せず、大便反って快よきは、但だ、富に、其の小便を利す可し。

痙4(7)【解訳】太陽病を病んで、関節が疼き痛み、悶え苦しみ、脈が沈んで細い場合は、湿から来た痺れで、湿痺というのである。湿痺の病の様子は、小便の出がよくないのに、逆に大便は気持ちよく出るのである。治療方法は、ただ小便を出してやれば良いのである。

痙4(8) 濕家の病為る、一身盡_{ことごと}く疼み、発熱、身色薫黄に似たるが如し。

痙4(8)【解訳】湿を病んで、その病状は、その経に湿の邪がある為、全身が疼き痛み、身体の色が燻したような黄色を呈しているのである。

痙4(9) 濕家、其の人、但だ、頭汗出で、背強ばり、被覆を得て火に向かはんと欲す。若し、之を下すこと早ければ、則ち噦し、或は、胸満、小便不利、舌上苔の如き者は、丹田に熱有り、胸中に寒有るを以って、渇して水を得んと欲すれども、飲む能はず。則ち、口燥煩する也り。

痙4(9)【解訳】湿を病んで、頭だけに汗が出て、背中が強ばり、寒がって着物を沢山着て、火に当たりたがり、これをもしも早めに下してしまうと、胃の冷えを生じてシャックリを起こし、胸が張って苦しく、小便の出が悪くなり、舌の上に何かくっついているような状態になり、ヘソ下3寸辺りの丹田に熱を生じ、胸中には寒を生じている為に咽が渇いて、水を飲みたいという気持ちがあっても飲み込むことが出来ず、口が燥いて苦しいのである。

痙4(10) 濕家、之を下し、額上に汗出で、微喘し、小便利す者は、死す。若しくは、下痢止まざる者も亦た、死す。

痙4(10)【解訳】湿病を病んで、下した後で、身体が非常に虚している為に、額の所にシットリと油のような汗が出て、力なく少しゼイゼイといって、やたらに小便が出る場合は、死ぬのである。また下痢が止まらなくなってしまった場合も、死ぬのである。陽気が上昇し、陰気が下降してしまい、陰と陽が相離れてしまう状態になると、死ぬのである。

痙4(11) 問うて曰く、風濕相搏てば、一身盡く疼痛す。法、當に、汗出で解す可し。天陰り雨止まざるに値ふ。醫、此れ、汗を発す可しと云ふ。之を汗して、病、癒えざる者は何ぞ也。答へて曰く、其の汗を発し、汗大いに出づる者は、但だ、風気去り、濕気在り。是れ、故に、癒えざる也。若し、風濕を治せんとする者は、其の汗を発し、但だ、微微として汗出ださんと欲すに似たる者は、風濕俱に去る也。

痙4(11)【解訳】風と湿とがぶつかり合うと、全身が疼き痛むようになるのである。原則的には、当然、発汗をしてやれば治るはずである。医者が発汗をしてやれば治るであろうといったので、発汗をさせたが、病が治らないのは、どういうわけでしょうか。それは、汗の発し方が強過ぎると、汗がうんと出て、清邪の風気だけが去って、濁邪の湿気が残ってしまう為に治らないのである。もし風湿を一緒に治そうと思うならば、その汗の発し方を、微かに汗が出たかなと思われる程度に、少しずつ発汗をさせてやれば、風と湿の邪が一緒に取り除かれて治るのである。

痙4(12) 濕家の病、身上疼痛、發熱、面黃、喘し、頭痛、鼻塞、煩し、其の脈、大、自から能く飲食し、腹中和して病無く、病、頭中に寒濕在る故に鼻塞す。薬、鼻中に内るれば則ち癒ゆ。

痙4(12)【解訳】湿病を病んで、上半身が疼き痛んで、発熱し、顔だけが黄色になり、ゼイゼイといい、頭痛し、鼻が詰まって塞がって、悶え苦しみ、脈が大きく、自然に食欲があるような場合には、中焦の状態は調和していて、脾胃の働きには異常がなく、その原因は、頭に寒と湿があるので鼻が詰まるのである。湯薬を服用して、鼻の方に届けば、それで治るのである。

痙4(13) 病者、一身盡く疼み、發熱、日晡所、劇しき者は、此れ、風濕と名づく。此の病は、汗出づるに風に中りて傷られ、或は久しく冷を取りて傷られ、致す所也。

痙4(13)【解訳】全身のあちらこちらが痛み、発熱して、その状態が午後3時から5時頃に激しくなる場合を、風湿と名づけるのである。この病は、汗が出た時に、風に中てられて侵され皮膚が冷え、或は長い間皮膚を冷やした為に、表の陽気が少なくなって、このような症状を起こすのである。

痙4(14) 太陽の中熱の者は、暍、是れ也。其の人、汗出で、悪寒し、身熱而て、渇す也。

痙4(14)【解訳】太陽病を病んで、熱に中てられた場合を暍病というのである。暍病を病むと、汗が出て、悪寒し、身体が熱くなって、咽が渇くのである。
痙4(15) 太陽の中暍の者は、身熱、疼重、脈、微弱なる者は、此れ、亦た、夏月冷水に傷られ、水、皮中に行るを以って、致す所也り。（一物瓜蒂湯、主之。）
痙4(15)【解訳】太陽の経が暑さに中てられた場合は、身体が熱くなって、疼き痛み、だるくて身体が重くなり、脈は微かで弱くなっている。これは暑い夏の間に、冷たい水を飲んだり、身体に水をかぶり涼をとった為に、その水が皮ふの中を巡って起こした病である。
痙4(16) 太陽の中暍の者は、発熱、悪寒、身重くして疼痛す。其の脈、弦細芤遅、小便已れば、灑灑然として毛聳ち、手足逆冷す。小しく労有れば、身即ち熱し、口開き、前版の歯燥く。若し、汗を発すれば、則ち其の悪寒甚しく、温鍼を加ふれば、則ち発熱甚しく、数之を下せば、則ち淋甚し。
痙4(16)【解訳】太陽の経が暑さに中てられた場合は、発熱して悪寒し、身体が重くだるくなって疼き痛み、脈は、弦で細く、血虚の芤で遅いのである。そして小便が出終わると、ゾクゾクとして鳥肌が立って、手足の先から冷えて来る。少しでも身体を疲れさせると、熱が出て、口が開きっ放しになり前歯が乾いてしまう。もし、そのような症状の時に発汗をさせると、悪寒がひどくなり、温針で加熱療法をすると、発熱がひどくなり、何度も下しをかけると、臓腑に熱が寄って、小便が思うように出なくなり、ダラダラとなり痛みも感じるようになるのである。

太陽病脈證併治上第五
　足の太陽膀胱経が外邪に因り影響を受け、狂いが生じ障害を起こした状態。表が風寒の邪に中たり、必ず悪寒し、他に悪風、脈浮、頭痛、身体疼痛が起こる。
　表寒実証では、悪寒、脈浮緊、頭痛、汗無、身体疼痛、
　表寒虚証では、悪風、脈浮緊、頭痛、汗有、
　中風、傷寒や温病、風病などの症状を起こす。

上5(1) 太陽の病為る、脈、浮、頭項強痛而て、悪寒す。
上5(1)【解訳】太陽病とは、太陽の経に邪を受けて病を発すると、脈は浮いて、頭や項が強張り痛み、そして必ず悪寒するのである。
上5(2) 太陽病、発熱、汗出で、悪風、脈、緩なる者を、名づけて中風と為す。（宜、桂枝湯。）
上5(2)【解訳】太陽病を病んで、発熱、発汗し、緩やかな脈を現す場合を、中風というのである。
上5(3) 太陽病、或は已に発熱、或は未だ発熱せず、必ず悪寒、體痛、嘔逆、脈、陰陽俱に緊なる者は、名づけて傷寒と曰う。
上5(3)【解訳】太陽病を病んで、発熱したり、または未だに発熱していない場合もあるが、いずれも必ず悪寒がして身体が疼き痛み、吐きそうになり、寸口と尺中の脈が俱に緊である場合を傷寒というのである。

上5(4) 傷寒、一日は太陽に之を受く。脈、若し、静かなる者は、伝へずと為す。頗る吐せんと欲し、若しくは、躁煩し、脈、数、急なる者は、伝うると為す也り。

上5(4)【解訳】 傷寒を病んで、一日目は太陽の経に邪を受けて発病する。脈は、浮で緊になるところが、もし、脈が落ち着いた場合は、病は次の経へ進行していないのである。もし、やたらに吐きたがり、或は悶え苦しみ、脈の状態が、速くて詰っているような場合は、病は次の経へ進行しているのである。

上5(5) 傷寒、二三日に、陽明、少陽の證見れざる者は、伝えずと為す也り。

上5(5)【解訳】傷寒を病んで、二、三日目に、陽明の病證や少陽の病證が現れない場合は、病は進行していないのである。

上5(6) 太陽病、発熱而て渇し、悪寒せざる者を、温病と為す。

上5(6)【解訳】太陽病を病んで、発熱し、咽が渇き、悪寒がない場合は、温病なのである。

上5(7) 若し、汗を発し巳り、身灼熱する者は、風温と名づく。風温は、病を為せば、脈、陰陽倶に浮、自から汗出で、身重く、多く眠睡し、鼻息し、必ず鼾く、語言出で難し。若し、下を被る者は小便利せず、直視、失溲す。（宜、白虎湯。）若し、火を被る者は、微に黄色を発し、劇しければ、則ち、驚癇の如く、時に瘈瘲す。若し、火にて之を薫ずれば、一逆、尚ほ、日を引き、再逆すれば、命期を促す。

上5(7)【解訳】太陽病を病んで、もし、発汗し終わって、身体が焼かれる程に熱くなる場合を、風温と名づけるのである。風温の病とは、発病すると、寸口の脈と尺中の脈が倶に浮いて、自然に汗が出て、身体が重く、やたらに眠りたがり、鼻で呼吸をして、必ず高いびきをかき、言葉が出難くなるのである。もし、風温の場合に下しをかけると小便が良く出て、目が座って、大便を漏らしてしまうようになる。もし、灸等の加熱療法を加えると、身体が薄い黄色になり、症状が激しい場合は、てんかんのように、時折痙攣を起こすようになる。もし、こたつのようなもので身体を暖めて汗を出させるような治方を行って、一度逆治を起こすと治療が長引くことになり、二度目に逆治を起こすと命を宿めるようなことになる。

上5(8) 病、発熱、悪寒有る者は、陽に発す也り。熱無く、悪寒する者は、陰に発す也り。陽に発す者は、七日に癒ゆ。陰に発す者は、六日に癒ゆ。陽数は七、陰数は六を以っての故也り。

上5(8)【解訳】太陽病を病んで、発熱し、悪寒がする場合は、太陽の部位に邪を受けたのである。発熱はなく、悪寒がある場合は、少陰の部位に邪を受けたのである。陽部に発した病の場合は七日で治る。陰部に発した病は六日で治るのである。それは陽の数は七であり、陰の数は六である為である。

上5(9) 太陽病、頭痛、七日、巳の上に至りて、自から癒ゆ者は、其の経を行り尽せるを以っての故也り。若し、再経を作さんと欲す者は、足の陽明に鍼し、経をして伝えざらしむれば即ち癒ゆ。

上5(9)【解訳】太陽病を病んで、七日目の巳の刻の上の午前10時頃になって、頭痛が自然に治る場合は、経脈を巡り尽したからである。もし再び経を伝えようとしている場合には、足の陽明経に針をして熱気を瀉してやって、伝経させないようにすれば治るのである。

上5(10) 太陽病、解せんと欲す時は、巳従り未の上に至る。

上5(10)【解訳】太陽病を病んで、自然に治ろうとする時刻は、太陽の経が一番旺する午前9時から午後2時の間である。

上5(11) 風家、表、解し、了了たらざる者は、十二日に癒ゆ。

上5(11)【解訳】風に中てられて病を起こし、表證が治っても、経絡に残邪があると悪さをする為に、さっぱりしない場合は、12日目に治るのである。

上5(12) 病人、身、大いに熱し、反って衣を近づくるを得んと欲す者は、熱、皮膚に在るも、寒、骨髄に在る也り。身大いに寒するに、反って衣を近づくるを欲せざる者は、寒、皮膚に在るも、熱、骨髄に在る也り。

上5(12)【解訳】身体が大変熱いのに、逆に衣服を着たがる場合は、皮膚に熱があるが、身体の深い部分に寒がある為である。身体が冷たいのに、逆に衣服を着たがらない場合は、皮膚には寒による冷えが停滞しているが、身体の深い部分に内熱がある為である。越婢加朮湯、または麻杏甘石湯が宜しい。

上5(13) 太陽の中風、陽浮にして陰弱。陽、浮なる者は、熱、自から発し、陰、弱なる者は、汗、自から出づ。嗇嗇として悪寒、淅淅として悪風、翕翕として発熱、鼻鳴り、乾嘔する者は、桂枝湯、之を主る。

上5(13)【解訳】太陽病を病んで、風に中てられると、陽脈の寸口の脈が浮いて、自然に熱を体表に発するのである。陰脈の尺中の脈が弱く、自然に汗が出てくるのである。そしてゾクゾクと悪寒がしたり、ゾウゾウと悪風がしたり、ポッポと発熱して、鼻が詰まって呼吸する毎に音が鳴り、嘔きたくてゲーゲーといっても物は出ない場合には、桂枝湯が主治する。服薬の30〜40分後に粥をすするのが宜しい。

上5(14) 太陽病、頭痛、発熱、汗出で、悪風する者は、桂枝湯、之を主る。

上5(14)【解訳】太陽病を病んで、頭痛、発熱、発汗して、必ず悪風がする場合には、桂枝陽が主治する。

上5(15) 太陽病、項背強り、几几として、反って汗出で、悪風する者は、桂枝加葛根湯、之を主る。

上5(15)【解訳】太陽病を病んで、項から背中の方に強ばりがあって、その様子が丁度水鳥が飛び立つ時のように頭を前の方にかがめ、首が回らなくなり、汗が出て、必ず悪風がする場合には、桂枝加葛根湯が主治する。

上5(16) 太陽病、之を下したる後、其の気、上衝する者は、桂枝湯を興ふ可し。方は前法に用いゆ。若し、上衝せざる者は、之を興ふ可からず。

上5(16)【解訳】太陽病を病んで、病は表にあるのに間違えて下した後に、身体の内部が弱り、気が上の方に衝き上げて、のぼせのひどい場合には、桂枝湯を飲ませなさい。桂枝湯の方は前に書いてある方法を用いなさい。もし、のぼせの症状がない場合には、桂枝湯を興へてはならないのである。

上5(17) 太陽病、三日、已に汗を発し、若しくは吐し、若しくは下し、若しくは温鍼し、仍ほ、解せざる者は、此れ、壊病と為す。桂枝(即、桂枝湯)を興ふるに中らざる也り。其の脈證を観て、何の逆を犯したるかを知り、證に随ひて之を治せ。

上5(17)【解訳】太陽病を病んで、三日目になり、既に発汗をしたり、吐かせたり、下したり、温針を加えたが、一向に病が治らない場合は、これは間違った治療を加えた為に変則的

な病状の壊病になったのである。このような病状には、桂枝湯を興へるのは適当ではない。その脈証をよく見極めて、どのような逆治をして、その為に、病状がどのようになったのかをよく理解して、その病証に合わせて治療しなさい。

上5(18) 桂枝(即、桂枝湯)、本、解肌を為す。若し、其の人、脈、浮緊、発熱、汗出でざる者に、興ふ可からざる也。常に、須らく、此れを識り、誤らしむる勿れ。

上5(18)【解訳】桂枝湯は、元来、表を解する作用がある。もし、脈が浮緊で、発熱があり、表実で汗が出ないような場合には、興へてはならないのである。常にこの事をよく理解して、誤りのないようにしなさい。

上5(19) 若しくは、酒客の病に、桂枝湯を興ふ可からず。湯を得れば、則ち嘔す。酒客は、甘きを喜ばざるを以っての故也。

上5(19)【解訳】また、酒豪、大酒飲みの酒客が、病を起こした場合には、桂枝湯を興へてはならない。桂枝湯を服用すると吐いてしまうのである。胃の働きが強い酒客は、それを強くする甘味を好まない為である。

上5(20) 喘家は、桂枝湯を作り、吐す者は、厚朴杏子を加ふるが佳し。

上5(20)【解訳】桂枝湯の証があり、ゼイゼイという場合には、桂枝湯を作って飲ませ、更に吐く場合には、桂枝湯に厚朴と杏仁を加えて飲ませるのが良い。

上5(21) 凡そ、桂枝湯を服し、吐す者は、其の後、必ず膿血を吐す也。

上5(21)【解訳】一般に、桂枝湯を服用すると吐く場合は、その後で必ず膿や血液の混じった痰を吐くのである。

上5(22) 太陽病、汗を発し、遂に漏れて止まず。其の人、悪風し、小便難く、四肢微急し、以って屈伸し難き者は、桂枝加附子湯、之を主る。

上5(22)【解訳】太陽病を病んで、発汗したところが、ダラダラと漏れるように汗が出て止まらなくなってしまう。その為に悪風が益々ひどくなり、小便の出も悪くなり、手足が少し突っ張り、詰まるようになり、手足が屈伸し難くなってしまった場合には、桂枝加附子湯が主治する。

上5(23) 太陽病、之を下した後、脈、促、胸満する者は、桂枝去芍薬湯、之を主る。若し、微に悪寒する者は、去芍薬、方中に附子を加えたる湯、之を主る。

上5(23)【解訳】太陽病を病んで、間違えて下してしまった為に、脈が促になって、胸中が満ちて詰まって苦しむ場合には、桂枝去芍薬湯が主治する。もし、微かに悪寒がする場合には、桂枝去芍薬湯に附子を加えた、桂枝去芍薬加附子湯が主治する。

上5(24) 太陽病、之を得て八九日、瘧状の如くに、発熱、悪寒し、熱多く寒少し。其の人、嘔せず、清便は自から可ならんと欲し、一日に二三度発し、脈、微緩なる者は、癒えんと欲すと為す也。脈、微にして、悪寒する者は、此れ、陰陽倶に虚す。更に発汗し、更に下し、更に吐す可からざる也。面色反って熱色有る者は、未だ解せんと欲せざる也。其の小しく汗出づるを得能はざるを以って、身必ず痒し。桂枝麻黄各半湯に宜し。(宜、桂枝二越婢一湯。)

上5(24)【解訳】太陽病を病んで、八、九日目に、マラリヤのように高熱が出て、悪寒し、熱症状が多く寒症状が少なく、嘔き気はなく、大便は普通のようであり、発熱悪寒の症状が一日に2、3回発作のように繰り返し、脈が微かで緩やかな場合は、治ろうとしてい

るのである。脈が微かで悪寒がする場合は、陰陽が倶に虚しているのであるから、その上に発汗をさせたり、下したり、吐かせてはならないのである。脈が微緩で、顔色が熱の為に赤い場合は、まだ治ろうとはしていないのである。その理由は、少し汗が出れば治るのであるが、発汗できない為に、必ず身体が痒くなるのである。表の陽気を軽く補って発汗をさせる、桂枝麻黄各半湯が宜しい。

上5(25) 太陽病、初め桂枝湯を服し、反って煩し、解せざる者は、先ず、風池、風府を刺し、却って桂枝湯を興ふれば、則ち癒ゆ。

上5(25)【解訳】 太陽病を病んで、桂枝湯の證があり、最初に桂枝湯を服用させ、治るはずが逆に煩がひどくなり治らない場合は、先ず足の少陽胆経の頭部の充血をとる経穴の風池と、督脈の風の集まるところで、ここから脳に入る経穴の風府に針を刺して風気を抜いてやれば、煩は楽になる。その後、再度、桂枝湯を興へてやれば治るのである。

上5(26) 桂枝湯を服し、大いに汗出で、脈、洪大の者は、桂枝湯を興ふること前法の如くす。若し、形、瘧の如く、日に再発す者は、汗出づれば必ず解す。桂枝二麻黄一湯に宜し。

上5(26)【解訳】桂枝湯を服用して大量に汗が出て、脈が洪大になる場合は、前条のように風池風府に針を刺してから桂枝湯を服用させなさい。もし、最初に桂枝湯を服した後の病状が瘧のようで、1日2回繰り返して発作を起こす場合は、その瘧は汗が出れば必ず治るのである。それには、桂枝二麻黄一湯が宜しい。

上5(27) 桂枝湯を服し、大いに汗出でたる後、大煩渇解せず、脈、洪大なる者、白虎加人参湯、之を主る。白虎加人参湯の方、白虎湯方内に人参(甘微寒)三両を加ふ。余は白虎湯方に依る。

上5(27)【解訳】桂枝湯を服用させ、大量に汗が出て、少し咽が渇くようになれば治るはずであるが、強く咽が渇いて病は治らず、脈が洪大になった場合には、白虎加人参湯が主治する。

上5(28) 太陽病、発熱、悪寒、熱多く寒少きも、脈、微、弱の者は、此れ、陽無き也。更に汗す可からず。桂枝二越婢一湯に宜し。

上5(28)【解訳】太陽病を病んで、発熱し、悪寒がして、熱が高く、寒けは少ないといっても、脈を診ると微かで弱い場合は、表の陽気が少ないのであるから、その上に発汗をさせてはならない。それには、桂枝二越婢一湯が宜しい。

上5(29) 桂枝湯を服し、或は之を下し、仍ほ、頭項強痛し、翕翕として発熱し、汗無く、心下満、微痛、小便不利する者は、桂枝湯より桂枝を去り茯苓白朮を加えたる湯、之を主る。

上5(29)【解訳】桂枝湯を服用させた後、もし下しをかけた場合に、相変わらず頭や項が強ばり痛んで、熱がポッポとして出て、汗は無く、みぞおちの辺りが張って少し痛みがあり、小便が出難い場合には、桂枝去桂加茯苓白朮湯が主治する。

上5(30) 傷寒、脈、浮、自から汗出で、小便数く、心煩、微悪寒、脚攣急するに、反って桂枝湯を興へ、其の表を攻めんと欲すは、此れ、誤也。之を得て便ち厥し、咽中乾き、煩躁、吐逆する者は、甘草乾姜湯を作り、之を興へ、以って、其の陽を復す。若し、厥愈え、足温かなる者は、更に芍薬甘草湯を作り、之を興ふれば、其の脚即ち伸ぶ。若し、胃気和せず、譫語する者は、少しく調胃承気湯を興ふ。若し、重ねて汗を発し、復た、

焼鍼を加へたる者は、四逆湯、之を主る。

上5(30)【解釈】傷寒を病んで、脈が浮き、自然に汗が出て、小便の回数が多く、胸苦しく、少し悪寒し、脚が痙攣して突っ張って来るような場合には、逆に桂枝湯を飲んで発汗をさせるのは治療の誤りである。桂枝湯を飲ませた後で手足の先から冷えて来て、咽が渇いて悶え苦しみ、吐きもどす場合には、甘草乾姜湯を作り、服用させ、陽気の巡りを良くして元に戻してやりなさい。もし、甘草乾姜湯を飲ませて、手足の冷えが治まって足が温かくなった場合には、更に芍薬甘草湯を作り服用させれば、攣急が治って脚が伸びるようになる。もし胃の働きが調和せずに、譫言を言う場合には、1～2回分調胃承気湯を興へてやりなさい。もし何度も発汗し、その上に焼針して発汗をさせて、ぐったりして手足の先から冷えて来た場合には、四逆湯が主治する。

上5(31) 問うて曰く、證、陽旦に象どりたれば、法を按じ、之を治したるに、而して増ます劇しく、厥逆し、咽中乾き、両脛拘急し、譫語す。師の曰く、夜半に手足、富に温まる可し。両脚、富に伸ぶ可しと言う。後に師の言われたるが如くなりぬ。何を以って之を知る也。答へて曰く、寸口の脈、浮にして大、浮は則ち風と為し、大は則ち虚と為す。風は則ち微熱を生じ、虚は則ち両脛攣る。病證、桂枝を象り、因りて附子を加え、其の間に参ぬ。桂を増し、汗を出ださしむれば、附子は経を温むれども、亡陽するが故也り。厥逆、咽中乾き、煩燥し、陽明、内に結ぼれ、譫語煩亂す。更に甘草乾薑湯を飲ましむれば、夜半に陽気還り、両足、富に熱す可し。脛、尚ほ、微しく拘急すれば、重ねて芍薬甘草湯を興ふ爾。乃ち脛伸ぶ。承気湯を以って微しく溏せしむれば、則ち其の譫語止む。故に病の癒ゆる可きを知りぬ。

上5(31)【解釈】病証が桂枝湯の通りであったので、法則に従って治療したところ、治るはずの病が逆に増々激しくなって、手足の先から冷えて来て、咽が乾いて、両足の脛が突っ張り、譫言を言うようになってしまったが、どういうことでしょうか。それは、夜中には当然手足が温かくなるはずである。そうすると当然両脚が伸びるはずである。その後、師の言われる通りになったが、どういうわけでこれが分かるのでしょうか。それは、寸口の脈が浮いて大きい場合に、寸口の脈の浮は、風が原因で起きているし、大は血虚が原因である。風に中たると微熱を生じ、血虚になると両足の脛が痙攣するようになる。病証が桂枝湯に似ている為、桂枝湯に附子を加えて、何回か続けて服用させ、更に桂枝の量を増量して発汗させた。それは陽が少ないのが原因なので、附子で経を温めるのである。病邪が陽明に入り、手足の先から冷えて来て、咽が乾き、苦しくなり、内に結ぼれ、譫言を言って苦しがっておかしくなる。更に甘草乾姜湯を飲ませると、夜中に陽気が戻って来るので、当然、両足が温かくなって来るはずである。尚、脛が少し引き攣っていれば、芍薬甘草湯を追加して服用させなさい。そうすれば脛も伸びて楽になるのである。承気湯で少し軟便になった時点で、その内熱から来る譫言は治まるので、それで病が治ったということが判るのである。

太陽病脈證併治中第六

太陽病中篇の脈状と病証と治方。

中6(1) 太陽病、項背強ばり、几几(しゅしゅ)として汗無く悪風するは、葛根湯、之を主る。

中6(1)【解訳】太陽病を病んで、項や背中が強ばって、その様子が丁度水鳥が飛び立つ時の首の状態のようであり、汗がなく、悪風がする場合は、葛根湯が主治する。

中6(2) 太陽と陽明の合病、必ず自から下痢す。葛根湯、之を主る。

中6(2)【解訳】太陽と陽明を同時に病むと、必ず自然に下痢をするのである。表の塞がりがひどい為に、熱が陽明にまで入り下痢を起こすのである。葛根湯が主治する。

中6(3) 太陽と陽明との合病、下痢せず、但だ、嘔する者、葛根加半夏湯、之を主る。葛根加半夏湯の方、葛根湯の方内に半夏(辛平)半升を加え入れ、餘は葛根湯の法による。

中6(3)【解訳】太陽経と陽明経とを同時に病んで、下痢はなく、ただ嘔く場合は、葛根加半夏湯が主治する。下の方が痞えていて、水の停滞がある為に嘔を生ずるので、葛根と麻黄で表を開いて半夏で水をさばいて嘔を治すのである。

中6(4) 太陽病、桂枝の證、医、反って之を下し、痢、遂に止まず、脈、促なる者は、表、未だ解せざる也。喘而て汗出づる者は、葛根黄連黄芩湯、之を主る。

中6(4)【解訳】太陽病を病んで、桂枝湯の証を現していたのであるが、医者が間違えて下し、下痢が止まらなくなってしまい、脈が促の場合は、表がまだ治っていないのである。このような状態で、喘があり、汗が出る場合は、葛根黄連黄芩湯が主治する。

中6(5) 太陽病、頭痛、発熱、身疼、腰痛、骨節疼痛、悪風、汗無く而て喘す者、麻黄湯、之を主る。（大青竜湯、亦主之。）

中6(5)【解訳】太陽病を病んで、頭痛、発熱し、全身が疼き、腰が痛み、骨の節々が疼き痛み、悪風があり、汗は無く、ゼイゼイする場合には、麻黄湯が主治する。

中6(6) 太陽と陽明との合病、喘して胸満の者は、下す可からず。宜しく、麻黄湯、之を主る可し。（亦宜、大青竜湯。）

中6(6)【解訳】太陽病と陽明病を同時に病んで、ゼイゼイとして胸が張って一杯になる場合は、下してはならないのである。それには、麻黄湯が主治する。

中6(7) 太陽病、十日以去、脈、浮細にして臥を嗜む者は、外已に解す也。設し、胸満脇痛する者は、小柴胡湯を興ふ。脈、但だ、浮の者は、麻黄湯を興ふ。（亦宜、大青竜湯。）

中6(7)【解訳】太陽病を病んで、十日が過ぎ、脈は浮いて細く、横になりたがる場合は、表の邪は既に治っているのである。もし胸満脇痛がある場合は、小柴胡湯を飲ませてやりなさい。脈が浮いているだけで細がない場合には、麻黄湯を飲ませてやりなさい。

中6(8) 太陽の中風、脈、浮緊、発熱、悪寒、身疼痛、汗出でず而て煩躁する者は、大青竜湯、之を主る。若し、脈、微弱、汗出で、悪風する者は、服す可からず。之を服すれば、則ち、厥逆(けつぎゃく)、筋惕肉瞤(きんてきにくじゅん)す。此れ、逆と為す也。

中6(8)【解訳】太陽病で、風に中てられ、脈が表実で浮緊となり、発熱、悪寒し、身体が疼き痛み、汗が出ない為に悶え苦しんでいる場合には、大青竜湯が主治する。もし、脈が微かで弱く、汗が出て表虚で寒気がする場合には、大青竜湯を服用させてはならない。もし、服用させれば、手足の先から冷えて来て、手足の筋肉が宿まって、肉がピクピクと痙攣するようになってしまう。これは逆治である。

中6(9) 傷寒、脈、浮緩、身疼まず、但だ、重く乍ち軽き時有りて、少陰の證無き者は、大青竜、之を発す。

中6(9)【解訳】傷寒を病んで、脈が浮いて緩やかで、身体に痛みはなく、ただ、重くだるく、また急に軽くなる時があり、身体の内部に寒が無い場合は、大青竜湯で発汗をさせ、表の塞がりを治してやりなさい。

中6(10) 傷寒、表解せず、心下に水気有り、乾嘔、発熱而て咳し、或は渇し、或は痢し、或は噎し、或は小便不利し、少腹満し、或は喘する者は、小青竜湯、之を主る。

中6(10)【解訳】傷寒を病んで、まだ表が治らず、みぞおちの辺りに水の動きがあり、ゲゲーいっても物が出ず、発熱し、他に咳が出る場合もあり、咽が渇く場合もあり、下痢する場合もあり、むせる場合もあり、小便が出難い場合もあり、下腹が張る場合もあり、ゼイゼイする場合もある。それには、小青竜湯が主治する。

中6(11) 傷寒、心下に水気有り、咳而て微喘し、発熱し、渇せず。湯を服し巳り、渇する者は、此れ、寒去り解せんと欲す也。小青竜湯、之を主る。

中6(11)【解訳】傷寒を病んで、みぞおちの辺りに水の動きがあり、咳が出て、少しゼイゼイといい、発熱し、咽は乾かない。発汗剤を服用させた後に咽の渇きが出て来た場合は、寒が除かれて治ろうとする前兆である。それには、表の発散を良くして余分な水を散ずる、小青竜湯が主治する。

中6(12) 太陽病、外證、未だ、解せざれば、脈、浮弱の者は、當に、汗を以って解す可し。桂枝湯に宜し。

中6(12)【解訳】太陽病を病んで、発汗をさせても、未だに外證の頭痛、発熱、悪寒が治らず、脈が浮いて弱い場合は、当然軽く発汗をさせて治すべきである。それには、桂枝湯が宜しい。

中6(13) 太陽病、之を下し、微喘する者は、表、未だ、解せざるが故也。桂枝加厚朴杏子湯、之を主る。

中6(13)【解訳】太陽病を病んで、逆に下してしまい、少しゼイゼイというようになってしまった場合は、表がまだ治っていない為である。それには、桂枝加厚朴杏子湯が主治する。

中6(14) 太陽病、外證、未だ、解せざる者は、下すべからざる也。之を下せば逆と為す。外を解せんと欲す者は、宜しく、桂枝湯、之を主る可し。

中6(14)【解訳】太陽病を病んで、発汗をしても外證の頭痛、発熱、悪寒等がまだ治らない場合は、下してはならないのである。表證があるのに下すことは逆治である。外證を治す場合には、桂枝湯が主治する。

中6(15) 太陽病、先ず、汗を発し解せず、而るに復た之を下したるも、脈、浮なる者は、癒えず。浮は外に在りと為す。而るに反って之を下し、故に、癒えざらしむ。今、脈、浮、故に、外に在るを知る。當に、外を解すを須ゆ可し、則ち癒ゆ。宜しく、桂枝湯、之を主る可し。

中6(15)【解訳】太陽病を病んで、先ず発汗をさせたが治らない為に、続いて下したが、脈が浮いている場合は、まだ病邪が表にある為で、発汗すべき所を逆に下したので治らないのである。今、脈が浮いているので、病邪が表に在るということが判るのである。当然、外を解する方法を用いれば、それで治るのである。それに宜しいのは、桂枝湯で、これ

が主治するはずである。

中6(16) 太陽病、脈、浮緊、汗無く、発熱、身疼痛、八九日解せざるは、表證、仍ほ在り。此れ、當に、其の汗を発す可し。薬を服し已り、微しく除き、其の人煩を発し、目瞑劇しき者は、必ず衄す。衄すれば乃ち解す。然る所以の者は、陽気重なるが故也り。麻黄湯、之を主る。（大青竜湯、亦主之。）

中6(16)【解訳】太陽病を病んで、脈が浮いて緊で、汗がなく、発熱し、身体が疼き痛み、八、九日目になっても治らないのは、未だに表証がある為で、当然、発汗をしてやるべきである。発汗剤を服用させると、少し楽になったけれども、また苦しみだして、目が見えなくなる程にひどくなる場合は、必ず鼻血を出すのである。鼻血が出れば治るのである。その理由は、病邪の熱と発散できない熱の陽気が重なった為である。それには、麻黄湯が主治する。

中6(17) 太陽病、脈、浮緊、発熱、身に汗無く、自から衄する者は、癒ゆ。

中6(17)【解訳】太陽病を病んで、脈が浮いて緊で、発熱し、身体に汗はなく、内の熱のこもりが上衝して、自然と鼻血が出る場合は治るのである。

中6(18) 二陽の併病、始め太陽に病を得たる時、其の汗を発せしに、汗先ず出づるも徹せず、因りて転じて陽明に属し、続いて自から微しく汗出で、悪寒せず、若し、太陽の病、證罷まざる者は、下す可からず。之を下せば逆を為す。此くの如きは、小く汗を発す可し。設し、面色縁縁として正赤なる者は、陽気佛鬱として表に在り、當に、之を解すに之を薫ず可し。若しくは、汗を発すも徹せず、言うに足らざれば、陽気佛鬱として越ゆるを得ず。當に、汗すべくして汗せざれば、其の人躁煩し、痛む処を知らず、乍ち腹中に在り、乍ち、四肢に在り、之を按ずるも得べからず。其の人短気、但だ坐するは、汗出でたるも徹せざるを以っての故也り。更に、汗を発すれば則ち癒ゆ。何を以って汗出で徹せざるを知るか。脈、濇なるを以っての故に知る也り。（宜、大青竜湯。）

中6(18)【解訳】太陽と陽明を同時に病んで、初めに太陽の経を病んだ時に、発汗をさせたが、最初は汗が出たが不充分であった。その為に内に熱がこもり、陽明の経に熱が入り込み、続いて自然に少し汗が出て悪寒がしなくなった。もし、太陽の病証が治っていない場合は、下してはならないのである。このような状態の時に下しをかけると、逆治となる。このような場合は、少し発汗をしてやりなさい。もし、顔色がポッポと赤くなる場合は、陽気が表にこもっているので、当然これを治してやりなさい。身体を暖めたり、もしくは発汗をさせても十分に効果が出ない場合は、陽気は皮下にこもって外に出ることが出来ないのである。当然、発汗をさせても汗が出なければ、どこが痛いのかも判らず悶え苦しむのである。腹の中が痛くなったかと思うと、手足が痛んだりして、摩ってみても、治まらない。そして呼吸が速く、苦しいのは、汗が出ても不充分な為、ただ座っているしかできないのである。更に発汗をさせてやれば治るのである。どういうわけで汗の出方が不充分であるということが判るのでしょうか。それは、脈が渋っていれば、皮膚に水と熱、つまり汗がこもっていることが判るのである。

中6(19) 脈、浮数なる者は、法、當に、汗出で、癒ゆ可し。若し、之を下し、身重く、心悸する者は、汗を発す可からず。當に、自から汗出で乃ち解す可し。然る所以の者は、尺中の脈、微。此れ、裏虚す。須らく、表裏実すれば、津液自から和し、便ち、自から

汗出で癒ゆ可し。

中6(19)【解訳】脈が浮いて速い場合は、原則として、当然、汗が出て治るはずである。もし、下して、身体がだるく、胸に動悸がする場合は、発汗をさせてはならない。当然、自然に汗が出れば治るはずである。その理由は、その人の尺中の脈が微かである為である。これは裏が虚していたものが、表と裏が倶に実して身体の体液が自然に調和すれば、当然、暫くして汗が出て治るのである。

中6(20) 脈、浮緊なる者、法に、當に、身疼痛す可し。宜しく、汗を以って之を解す可し。（宜、麻黄湯。）（亦宜、大青竜湯。）假令ば、尺中遅き者は、汗を発す可からず。何を以って之を知る。然るに、栄気足らず血少なきを以っての故也り。（宜、麻黄湯。）

中6(20)【解訳】脈が浮いて緊の場合は、原則として、当然、身体が疼き痛むはずである。それには、発汗をさせて治してやるのが宜しい。例えば、尺中の脈が遅い場合は、発汗をさせてはならない。どういうわけでそれが判るのでしょうか。それは、栄気が不足をして、血が少ない為である。

中6(21) 脈、浮なる者は、病、表に在り。汗を発す可し。麻黄湯に宜し。（用、桂枝湯。）（亦宜、大青竜湯。）

中6(21)【解訳】脈が浮いている場合は、病邪が表にあるので、発汗をしてやるべきである。それには、麻黄湯が宜しい。

中6(22) 脈、浮にして数なる者は、汗を発す可し。麻黄湯に宜し。（亦宜、大青竜湯。）

中6(22)【解訳】脈が浮いて速い場合は、病邪が表にあって、熱を持っている為で、発汗をしてやるべきである。それには、麻黄湯が宜しい。

中6(23) 病、常に自から汗出づる者は、此れ、栄気和すと為す。栄気和す者は、外諧わざるは、衛気、栄気、倶に和諧せざるを以っての故爾。栄は、脈中を行り、衛は脈外を行るを以って、復た、其の汗を発す。栄衛和すれば、則ち癒ゆ。桂枝湯に宜し。

中6(23)【解訳】病むと、いつも自然に汗が出る場合は、中を養う栄気の巡りが、調和したということである。栄気が調和するということは、衛気と栄気とが噛み合わないで外證が整っていなかった為である。栄は脈中を巡り、衛は脈外を巡って、血行を良くして行く為、通常以上に発汗をさせるのである。栄気と衛気とが調和すれば、病は治るのである。それには、桂枝湯が宜しい。

中6(24) 病人、臓に他病無く、時に、発熱し、自から汗出で癒えざる者は、此れ、衛気和せざる也。其の時に先だち、汗を発すれば、則ち癒ゆ。宜しく、桂枝湯、之を主る可し。

中6(24)【解訳】裏の方に病は無いのに、時折、発熱し、自然に汗が出ても表証が治らない場合は、外を守る陽気の衛気が調和していない為である。発熱したら直ぐに発汗をさせてやれば、それで治るのである。それには、桂枝湯で治すのが宜しい。

中6(25) 傷寒、脈、浮緊、汗を発せざるに、因りて衄を致す者は、麻黄湯、之を主る。（大青竜湯、亦主之。）

中6(25)【解訳】傷寒を病んで、脈が浮いて緊で、発汗できない為に、表に熱気がこもって鼻血が出るようになった場合には、麻黄湯が主治する。

中6(26) 傷寒、大便せざること六七日、頭痛、熱有る者は、承気湯を興ふ。其の小便清き者は、裏に在らず、仍ほ、表に在るを知る也。當に、須らく汗を発す可し。若し、頭痛

する者は、必ず衄す。桂枝湯に宜し。

中6(26)【解訳】傷寒を病んで、六、七日間も大便が出ないで、頭痛し、熱が有る場合には、承気湯類を飲ませて裏の熱をとってやりなさい。その時、小便の色に濁りがない場合は、病は裏に入っていないので、まだ表に在るということが判るのである。当然、発汗をさせてやるべきである。もし、発汗後に頭痛がする場合は、必ず鼻血が出るようになる。それには、桂枝湯が宜しい。

中6(27) 傷寒、汗を発し已に解し、半日許りにして復た煩し、脈、浮数なる者は、更に汗を発す可し。宜しく、桂枝湯、之を主る。

中6(27)【解訳】傷寒を病んで、発汗をさせて治ったが、半日後にはまた悶え苦しみ、脈が浮いて速い場合は、更に発汗をさせてやりなさい。それには、桂枝湯が宜しく、主治する。

中6(28) 凡そ、病、若しくは汗を発し、若しくは吐し、若しくは下し、若しくは津液を亡ぼすも、陰陽、自から和す者は、必ず自から癒ゆ。

中6(28)【解訳】一般に、病状が、気と血により発汗をしたり、上焦の裏熱により吐いたり、下焦の裏熱により下したり、もしくは体液のムラを生じていても、陰陽が自然に調和する場合は、必ず自然に治るのである。

中6(29) 大いに之を下したる後、復た汗を発し、小便不利する者は、津液を亡ぼすが故也。之を治する勿れ。小便利するを得て、必ず自から癒ゆ。

中6(29)【解訳】強く下した後に、更に発汗をさせたところ、小便の出が悪くなった場合は、身体の体液にムラを生じた為である。このような場合には、やたらに治そうとしてはならない。小便が自然に出るようになれば、必ず治るのである。

中6(30) 之を下したる後、復た汗を発すれば、必ず、振寒し、脈、微細す。然る所以の者は、内外倶に虚すを以っての故也。

中6(30)【解訳】下した後に、更に発汗をさせると、必ず、ガタガタ震えて寒がり、脈が微かで細くなる。その理由は、身体の内と外が倶に虚してしまった為である。

中6(31) 之を下したる後、復た汗を発すれば、昼日煩躁し、眠るを得ず、夜にして安静。嘔せず、渇せず、表證無く、脈、沈微、身に大熱無き者は、乾姜附子湯、之を主る。

中6(31)【解訳】下した後に、重ねて発汗をさせると、昼間は悶え苦しんで眠ることが出来なくなるが、夜になると苦しさがなくなり楽になる。吐き気や咽の乾きは起きず、悪寒発熱などの表証はなく、脈は沈んで微かであり、身体に高い熱がない場合には、乾姜附子湯が主治する。

中6(32) 発汗後、身疼痛、脈、沈遅の者は、桂枝加芍薬生姜各一両人参三両、新加湯、之を主る。

中6(32)【解訳】虚の人で、発汗をした後に、身体が疼き痛み、脈が沈んで遅くなる場合には、桂枝加芍薬(1両)生姜(1両)人参(3両)、新加湯が主治する。

中6(33) 発汗後、更へて桂枝湯を行う可からず。汗出で喘し、大熱無き者は、麻黄杏仁甘草石膏湯を興へ、之を主る可し。（宜、桂枝二麻黄一湯。）

中6(33)【解訳】発汗をさせた後で、更に桂枝湯類を服用させてはならない。桂枝湯類の証に似ていて、汗が出て、ゼイゼイいって、高い熱はなく、悪寒悪風がない表実の場合には、麻黄杏仁甘草石膏湯を飲ませて、治してやりなさい。表虚のぜんそくには、桂枝加厚朴杏子湯が宜しい。

中6(34) 発汗多きに過ぎ、其の人、手叉し自から心を冒へば、心下悸し、按ずるを得んと欲す者は、桂枝甘草湯、之を主る。

中6(34)【解訳】発汗をさせたところ、汗が出過ぎた為に、陽気が少なくなり胸苦しく、動悸がするので自然に自分で手を組んで胸の上に当て、摩ってもらいたがるような場合には、桂枝甘草湯が主治する。頓服として使用する。

中6(35) 発汗後、其の人、臍下悸す者は、奔豚を作さんと欲す。茯苓桂枝甘草大棗湯、之を主る。

中6(35)【解訳】発汗をさせた後で、臍の辺りから、まるで豚がドドッと突っ走るように咽の方へ衝き上げるような感じがして不安な気になるような場合は、奔豚気病を起こしそうになっているのである。それには、茯苓桂枝甘草大棗湯が主治する。

中6(36) 発汗後、腹脹満する者は、厚朴生姜甘草半夏人参湯、之を主る。

中6(36)【解訳】発汗をした後で、皮膚が虚して腹が張って一杯になって苦しがる場合には、厚朴生姜甘草半夏人参湯が主治する。

中6(37) 傷寒、若しくは吐し、若しくは下したる後、心下逆満し、気上りて胸を衝き、起きては則ち頭眩し、脈、沈緊、汗を発すれば、則ち経を動じ、身振振と揺を為す者は、茯苓桂枝白朮甘草湯、之を主る。

中6(37)【解訳】傷寒を病んで、吐かせたり、または下した後に、みぞおちの辺りが張って来て、陽気が下の方から胸に衝き上げ、その為に起き上がると頭がクラクラとして、めまいがするようになり、脈は沈んで緊張し、弱っているところに発汗をさせると、経が動揺して身体がフラフラと揺れるようになり、表裏が俱に虚してしまう場合には、茯苓桂枝白朮甘草湯が主治する。

中6(38) 汗を発し、病、解せず、反って悪寒する者は、虚すが故也り。芍薬甘草附子湯、之を主る。

中6(38)【解訳】熱があり、発汗をさせても病状が治らず、逆に悪寒がひどくなるような場合は、表が衰弱している為である。それには、芍薬甘草附子湯が主治する。

中6(39) 汗を発し、若しくは之を下し、病仍ほ解せず、煩躁する者は、茯苓四逆湯が之を主る。

中6(39)【解訳】熱があり、発汗をさせても下しても、病状は一向に治らず、はしゃいで悶え苦しむ場合には、茯苓四逆湯が主治する。

中6(40) 汗を発し、後、悪寒する者は、虚すが故也り。悪寒せず、但だ、熱す者は実也り。当に、胃気を和す可し。調胃承気湯を與ふ。

中6(40)【解訳】熱があり、発汗をさせた後に悪寒がする場合は、表が虚している為である。ところが、発汗した後に悪寒はなく、ただ身体を熱がるだけの場合は、胃に熱が入って内実したのである。当然、胃気を調和してやればよい。それには、調胃承気湯を飲ませるのである。

中6(41) 太陽病、汗を発し、後、大いに汗出で、胃中乾き、煩躁、眠るを得ず、水を飲むを得んと欲す者は、少少與へ、之を飲ませ、胃気をして和せしむれば、則ち癒ゆ。若し、脈、浮、小便不利、微熱消渇する者は、五苓散を與へ、之を主る。

中6(41)【解訳】太陽病を病んで、発汗をさせた後に、汗が出過ぎた為に、胃の中が乾き、咽が渇き、熱がり、悶え苦しみ、眠ることができなくなってしまい、水を飲みたがってい

る場合は、少しずつ水を飲ませて胃を潤し、胃気を調和してやれば、それで治るのである。もし、水を飲ませても治らずに、脈が浮いて、小便の出が悪く、微かに熱があって、やたらに咽が渇く場合には、五苓散を飲ませれば、主治する。

中6(42) 汗を発し已り、脈、浮数、煩渇する者は、五苓散、之を主る。

中6(42)【解訳】発汗が終わっても、表の熱が盛んでとれずに、脈が浮いて速く、やたらに咽が渇いて苦しがる場合には、五苓散が主治する。

中6(43) 傷寒、汗出で、渇す者は、五苓散、之を主る。渇せざる者は、茯苓甘草湯、之を主る。

中6(43)【解訳】傷寒を病んで、汗が出て咽が渇く場合には、五苓散が主治する。傷寒を病んで、汗が出て咽が渇かない場合には、茯苓甘草湯が主治する。

中6(44) 中風、発熱、六七日解せず而て、煩し、表裏の證有り、渇して水を飲まんと欲し、水入れば、則ち吐す者は、名づけて水逆と曰う。五苓散、之を主る。

中6(44)【解訳】風に中てられて、発熱し、六、七日目になっても治らずに苦しがり、表証も裏証もあって、咽が渇いてやたらに水を飲みたがり、水を飲むとすぐに吐いてしまう場合を、水逆というのである。それには、五苓散が主治する。

中6(45) 未だ、脈を持たざる時、病人、手叉し、自から心を冒う。師、因りて教えて試みに咳せしめ、咳せざる者は、此れ、必ず両耳聾し、聞こゆる無き也。然る所以の者は、重ねて汗を発すを以って虚す、故に此の如し。

中6(45)【解訳】医師が診察をしようとして、まだ脈診をしない内に、病人が無意識に腕を組んで胸に手を当てている様子を見て、試しに咳をしてごらんと言ったところ、咳をしない場合は、両方の耳が聞こえていないのである。その理由は、度々発汗し、陽が虚してしまった為である。

中6(46) 発汗後、水を飲むこと多ければ必ず喘す。水を以って、之に灌ぐも亦た喘す。

中6(46)【解訳】発汗をさせた後で、陽気が少なくなってしまっている時に、水を多量に飲むと、肺を冷やして、必ず喘が出るようになる。また、熱がっている時に冷たい水を浴びて皮膚を冷やしても、喘が出るのである。

中6(47) 発汗後、水薬、口に入るを得ざるを逆と為す。若し、更に発汗すれば、必ず吐下止まず。

中6(47)【解訳】発汗をさせた後で、水剤も口に入らなくなってしまった場合は、その発汗が逆治であったのである。もし、その逆治に気がつかずに、重ねて発汗をさせると、必ず嘔吐や下痢が止まらなくなってしまう。

中6(48) 発汗吐下したる後、虚煩眠るを得ず。若し、劇しき者は、必ず反覆顛倒し、心中懊憹す。梔子鼓湯、之を主る。(亦宜、梔子甘草鼓湯。)(亦宜、梔子生姜鼓湯。)

中6(48)【解訳】熱があり、発汗をさせたり、吐かせたり、または下したりした後には、胸の中が空っぽのような頼りない気持ちがして眠られなくなる。ひどい場合は、必ずゴロゴロと寝返りをして落ち着かず、咽が塞がる場合や、胸の中や胃の中が痛む場合や、あるいは手足が温くなる場合や、胸中が苦しく腹は空いても食べることができない場合等がある。それには、梔子鼓湯が主治する。

中6(49) 若し、少気の者、梔子甘草鼓湯、之を主る。若し、嘔する者、梔子生姜鼓湯、之を

主る。
中6(49)【解訳】前条のような病状で虚煩があり、もし、呼吸が速くて浅い場合は、梔子甘草鼓湯が主治する。もし、嘔く場合には、梔子生姜鼓湯が主治する。
中6(50) 汗を発し、若しくは之を下し、而して煩熱、胸中塞がる者は、梔子鼓湯、之を主る。
中6(50)【解訳】発汗をさせたり、または下したりして、陽気の不足を生じた為に邪熱が胸中にこもり、煩熱を生じたり、胸中が詰まり塞がったりする場合には、梔子鼓湯が主治する。
中6(51) 傷寒、五六日、大いに之を下したる後、身熱去らず、心中結痛する者は、未だ、解せんと欲せざる也。梔子鼓湯、之を主る。
中6(51)【解訳】傷寒を病んで、五、六日目に、強く下しをかけた後で、身体の熱がとれず、胸中の心臓の辺りが結ばれてこもったように痛くなる場合は、まだ病が治ろうとしていないのである。それには、梔子鼓湯が主治する。
中6(52) 傷寒、下した後、心煩腹満し、臥起安からざる者は、梔子厚朴湯、之を主る。
中6(52)【解訳】傷寒を病んで、下してはならない時期に下してしまった為に、その後、胸苦しくなり、腹が張り、横になっても起きても落ち着かず、じっとしていられず身体の持って行き様がない場合には、梔子厚朴湯が主治する。
中6(53) 傷寒、医、丸薬を以って、大いに之を下し、身熱去らず、微煩する者は、梔子乾姜湯、之を主る。
中6(53)【解訳】傷寒を病んで、医師が間違えて下剤で強く下してしまい、身体の内に熱が入って、とれなくなり、少し苦しがる場合には、梔子乾姜湯が主治する。
中6(54) 凡そ、梔子湯を用ふるに、病人、舊くより微溏する者は、之を服し与う可からず。
中6(54)【解訳】一般に、梔子湯を用いようと考えた際に、以前から胃中が虚冷していたり、裏が弱っていて少し便が軟らかい場合は、いずれも服用させてはならないのである。
中6(55) 太陽病、汗を発し、汗出で解せず、其の人、仍ほ、発熱、心下悸、頭眩、身瞤動じ、振振として地を擗でんと欲す者は、真武湯、之を主る。
中6(55)【解訳】太陽病を病んで、発汗をして、汗が出ても治らず、また発熱し、みぞおちの辺りに動悸を生じ、頭がクラクラして目眩し、身体がピクピクして中心がとれずに揺れ動き、ユラユラして地面を探るように倒れそうになる場合には、真武湯が主治する。
中6(56) 咽喉、乾燥する者は、汗を発す可からず。
中6(56)【解訳】発汗により体表が虚した為に、咽が渇いて苦しくなる場合は、上焦に体液の不足がある為で、発汗をさせてはならない。
中6(57) 淋家、汗を発す可からず。汗を発すれば、必ず便血す。
中6(57)【解訳】小便の出が悪い場合は、膀胱に熱を持っている為で、発汗をさせてはならない。発汗をさせると膀胱に更に熱を持つ為に、小便に血が混じるようになるのである。
中6(58) 瘡家、身疼痛すると雖も、汗を発す可からず。汗を発すれば、則ち痙す。
中6(58)【解訳】キズとか吹き出物が出来ている場合は、身体が痛むといっても発汗をさせてはならない。発汗をさせると、痙病を起こすのである。
中6(59) 衄家、汗を発す可からず。汗出づれば、必ず額上陥り、脈、急緊、直視し、眴する能はず、眠るを得ず。

中6(59)【解訳】鼻血が度々出る場合には、やたらに発汗をさせてはならない。発汗をさせると、必ず陽気が少なくなって額がへこんだようになり、脈は詰ったような感じの緊を現し、目が座って目ばたきをすることができず、眠ることができなくなってしまう。

中6(60) 亡血家、汗を発す可からず。汗を発すれば、則ち、寒慄而て振う。

中6(60)【解訳】貧血を度々起こす場合には、やたらに発汗をさせてはならない。発汗をさせると、寒気がして、ガタガタと震えるようになってしまう。

中6(61) 汗家、重ねて汗を発すれば、必ず、恍惚として、心乱れ、小便已んで、陰疼む。禹餘糧丸を興ふ。闕く。

中6(61)【解訳】汗をよくかく場合には、更に発汗をさせると、必ずぼんやりとして心臓の辺りが落ち着かなくなり、小便が終わると陰部が痛むようになる。それには、禹餘糧丸を飲ませなさい。処方は記載されていない。

中6(62) 病人、寒有り、復た、汗を発すれば、胃中冷ゆ。必ず蚘を吐す。

中6(62)【解訳】寒が内にある場合に、その上に発汗をすれば、胃の中が冷える。必ず吐き気が止まらなくなるのである。

中6(63) 本、汗を発し、而るに、復た、之を下せば、此れ、逆と為す也。若し、先ず、汗を発すれば、治は逆と為さず。本先ず、之を下し、而るに反って之を汗すれば、逆と為す。若し、先ず之を下すは、治は逆と為さず。

中6(63)【解訳】元々発汗している場合に、その上に下しをかけると、これを逆治とするのである。もし、初めに発汗をさせただけでは、逆治にはならないのである。しかし、先に下しをかけて、次に逆に発汗をすると、逆治となるのである。もし、最初に下しをかけただけでは、その治療は逆治にはならないのである。

中6(64) 傷寒、医、之を下し、続いて下痢を得、清穀止まず、身疼痛する者は、急に、富に、裏を救う可し。後、身疼痛、清便、自から調う者は、急に、富に、表を救う可し。裏を救ふは、四逆湯に宜し。（宜、人参湯。）表を救ふは、桂枝湯に宜し。

中6(64)【解訳】傷寒を病んで、医者が下しをかけた為に、裏が虚して下痢が続き、不消化便が止まらなくなり、表証で身体が疼き痛む場合は、当然、直ぐに裏を治してやりなさい。それで、身体の痛みや下痢便が次第に正常の便になれば、次には、当然、直ぐに表證を治してやりなさい。裏證を治すには、四逆湯が宜しい。表證を治すには、桂枝湯が宜しい。

中6(65) 病、発熱、頭痛、脈、反って、沈。若し、瘥えず、身體疼痛するは、富に、其の裏を救う可し。四逆湯に宜し。（宜、人参湯。）

中6(65)【解訳】発熱、頭痛があり、脈が逆に沈んで、もし、症状が治らず、身体が疼き痛む場合は、裏寒がある為で、当然、裏證を治してやりなさい。それには、四逆湯が宜しい。

中6(66) 太陽病、先ず、之を下し、而して瘥えず、因りて復た汗を発し、此れを以って表裏俱に虚すれば、其の人、因りて冒を致す。冒家、汗出づれば自から癒ゆ。然る所以の者は、汗出づるは、表、和するが故也り。裏に得れば、未だ和せず、然る後、復た之を下す。

中6(66)【解訳】太陽病を病んで、最初に下しをかけたが治らない為、次に発汗をしたところ、表と裏が俱に虚した為に冒を起こしてしまった。冒とは、頭に鉄カブトを被ったように

ボーッとする状態で、これがひどくなると、耳鳴りや、耳が聞こえない、または目がかすんだり見えなくなることもある。冒の症状は、汗が出れば、それで自然に治るのである。その理由は、発汗によって表證が調和すれば、冒は治るのである。裏證が未だに調和していない場合は、発汗をさせて表證を調和させてから、次に下してやれば良いのである。

中6(67) 太陽病、未だ解せず、脈、陰陽倶に停するは、必ず、先ず、振慄し、汗出で解す。但だ、陽脈、微なる者は、先ず汗出で解す。但だ、陰脈、微なる者は、之を下而て解す。若し、之を下さんと欲すれば、宜しく、調胃承気湯、之を主る可し。（一伝用、大柴胡湯。）

中6(67)【解訳】太陽病を病んで、未だに治らず、陽脈の寸口の脈と陰脈の尺中の脈が倶に一時的に止まるような場合は、必ず先ずブルブルと震えて汗が出て治るのである。その場合に、ただ、陽脈の寸口の脈だけが微かである場合は、発汗をさせてやると治るのである。ただ、尺中の脈だけが微かな場合は、下して治してやりなさい。それには、調胃承気湯が主治する。

中6(68) 太陽病、発熱、汗出づる者は、此れ、栄弱衛強と為す。故に汗をして出ださしむ。邪風を救わんと欲す者は、桂枝湯に宜し。

中6(68)【解訳】太陽病を病んで、発熱をして汗が出る場合は、栄気が弱くて衛気が強いとするのである。その為、発汗をさせてやるのである。邪風による病状を治す場合には、桂枝湯が宜しい。

中6(69) 傷寒、五六日、中風、往来寒熱、胸脇苦満、黙黙として飲食を欲せず、心煩喜嘔、或は胸中煩して嘔せず、或いは渇し、或いは腹中痛み、或いは脇下痞硬し、或いは心下悸、小便不利、或いは渇せず、身に微に熱有り、或いは咳する者は、小柴胡湯を興へ、之を主る。

中6(69)【解訳】傷寒を病んで、五、六日目に、その上に風に中てられた為に、悪寒と発熱が行ったり来たりして、胸や脇腹が張って苦しく、黙り込んで、飲んだり食べたりもしたがらず、胸苦しくて度々嘔きっぽくなってしまう場合には、小柴胡湯が主治する。また、胸の中が苦しくなる場合もあり、嘔き気がない場合もあり、咽が渇く場合もあり、腹中が痛む場合もあり、横腹が痞えて堅くなる場合もあり、みぞおちの辺りに動悸がし、小便が出難い場合もあり、咽は渇かない場合もあり、身体に少し熱がある場合もあり、咳が出る場合もある。いずれの証にも、小柴胡湯が主治する。

中6(70) 血弱気尽き、腠理開き、邪気因りて入れば、正気と相搏ち、脇下に結ばれ、正邪分争、往来寒熱、休作、時有り。黙黙として飲食を欲せず、臓腑に相連らなれば、其の痛み、必ず下る。邪高く痛み下る。故に、嘔せしむ也り。小柴胡湯、之を主る。

中6(70)【解訳】身体の内を養う血の栄気が少なくなり、外を守る衛気が虚してしまうと、表即ち皮膚の張りがなくなり、腠理が開きっ放しになり、それにより、そこから病邪が身体の内に入ると、邪気と正しい栄衛の気とがぶつかり合って、それが脇の下に結ばれてしまい、身体の内の邪気と正気とがその部位で争い合って、その為に悪寒と発熱とが行ったり来たりするのである。陽不足は悪寒となり、陰不足は発熱となるから、陰陽のバランスがくずれて起こると考えてもよい。そして、その発作には一定の時期があり、気

が沈んでなんとなく嘔き気があり、飲んだり食べたりしたがらなくなるのである。邪気は経に沿って臓腑に入って痛みを生じ、胸から脇下の方に下がってくる。初めは邪は上焦の方にあるが、やがて下がって腹が痛むようになるのである。邪気が腹に入ると正気と争って気が上逆して、嘔が起こるのである。それには、小柴胡湯が主治する。

中6(71) 柴胡湯（即、小柴胡湯）を服し已りて、渇す者は、陽明に属す也。法を以って之を治せ。

中6(71)【解訳】小柴胡湯を飲んだ後に、半表の邪は除かれたが、邪熱が半裏に入って渇を生じた場合は、病邪が陽明に入ったのである。陽明病を治す薬方で治療しなさい。

中6(72) 病を得て六七日、脈、遅浮弱、風寒を悪み、手足温。医、二三、之を下し、食す能はず而て脇下満痛、面目及び身黄、頸項強り、小便難き者は、柴胡湯（即、小柴胡湯）を興ふれば、後に必ず下重す。本、渇し、水を飲み、嘔す者は、柴胡湯（即、小柴胡湯）、興ふるに中らざる也。穀を食す者は、噦す。（宜、小柴胡湯。）

中6(72)【解訳】発病から六、七日目に、脈は遅く浮いて弱く、風も寒気もいやがり、血虚で手足が温かい場合は、まだ病が表に残っているのである。それなのに、医者が二、三度下して、胃が益々虚冷して食べられなくなってしまい、そして、脇腹が張って痛み、顔や目の他に、身体まで黄色くなり、頸や項が強ばり、小便が出難い場合に、柴胡湯を飲ませると、後で必ず腹がしぶり下痢を起こしてしまう。元々咽が渇いて、水を飲んで嘔くような場合には、柴胡湯類を飲ませても効果がないのである。これは胃が虚冷している為、物を食べるとシャックリが出るのである。

中6(73) 傷寒、四五日、身熱、悪風、頸項強り、脇下満、手足温にして渇す者は、小柴胡湯、之を主る。

中6(73)【解訳】傷寒を病んで、四、五日目に、身体が熱く、悪風し、頸や項が強ばり、脇腹が張って苦しく、手足が温かく、咽が渇く場合には、小柴胡湯が主治する。

中6(74) 傷寒、陽脈、濇、陰脈、弦、法、当に、腹中急痛する者には、先ず、小建中湯を興ふ。瘥えざる者は、小柴胡湯を興へ、之を主る。

中6(74)【解訳】傷寒を病んで、陽脈の寸口の脈が渋って陽気の不足で、陰脈の尺中の脈が弦で陰気の寒があれば、原則として腹中が突然に痛む場合には、先ず小建中湯を興へてやりなさい。もし、それでも治らない場合には、小柴胡湯を飲ませれば治るのである。

中6(75) 傷寒、中風、柴胡（即、小柴胡湯）の證有らば、但だ、一證見るれば、便ち、是。必ずしも悉く具らず。（宜、小柴胡湯。）

中6(75)【解訳】傷寒で中風を病んで、たった一つ、柴胡湯の証が確認できればそれで良いのである。半表半裏に熱があって、その他に、證が必ずしも全て備らなくてもよいのである。

中6(76) 凡そ、柴胡湯（即、小柴胡湯）の病證に而て之を下し、若し、柴胡（即、小柴胡湯）の證罷まざる者は、復た、柴胡湯（即、小柴胡湯）を興ふれば、必ず蒸蒸と而て振い、卻って発熱、汗出で解す。（宜、小柴胡湯。）

中6(76)【解訳】一般に、柴胡湯の病証があって、熱による便秘を下剤で下しても、まだ柴胡湯の証が除かれない場合には、もう一度柴胡湯を飲ませれば、必ずムシムシと振い立ってようやく発熱し、それで始めて汗が出て治るのである。

中6(77) 傷寒、二三日、心中悸而て煩す者は、小建中湯、之を主る。

中6(77)【解釈】傷寒を病んで、二、三日目に、みぞおちの辺りに動悸がして、苦しがる場合には、小建中湯が主治する。

中6(78) 太陽病、過経十余日、反って、二三、之を下し、後四五日、柴胡の證、仍ほ在る者は、先ず小柴胡湯を興ふ。嘔止まず、心下急、鬱鬱微煩する者は、未だ、解せずと為す也り。大柴胡湯を興へ、之を下せば、則ち癒ゆ。

中6(78)【解釈】太陽病を病んで、12日を過ぎ、過経13～14日目には発汗をさせるべきであるのに、2、3種の下剤で下しをかけ、その後、四、五日目に、尚、一部柴胡湯の証が残っている場合には、先ず小柴胡湯を飲ませて半表を治してやりなさい。それでも嘔吐が止まらず、みぞおちの辺りが引き締まったり痛んだりする急迫症状があり、身体に熱がこもって熱く、少し苦しがる場合は、未だに治っていないのである。それには、大柴胡湯を飲ませて半裏を下してやれば治るのである。

中6(79) 傷寒、十三日解せず、胸脇満して嘔し、日晡所、潮熱を発し已り、而して微に痢すは、此れ、本、柴胡（即、小柴胡湯）の證あり、之を下すを以って痢を得ず、今、反って痢す者は、医、丸薬を以って之を下すを知る。其の治に非ざる也り。潮熱する者は実也り。先ず、宜しく、小柴胡湯を以って外を解し、後、柴胡加芒硝湯を以って、之を主る可し。

中6(79)【解釈】傷寒を病んで、13日目にも治らず、胸や脇腹が張って嘔き、夕暮れになると身体の内からポッポと熱が出て来て、その熱が下がると、少し下痢をすることから、これは元々柴胡の証であり、下しても下痢しないはずであるが、今は逆に下痢をする場合は、医者が間違えて丸薬の下剤で下したということが判るのである。その治療は間違いなのである。潮熱を発する場合は、内実である。先ず、小柴胡湯を飲ませ、半表にある邪を発汗して治してやるのが宜しい。その後に、潮熱が止まらなければ、半裏の邪を下して治してやるのが良い。それには、柴胡加芒硝湯が主治する。

中6(80) 傷寒、十三日解せず、過経、譫語する者は、熱有るを以って也り。當に、湯を以って之を下す可し。若し、小便利す者は、大便、當に、硬かる可し。而るに、反って下痢し、脈、調和する者は、医、丸薬を以って之を下すを知る。其の治に非ざる也り。若し、自から下痢する者は、脈、當に、微厥す可し。今、反って和す者は、此れ、内実と為す也り。調胃承気湯、之を主る。

中6(80)【解釈】傷寒を病んで、過経の13日目に治らず、譫言を言う場合は、胃に熱が入った為である。当然、湯薬を飲ませて下してやるべきである。もし、小便が普通に出る場合は、大便の方は、当然、硬いはずである。しかし、逆に下痢をして、脈が元に戻っている場合は、医者が丸薬を飲ませて下したということが判るのである。その治療方法は間違いである。もし、自然に下痢をする場合は、必ず脈の打ち方は、当然、微かにムラがあるはずである。今、逆に下しているのにもかかわらず、脈が元に戻って調和している場合は、内に実熱があるのである。それには、調胃承気湯が主治する。

中6(81) 太陽病、解せず、熱、膀胱に結し、其の人、狂の如く、血、自から下る。下る者は癒ゆ。其の外、解せざる者は、尚ほ、未だ、攻む可からず。當に、先ず、外を解す可し。外、解し已り、但だ、少腹急結する者は、乃ち、之を攻む可し。桃核承気湯に宜し。（解

外、宜、桂枝湯。）

中6(81)【解釈】太陽病を病んで、治らず、熱が太陽膀胱経に従って膀胱に入って結ばれた為に、狂ったようになり、自然に血が下るようになる。下血する場合は、太陽経の熱が下血によって外に出るので治るのである。その時に表證が治っていない場合は、下せば治ると考えても、下してはならないのである。治療の順序として、当然先に表證を治してやるべきである。表證がすっかり治った後に、ただ下腹部が引き攣れて痛んだり、痼りがあって痛む場合には、下しをかけてやればよい。それには、桃核承気湯が宜しい。

中6(82) 傷寒、八九日、之を下し、胸満煩驚（はんきょう）、小便不利、譫語（ごとご）し、一身盡（ことごと）く重く、転側（てんそく）す可からざる者は、柴胡加竜骨牡蠣湯、之を主る。

中6(82)【解釈】傷寒を病んで、八、九日目に下剤をかけたところが、胸が張って悶え苦しみ、やたらに驚き易くなり、小便の出が悪くなり、譫言を言うようになり、全身が重く、寝返りさえも出来ないくらいにひどくなった場合には、柴胡加竜骨牡蠣湯が主治する。

中6(83) 傷寒、腹満、譫語し、寸口の脈、浮に而て緊なるは、此れ、肝、脾に乗ずる也。名づけて縦と日う。期門（きもん）を刺せ。

中6(83)【解釈】傷寒を病んで、腹が張り、譫言を言い、寸口の脈が浮いて緊の場合は、肝が実して脾に乗じて剋しているのである。これを縦というのである。その治療は、肝の母穴である鬼門に針を刺して肝の実を瀉してやりなさい。

中6(84) 傷寒、発熱、嗇嗇（しょくしょく）として悪寒し、大いに渇し水を飲まんと欲し、其の腹、必ず満し、自（おのず）から汗出で、小便利し、其の病、解せんと欲すは、此れ、肝、肺に乗ずる也。名づけて横（おう）と日う。期門を刺せ。

中6(84)【解釈】傷寒を病んで、発熱し、ゾクゾクと悪寒し、ひどく咽が渇いて水を飲みたがり、必ず腹が張り、自然に汗が出て、小便が出て治ろうとしている場合は、肝が実して肺に重なったのである。これを横というのである。期門を刺して、肝の実を瀉してやりなさい。

中6(85) 太陽病、二日、反って躁（そう）するに、凡そ、其の背を慰而て、大いに汗出だし、大熱胃に入り、胃中の水竭（か）けば躁煩し、必ず譫語（せんご）を発す。十余日にして振慄（しんりつ）し、自から下痢する者は、此れ、解せんと欲すと為す也。故に、其の汗、腰従り已下に汗するを得ず、小便を欲して得ず、反って嘔し、失溲（しっしゅう）せんと欲し、足下悪風し、大便硬く、小便、當に、数なるべく、而るに反って数ならず、及び多からず。大便已（し）已れば、頭、卓然として痛み、其の人、足心（そくしん）、必ず熱するは、穀気下流（げりゅう）するが故也。

中6(85)【解釈】太陽病を病んで、二日目には躁するはずがないのに、逆に、苦しがる場合は、発汗ができない為と考え、太陽経を暖め、背中に焼瓦を当てて大量に発汗をさせた為に、その火熱が胃に入って、胃の中の水が少なくなって、穀気が正しく巡らなくなり躁煩を生じ、その上に必ず譫言を言うようになってしまう。発病から十日余り経って、火熱の勢いが弱まって陰気が回復して津液を生ずるようになると、ブルブルと身体を振わせて、自然に下痢をするような場合は、治ろうとしているのである。元々、腰より下の方に汗をかくことはなく、小便が自然によく出るはずであるが、それが出そうで出ず、逆に火熱が衝き上げる為に嘔き、尿を失禁しそうになり、足元に寒気がして、胃熱の為に大便が硬くなり、当然小便の回数が増えるはずであるが、逆に減って量も少ない。津液が巡

って来て便通がつき、排便が出終わると、頭がキリキリと痛み、穀気である陽気が下焦に降りてくる為に、必ず足の裏が熱くなるのである。

中6(86) 太陽病、中風、火を以って劫し、汗を発すれば、邪風火熱を被り、血気流溢し、其の常度を失う。兩陽相薰灼すれば、其の身、黃を発す。陽盛んなれば、則ち衂せんと欲し、陰虛すれば、則ち小便難し。陰陽俱に虛竭すれば、身體、則ち枯燥し、但だ、頭汗出で、頸を劑て而るに還り、腹満、微喘、口乾、咽爛、或は大便せざること久しければ、則ち讝語し、甚しき者は、噦するに至り、手足躁擾、捻衣摸牀するも、小便利す者は、其の人治す可し。

中6(86)【解釈】太陽病や中風を病んで、火熱療法で無理に汗をかかせると、邪風がその火熱を受けて、血に熱を持つようになり、血気が流れ溢れ、その巡り方に狂いを生じ、火熱療法の熱と邪熱とが、お互いに蒸じあって、発汗できずに身体が黄色くなってしまう。その場合に陽気の方が盛んであると、熱気が上衝して血を動じ鼻血を出すようになり、陰気の方が衰弱すると下焦を養う力が弱くなり小便の出が悪くなるのである。陰陽の両方の気が少なくなって虚弱してしまうと、身体がカラカラに渇いて、つまり痩せて艶がなくなってしまう。ただ頭だけに汗が出て、首から下の方には汗をかかなくなり、腹が張り、微かにゼイゼイといって、口が渇き、咽が爛れてしまい、ある時には、津液が充分に身体を巡らない為に、枯燥して大便が出ないことがある。このような状態が長く続くと、讝言を言うようになり、ひどい場合は、その上にシャックリまでするようになるのである。そして手足をバタバタとさせ、身の置き場もないように乱れ、無意識に着物の衣のあたりをひっぱり、寝床をまさぐったりするようになるが、津液が巡って来て小便が出るようになれば治るのである。

中6(87) 傷寒、脈、浮、医、火を以って迫り、之を却やかし、亡陽すれば、必ず驚狂し、起臥安からざる者は、桂枝去芍薬加蜀漆牡蠣竜骨救逆湯、之を主る。

中6(87)【解釈】傷寒を病んで、脈が浮いている場合、治そうと思って火熱療法で無理やりに発汗をさせ、発汗し過ぎとなり、陽気が少なくなって驚き狂うようになり、寝ても起きてもいられなくなってしまった場合には、桂枝去芍薬加蜀漆牡蠣竜骨救逆湯(救逆湯)が主治する。

中6(88) 形、傷寒を作し、其の脈、弦緊ならずして弱、弱なる者は、必ず渇し、火を被る者は、必ず讝語す。弱なる者は、発熱し、脈、浮。之を解すに、當に、汗出で癒ゆ可し。（宜、桂枝去芍薬加蜀漆竜骨牡蠣救逆湯。）

中6(88)【解釈】傷寒の病状に似ているが、脈は弦や緊ではなく、脈が極めて弱い場合は、必ず咽が渇く。こもった熱気を発散する為に火熱療法を行った場合は、熱が胃に入り込んで必ず讝言を言うようになるのである。脈が弱い場合は、発熱し、脈が浮いているので、これを治す為には、当然、発汗をさせれば治るはずである。

中6(89) 太陽病、火を以って之を薫じ、汗を得ず。其の人、必ず躁し、經に到るも解せず、必ず清血するは、名づけて火邪と為す。（宜、桂枝去芍薬加蜀漆竜骨牡蠣救逆湯。）

中6(89)【解釈】太陽病を病んで、治らないのは汗が出ない為であると、発汗をさせようと燻法を試みたが汗が出ない。それで、必ず、苦しみ騒ぐようになり、一経の六日目になっても治らず、必ず下血する場合を、火邪というのである。

中6(90) 脈、浮、熱甚だしきに、而るに反って之を灸するは、此れ、実と為す。実は虚を以って治するに、火に因りて動ずれば、必ず、咽燥唾血す。（宜、桂枝去芍薬加蜀漆竜骨牡蛎救逆湯。）

中6(90)【解訳】脈が浮いて、その上ひどい熱がある場合に、逆に灸をする事で患部を実しさせたとするのである。熱実の病は虚させる方法で治すのだが、火熱によって血を動揺させると、必ず咽がはしゃいで血液の混じった唾液を吐くようになる。

中6(91) 微数の脈は、慎んで、灸す可からず。火に因りて邪を為すは、則ち、煩逆を為さしむ。虚を追い実を逐う。血を脈中に散じ、火気微なりと雖も、内に攻むる力有れば、骨焦され、筋傷られ、血復し難き也。（宜、桂枝去芍薬加蜀漆竜骨牡蛎救逆湯。）

中6(91)【解訳】脈が、微で数で、血虚で熱がある場合は、間違えても灸をしてはならないのである。火熱療法した為に発病する場合は、悶え苦しむ症状を起こす。虚を補い、実を瀉する方法を用いる。血液の流れが経脈中に散らかり、正しい働きをしなくなってしまう。例え火の力が弱いとしても、内を攻める力がある為、骨に熱が伝わり、筋肉を痛め、再び正しい血の巡りには戻り難いのである。

中6(92) 脈、浮なれば、宜しく、汗を以って解す可し。火を用いて之を灸すれば、邪、従り出づること無く、火、因りて盛ん、病、腰従り以下必ず重くして痺すを、火逆と名づく也。（宜、桂枝去芍薬加蜀漆竜骨牡蛎救逆湯。）

中6(92)【解訳】脈が浮であれば、当然発汗をさせて治すべきである。もし火熱療法を用いて灸をすると、火熱を受けて体内にこもって体外に出ることができず、その熱によって病邪が益々勢いを増し、病状は腰から下が重く痺れて動かせなくなってしまう。これを火逆というのである。

中6(93) 自から解せんと欲す者は、必ず、富に、先ず、煩し、乃ち、汗有りて解す可し。何を以って之を知る。脈、浮なるが故に、汗出で解するを知る也。（宜、桂枝去芍薬加蜀漆竜骨牡蛎救逆湯。）

中6(93)【解訳】自然に治ろうとする場合は、必ず当然初めに身体が熱苦しくなって、その後に汗が出て治るのである。その理由は、脈が浮いているので、汗が出ると治るということが判るのである。

中6(94) 焼鍼にて、その汗せしめたれば、鍼、処寒を被り、核起りて赤き者は、必ず奔豚を発す。気、少腹従り上りて心を衝く者は、其の核上に灸すること各一壮、桂枝を更に二両を加えたる桂枝加桂湯を興う。

中6(94)【解訳】発汗がない為、焼針をして発汗をさせたところ、焼針を加えた箇所に寒を生じ、痛りができて赤くなった場合は、必ず奔豚を起こすのである。奔豚を起こすと、下腹の方から心臓の辺りまで奔豚気が衝き上げて来るような場合は、その赤くなっている核の上に、各々に一個ずつ灸をすえ、寒を散らし、気の流れを良くし、桂枝湯に桂枝を2g加えた桂枝加桂湯を飲ませなさい。

中6(95) 火逆、之を下し、焼鍼に因りて煩躁する者は、桂枝甘草竜骨牡蠣湯、之を主る。

中6(95)【解訳】火逆と、下しをかけたことと、焼鍼による3つの逆治によって、軽い動悸と身体中がワクワクと震えるような感じがして落ち着かないような煩躁がある場合には、桂枝甘草竜骨牡蠣湯が主治する。

中6(96) 太陽、傷寒の者に、温鍼を加ふれば、必ず驚く也り。（宜、桂枝去芍薬加蜀漆竜骨牡蛎救逆湯。）

中6(96)【解訳】太陽病を病んで傷寒の場合に、間違えて温鍼をすると、必ずやたらに驚くようになる。

中6(97) 太陽病、當に、悪寒、発熱す可し。今、自から汗出で、反って悪寒せず、発熱し、関上の脈、細数なる者は、医、之を吐すは、以って過ち也り。一二日に、之を吐す者は、腹中饑え、口、食す能はず。三四日に、之を吐す者は、糜粥を喜ばず、冷食を食せんと欲す。朝に食したるを暮に吐すは、医、之を吐すを以って致す所也り。此れ、小逆と為す。

中6(97)【解訳】太陽病を病んで、当然、寒気がして発熱をするはずであるが、今、自然に汗が出て、悪寒や発熱する様子もなく、脈を診ると、関上の脈が一番強いはずであるのに、細くて速い場合は、医者が間違えて吐かせた為である。太陽病にかかって一、二日目に吐かせた場合は、腹は空いているけれども、口に熱があって食べることができなくなる。三、四日目に吐かせた場合は、暖かく軟らかいお粥を食べたがらず冷めた物を食べ、朝食べた物を夕方になって吐いてしまう場合は、医者が吐かせたことで熱が中に入った為である。これは軽い逆治なのである。

中6(98) 太陽病、之を吐す。但そ、太陽病は、當に、悪寒す可きに、今、反って悪寒せず、衣を近づくるを欲せざるは、此れ、之を吐すは内煩と為す也り。

中6(98)【解訳】太陽病を病んで、吐かせた場合は、一般に、太陽病であるならば、当然、寒気がするはずであるが、逆に悪寒せず、熱がって着物を着たがらない場合は、吐かせた為に中に熱が入って、内が熱くなって苦しくなったのである。

中6(99) 病人、脈、数。数は熱と為す。當に、消穀引食す可し。而るに、反って吐す者は、此れ、汗を発すを以って、陽気をして微ならしめ、膈気虚し、脈、乃ち、数也り。数は客熱と為し、消穀する能はず。胃中虚冷するを以っての故に、吐す也り。

中6(99)【解訳】脈が速い場合は、通常、熱から来ているのである。当然食欲があって、ドンドン食べるはずであるが、逆に食べられずに吐く場合は、発汗をした為に、身体の陽気すなわち活気または熱気が少なくなり、横隔膜を動かす気が弱くなって、脈が速くなっているのである。その数の脈は、仮の熱であって、穀物を消化する力はないのである。逆に、胃の中は虚弱になって冷えている為に吐くのである。

中6(100) 太陽病、過経十餘日、心下温温、吐せんと欲而て胸中痛み、大便反って溏し、腹微満、鬱鬱として微煩す。此の時に先だち、自から吐下を極む者は、調胃承気湯を與ふ。若し、爾ざる者は、與ふ可からず。但だ、嘔せんと欲し、胸中痛み、微に溏する者は、此れ、柴胡の證に非ず。嘔するを以っての故に、吐下を極めたるを知る也り。

中6(100)【解訳】太陽病を病んで、再経を過ぎ、過経の13、14日目頃になって、みぞおちの辺りがムカムカして吐きたいような気持ちがして胸の中が痛み、逆に大便は軟らかくなり、腹が少し張り、熱が体内にこもっているような感じで少し苦しがっているような重要な期間に、自然に吐いたり下したりした場合には、先ず、調胃承気湯を飲ませるのである。もし、まだ吐下をしていない場合には、調胃承気湯を飲ませてはならないのである。ただ、嘔気があっても嘔かないで、胸の中が痛んで、少し便が軟らかい場合は、柴

胡湯の証ではないのである。嘔くか嘔かないかによって嘔かせるか下すかを判断できるのである。

中6(101) 太陽病、六七日、表證仍ほ在り、脈、微にして沈、反って結胸せず、其の人、狂を発す者は、熱、下焦に在るを以って、少腹、當に、硬満す可し。小便自利する者は、血を下せば、乃ち癒ゆ。然る所以の者は、太陽の経に随ひ、瘀熱、裏に在るを以っての故也り。抵當湯、之を主る。

中6(101)【解訳】太陽病を病んで、六、七日目に、まだ表證があり、脈は微かで沈んでいて、逆に熱は胸に結ばれず、気が狂ったようになる場合は、熱が下焦にある為に、当然、下腹部は堅くなり、一杯に張るはずである。それで小便がよく出る場合は、下血をすれば治るのである。その理由は、太陽の経に沿って、裏に邪の熱の滞りを生じている為である。それには、低當湯が主治する。

中6(102) 太陽病、身黄、脈、沈結、少腹硬く、小便利せざる者は、血無しと為す也り。小便自利し、其の人、狂の如き者は、血の證あるは、諦か也り。低當湯、之を主る。

中6(102)【解訳】太陽病を病んで、身体が黄色になり、脈が沈んで結で、下腹部が堅く、小便の出が悪い場合は、血が原因ではないとするのである。小便の出が良くて、気が狂ったような場合は、血證であることは明らかである。それには、低當湯が主治する。

中6(103) 傷寒、熱有り、少腹満すれば、まさに小便利せざるに応ず。今、反って利す者は、血有りと為す也り。當に、之を下す可し。餘薬す可からず。抵當丸に宜し。晬時にして、當に、血を下す可し。若し、下らざる者は、更に服す。

中6(103)【解訳】傷寒を病んで、体表に熱があり、下腹部が張っていれば、小便の出が悪いはずであるのに、今、逆によく出る場合は、血が原因であるとするのである。当然、下してやるべきである。それには、他の薬方ではなく、抵當丸が宜しい。当然、直ぐに血を下すはずである。もし、下らない場合は、更に飲ませてやりなさい。

中6(104) 太陽病、小便利す者は、水を飲むこと多きを以って、必ず心下悸す。小便少なき者は、必ず裏急を苦しむ也り。

中6(104)【解訳】太陽病を病んで、小便がよく出る場合は、水を飲み過ぎると、必ず、みぞおちの辺りに動悸を生じる。また、小便の出が良くない場合は、必ず、下腹部の膀胱の辺りが詰まって苦しくなるのである。

太陽病脈證併治下第七
　太陽病で発汗すべき時期に、逆に下した事で熱が表より内に入って結胸の病状を起こす。

下7(1) 問うて曰く、病に結胸有り、臟結有り、其の状ち何如と。答へて曰く、之を按ずれば痛み、寸脈、浮、関脈、沈なるを名づけて結胸と曰う也り。何をか臟結と謂う。答へて曰く。結胸の状ちの如く、飲食故の如く、時時下痢し、寸脈、浮、関脈、小細沈緊なるを名づけて臟結と曰う。舌上に白胎滑なる者は、治し難し。（宜、大陥胸湯。）

下7(1)【解訳】結胸という病と臟結という病が有るというが、その病状はどのようなもので

しょうか。それは、みぞおちの辺りを押してみると痛みを感じ、寸口の脈が浮いていて、関上の脈が沈んでいる脈状を現している場合を、結胸というのである。では、臓結とはどのようなものでしょうか。それは、結胸の病状によく似ていて、食欲は病を起こす前と同じであり、時々下痢し、寸口の脈が浮いていて、関上の脈が小さく細く沈んで緊の脈である場合を臓結というのである。舌上に白苔があってヌルヌルしている場合は、治り難いのである。

下7(2) 臓結、陽證無く、往来寒熱せず、其の人、反って静かにして、舌上の胎、滑なる者は、攻む可からざる也り。

下7(2)【解訳】臓結を病んで、陽證がなく表證を現さず、半表半裏の證の往来寒熱も現さない。苦しいはずであるのに逆に苦しがらず、舌上に白苔があってヌルヌルしている場合は、下してはならないのである。

下7(3) 病、陽に発し、而るに反って之を下し、熱、入れば因りて結胸を作す。病、陰に発すに、而るに反って之を下せば、因りて痞と作す也り。結胸を成す所以の者は、之を下すこと太だ早きを以っての故也り。

下7(3)【解訳】陽の部位に病状を現している場合は、発汗すべきであるのに、逆に下しをかけた為に、熱が表より中に入り、結胸を生じるのである。陰の部位に病状を現している場合は、内が虚しているので下すべきではないのに、逆に下しをかけると、痞を生じるのである。結胸となった理由は、下しをかける時期がとても早過ぎたのである。

下7(4) 結胸の者は、項も亦た強ばり、柔痙の状ちの如きは、之を下せば、則ち和す。大陥胸丸に宜し。

下7(4)【解訳】結胸を病んで、更に項も強ばって、柔痙のような病状の場合は、結胸の熱を下して調和させれば治るのである。それには、大陥胸丸が宜しい。

下7(5) 結胸の證、其の脈、浮大の者は、下す可からず。之を下せば、則ち死す。

下7(5)【解訳】結胸の證があって、脈が浮いて大きい場合は、下しをかけてはならない。間違えて下しをかけると、死ぬのである。

下7(6) 結胸の證、悉く具わり、煩燥する者も亦た、死す。

下7(6)【解訳】結胸の證が全て備わっていて、苦しがっている場合も、間違えて下しをかけると、死ぬのである。

下7(7) 太陽病、脈、浮にして動数、浮は則ち風と為し、数は則ち熱と為す。動は則ち痛と為し、数は則ち虚と為す。頭痛、発熱、微に盗汗出で、而るに反って悪寒する者は、表、未だ解せざる也り。医、反って之を下し、動数は変じて遅となり、膈内拒痛、胃中空虚、客気膈を動じ、短気躁煩、心中懊憹、陽気内に陥り、心下因りて硬きは、則ち結胸と為す。大陥胸湯、之を主る。若し、結胸せず、但だ、頭汗出で、餘に汗無く、頸で劑りて還り、小便不利すれば、身必ず黄を発す也り。　(宜、茵蔯蒿湯。)

下7(7)【解訳】太陽病を病んで、脈が浮いて動揺して落ち着かず、速い脈を現す。浮の脈は、風が原因であり、数の脈は、熱が原因である。動の脈は、痛みが原因であり、数の脈は虚熱が原因である。脈が、動揺して速くて浮いて、表に虚熱があって、頭痛、発熱、少し汗がもれ出ているのに、逆に悪寒の症状がある場合は、まだ表が治っていないのである。それなのに、医者が間違えて下しをかけてしまい、裏に虚熱が入った為に、動数の

脈が遅に変わり、その為に外から虚熱が入って来て陽気が内に落ち込んで横隔膜を動揺させ、横隔膜の辺りがくぼむような気持ち悪い痛みを生じ、胃の中が空っぽで虚しくなってしまい、呼吸が速くなって乱れ、胸の中がなんとなくやるせなくて悶え苦しむようになる。これは、みぞおちの辺りが堅くなって、結胸となったのである。それには、大陷胸湯が主治する。もし、医者が間違えて下しても結胸しないで、身体の他の部分に汗はなく、首を境界にして、上の方の頭だけに汗が出て、小便の出が悪い場合には、熱の発散ができなくなって体内に熱がこもってしまっている為に、必ず身体が黄色くなってくるのである。

下7(8) 傷寒、六七日、結胸、熱実、脈、沈に而て緊、心下痛み、之を按ずれば、石硬（せっこう）なる者は、大陷胸湯、之を主る。

下7(8)【解訳】傷寒を病んで、六、七日目に、熱が裏に入って実して結胸を起こし、脈が沈んで緊で、みぞおちの辺りが痛んで、押してみると石のように硬い場合には、大陷胸湯が主治する。

下7(9) 傷寒、十餘日、熱結し、裏に在り、復た往来寒熱する者は、大柴胡湯を興ふ。但だ、結胸し、大熱無き者は、此れ、水結し、胸脇に在りと為す也。但だ、頭（かしら）に微に汗出づる者は、大陷胸湯、之を主る。

下7(9)【解訳】傷寒を病んで、十数日目に、熱が結ばれ、裏に入り、その上、内の熱によって往来寒熱を起こす場合には、大柴胡湯を飲ませなさい。ただ、結胸して身体の表面に高い熱がない場合は、水が結ばれて胸や脇腹に在るので、胸脇が苦しくなるのである。裏に熱が結ばれて、ただ、頭だけに少し汗が出る場合には、大陷胸湯が主治する。

下7(10) 太陽病、重ねて汗を発し、而るに、復た之を下し、大便せざること五六日、舌上燥而て渴し、日晡所、小しく潮熱有り、心下従く少腹に至り、硬満而て痛み、近づく可からざる者は、大陷胸湯、之を主る。

下7(10)【解訳】太陽病を病んで、何度も発汗をしたけれども治らないので、次に下しをかけたところ、五、六日の間、便通がつかなくなり、舌が乾いて苦しく、咽が渇いて、夕方の午後3時から5時頃になると上げ潮のように身体の隅々まで発熱するような潮熱が出て来て、みぞおちの辺りから下腹部にかけて堅く張って、人が近づくだけでいやがる程痛みがひどい場合には、大陷胸湯が主治する。

下7(11) 小結胸の病、正に心下に在りて、之を按ずれば、則ち痛み、脈、浮滑なる者は、小陷胸湯、之を主る。

下7(11)【解訳】結胸で症状が軽い場合は、必ず心下に現れ、みぞおちの辺りを押すと痛み、脈が浮いてクリクリとしている滑の脈の場合には、小陷胸湯が主治する。

下7(12) 太陽病、二三日、臥（し）する能はず、但だ、起きんと欲し、心下必ず結し、脈、微弱なる者は、此れ、本、寒分有る也。反って之を下し、若し、痢止めば、必ず結胸を作す。未だ、止まざる者は、四日、復た、之を下せば、此れ、協熱、痢を作す也。（宜、人参湯。）

下7(12)【解訳】太陽病を病んで、二、三日目に、横になることができず、ただ身体を起こしていると、みぞおちの辺りが必ず結ばれて苦しくなり、脈が微かで弱い場合は、元々裏に寒がある為である。その場合は、下してはならないのであるが、それを逆に下しをか

けてしまい、下痢が止まった後には、中に入り込んだ熱が胸に結ぼれて、必ず結胸を起こすのである。下痢が止まらない場合に、まだ裏熱があると思って、更に翌日の四日目に下しをかけると、内の熱と下した為に裏に入り込んだ熱とが一緒になって、下痢をするようになるのである。

下7(13) 太陽病、之を下し、其の脈、促、結胸せざる者は、此れ、解せんと欲すと為す也。（宜、大陥胸湯。）脈、浮の者は、必ず結胸する也。脈、緊の者は、必ず咽痛す。脈、弦の者は、必ず両脇拘急す。脈、細数なる者は、頭痛未だ止まず。脈、沈緊なる者は、必ず嘔せんと欲す。脈、沈滑なる者は、協熱痢す。（宜、葛根黄連黄芩湯。）脈、浮滑なる者は、必ず下血す。

下7(13)【解訳】太陽病を病んで、下したところ、脈が促になり、時々1回止まるような不整脈を現すようになるが、結胸しない場合は、治ろうとしているのである。下した後で脈が浮になる場合は、必ず結胸を起こすのである。下した後で脈が緊になる場合は、必ず咽が痛むのである。下した後で脈が弦になる場合は、必ず両脇が突っ張り、痛くなるのである。下した後で脈が細くて数になる場合は、頭痛がまだ止まないのである。下した後で脈が沈んで緊になる場合は、必ず嘔きそうになるのである。下した後で脈が沈んでクリクリする滑になる場合は、協熱して下痢をするのである。下した後で脈が浮いてクリクリする滑の脈になる場合は、必ず下血するのである。

下7(14) 病、陽に在り、応に、汗を以って之を解す可きに、反って冷水を以って之に潠き、若しくは、之に灌げば、其の熱却けられ去るを得ず。いよいよ更に煩は益し、肉上粟起す。意ふに水を飲まんと欲し、反って渇せざる者は、文蛤散を服し、若し、瘥えざる者は、五苓散を興ふ。寒実結胸し、熱證無き者は、三物小陥胸湯を興ふ。白散も亦た服す可し。

下7(14)【解訳】陽である表に病邪がある場合は、発汗によって病状を治すべきところを、熱いからといって逆に身体に冷水を吹きかけたり、または水をかぶせると、その熱が不安定になって、表にこもって除かれなくなる。熱が一層ひどくなって苦しがるようになり、その為に全身またはあちらこちらの皮膚に粟粒のようなものが出来る。そして水を飲もうと思っても、逆に咽が渇かない場合には、文蛤散を飲ませなさい。もし、文蛤散を飲んでも治らない場合には、五苓散を飲ませてやりなさい。その場合に、寒実で、胸の中に熱が追い込まれて結するようになり、表に熱症状が無くなった場合には、三物小陥胸湯を飲ませてやりなさい。また白散の証があれば、飲ませると良い。

下7(15) 太陽と少陽の併病、頭項強痛し、或いは眩冒し、時に結胸の如く、心下痞硬する者は、当に、大椎第一間、肺愈、肝愈を刺す可し。慎んで汗を発す可からず。（宜、大陥胸湯。）汗を発すれば、則ち譫語す。脈、弦、五六日、譫語止まざれば、当に、期門を刺す可し。（宜、大陥胸湯。）（宜、柴胡桂枝湯。）

下7(15)【解訳】太陽病と少陽病を同時に病んで、頭や項が強ばって痛み、或いはめまいがして頭が何か被さったようにボーッとなり、時折、結胸の病状のようにみぞおちの辺りが痞えて堅くなる場合は、当然、病は督脈の大椎にあるので、その下の太陽膀胱経の肺の愈と、肝の愈に針を刺して気の詰まりを抜いてやりなさい。間違えても発汗をさせてはならない。発汗をさせると裏に熱が入って、譫言を言うようになってしまう。脈が、半

表半裏の熱の為に弦の脈を現し、五、六日も譫言が止まらない場合は、厥陰肝経の肝の穴である期門に鍼を刺してやりなさい。

下7(16) 婦人、中風、発熱、悪寒、経水適たま来たり。之れを得て七八日、熱除き、脈、遅、身、涼しく、胸脇下満ること結胸の状ちの如く、譫語する者は、此れ、熱、血室に入ると為す也。当に、期門を刺し、其の実に随ひて、之れを瀉す可し。

下7(16)【解訳】婦人が、風に中てられ、発熱、悪寒し、そしてたまたま月経にぶつかってしまった。発病して七、八日目に熱は除かれ、脈が遅になって、身体はなんとなく涼しく、胸下や脇下が張って、結胸の病状のようで譫言を言う場合は、月経によって血が虚してしまった為に、体表の熱が血室つまり肝臓に入ってしまったのである。当然、その実し具合によって肝の穴である期門に鍼を刺して瀉してやりなさい。

下7(17) 婦人、中風、七八日、続いて寒熱を得、発作時に有り。経水適たま断つ者は、此れ、熱、血室に入ると為す。其の血、必ず結す。故に、瘧状の如く発作時有ら使む。小柴胡湯、之を主る。

下7(17)【解訳】 婦人が、風に中てられ、発症から七、八日目に、往来寒熱が続き、時折、発作的に強い症状を起こすようになった。たまたま来るべき月経が来なくなってしまった場合は、風による体表の熱が肝臓に入り込んだ為である。血は必ず熱を持って結ばれるのである。その為にひどい症状が発作的に起こることがあるのである。それには、小柴胡湯が主治する。

下7(18) 婦人、傷寒、発熱、経水適たま来たり。昼日、明了なるも、暮に、則ち譫語し、鬼状を見るが如き者は、此れ、熱血室に入ると為す。胃気及び上の二焦を犯すことなければ、必ず自から癒ゆ。

下7(18)【解訳】婦人が、傷寒を病んで、発熱し、たまたま、その時に月経にぶつかってしまった。昼間は意識がはっきりしているが、夕方頃になると譫言を言うようになり、その様子が死人と話しているように見える場合は、熱が肝臓に入ったとするのである。これは半表半裏の熱が肝臓に入ってしまった為に、熱が体外に出られずに様々な病症を現しているのである。下したり、吐かせたり、発汗をさせ過ぎたりして胃を弱らせるような治療を行わなければ、必ず自然に治るのである。

下7(19) 傷寒、六七日、発熱、微悪寒、肢節煩疼、微嘔、心下支結し、外證、未だ、去らざる者は、柴胡桂枝湯、之を主る。

下7(19)【解訳】傷寒を病んで、六、七日目に発熱し、少し悪寒あり、手足の節々が痛んで苦しく、少し嘔き気があり、みぞおちの辺りが突っ張ったように堅くなり、傷寒の外證が未だに除かれない場合には、柴胡桂枝湯が主治する。

下7(20) 傷寒、五六日、已に汗を発し、而るに、復た之を下し、胸脇満、微結、小便不利、渇而て嘔せず、但だ、頭汗出で、往来寒熱、心煩する者は、此れ、未だ、解せずと為す也。柴胡桂枝乾姜湯、之を主る。

下7(20)【解訳】傷寒を病んで、五、六日目に、発汗をさせたり、逆に下した為に、胸や脇腹が張って苦しく、少し凝っているところがあり、小便の出が悪く、咽が渇いているけれども嘔き気はなく、ただ頭にだけ汗が出て、往来寒熱があって、心煩する場合は、まだ表證が治り切っていないのである。柴胡桂枝乾姜湯が主治する。

下7(21) 傷寒、五六日、頭汗出で、微に悪寒し、手足冷、心下満、口、食すを欲せず、大便硬く、脈、細なる者は、此れ、陽、微に結すると為す。必ず表に有り、復た裏に有る也り。脈、沈も亦た裏に在る也り。汗出づるは陽微と為す。假令、純陰、結すれば、復た外證有るを得ず。悉く入りて裏に在り。此れ、半ば裏に在り、半ば外に在りと為す也り。脈、沈緊と雖も少陰病と為すを得ず。然る所以の者は、陰は汗るを得ざるに、今、頭汗出で、故に、少陰に非ざるを知る也り。小柴胡湯を興ふ可し。設し、了了せざる者は、屎を得て解す。

下7(21)【解釈】傷寒を病んで、五、六日目に頭から汗が出て、少し悪寒がして、手足の先から冷えて来て、みぞおちの辺りが一杯に張って、食べたがらず、大便が硬くて思うように出ず、脈が細い場合は、陽経に病邪が少し結ばれたとするのである。必ず表證も現し、また裏証も現すのである。脈が沈んでいる場合もまた、病が裏にあるのである。頭だけに汗が出るのは、陽気が微かな為である。もし、陰にだけ結ばれているならば、表證がないはずである。病邪がすべて内に入って、裏にあるはずである。今は、病邪が半分は裏にあり、半分は外にあるとするのである。脈が沈んで緊であっても、少陰病と断定することは出来ない。その理由は、陰病というものは、頭汗がないはずであるが、今、頭に汗が出ているから、少陰病ではないということが判るのである。それには、小柴胡湯を飲ませてやるべきである。もし、飲ませてもはっきりしない場合は、表熱がとれても、裏の熱がとり切れていないのであるから、便通がついて、裏の熱がとれると治るのである。

下7(22) 傷寒、五六日、嘔而て発熱する者は、柴胡湯（即、小柴胡湯）の證具わる。而るに他薬を以って之を下し、柴胡（即、小柴胡湯）の證仍ほ在る者は、復た柴胡（即、小柴胡湯）を興ふ。此れ、巳に之を下すと雖も、逆を為さず。必ず、蒸蒸と而て振ひ、却って発熱、汗出て解す。若し、心下満而て、硬痛する者は、此れ、結胸と為す也り。大陷胸湯、之を主る。但だ、満而て痛まざる者は、此れ、痞と為す。柴胡（即、小柴胡湯）、之に興ふるに中らず。半夏瀉心湯に宜し。

下7(22)【解釈】傷寒を病んで、五、六日目に、嘔いて、その後に発熱する場合は、柴胡湯の証が備わっているのである。それなのに柴胡湯以外の薬方で下してしまい、柴胡湯の証が依然としてある場合には、次に柴胡湯を飲ませてやりなさい。一度下してはいるが、逆治にはならないのである。柴胡湯を飲ませると必ず身体がムシムシとして熱くなり、震えが来てようやく発熱をして汗が出て治るのである。もし、他薬で下した後で、心下が一杯になって堅くなり痛みを起こす場合は、結胸とするのである。それには、大陷胸湯が主治する。ただ心下部が張るだけで痛まない場合は、痞とするのである。柴胡湯類を飲ませても効果はないはずである。それには、半夏瀉心湯が宜しい。

下7(23) 太陽と少陽の併病、而るに反って之を下せば、結胸を成す。心下硬、下痢止まず、水漿下らず、其の人心煩す。

下7(23)【解釈】太陽病と少陽病を同時に病んで、下してはならないのに、逆に下してしまうと、結胸の病を起こしてしまい、心下部が堅くなって、下痢が止まらず、水や酸っぱい飲み物が咽を通らず、胸苦しくなるのである。

下7(24) 脈、浮に而て緊、而るに、復た之を下し而て緊、反って裏に入れば、則ち、痞を作す。

之を按じ、自から濡なるは、但だ、気、痞する爾。

下7⑷ 【解訳】脈が浮いて緊で、発汗すべきであるのに下しをかけてしまい、逆に緊すなわち寒が裏の方に入ってしまうと、それで痞の病を生ずるのである。そして患部を押してみて自然に軟らかければ、これは気の痞えがあるだけである。

下7㉕ 太陽の中風、下痢、嘔逆、表解す者は、乃ち、之を攻む可し。其の人、漐漐として汗出で、発作時あり。頭痛、心下痞硬、満し、脇下に引きて痛み、乾嘔、短気、汗出で、悪寒せざる者は、此れ、表解し、裏、未だ、和せざる也。十棗湯、之を主る。

下7㉕ 【解訳】太陽病を病んで、風に中てられ、下痢を起こし、激しく嘔いて、表證がなくなっている場合は、下剤をかけて良いのである。ジトジトと汗をかいて、発作的に頭痛し、心下部が痞えて堅く張り、脇腹の方にまで及んで痛み、ゲエゲエといって嘔き、呼吸が速く息苦しく、汗が出て、悪寒がしない場合は、表は治っているが、裏が和していないのである。それには、十棗湯が主治する。

下7㉖ 太陽病、医、汗を発し、遂に発熱、悪寒す。因りて、復た之を下し、心下痞す。表裏俱に虚し、陰陽の気並びに竭き、陽無ければ、則ち陰は独りなり。復た焼針を加ふれば、因りて胸煩し、面色青黄、膚瞤く者は、治し難し。今、色、微に黄色く、手足温かなる者は、癒え易し。

下7㉖ 【解訳】太陽病を病んで、医者が発汗させたが、病は治らず、とうとう発熱し悪寒が出た。そこで裏に熱があるのではないかと考えて、重ねて下しをかけたところ、心下部が痞えてしまった。このようにして表裏が俱に虚し、陰陽の気の働きが俱にうんと減ってしまい、陽気が少なければ陰気だけ残ってしまう。そこで重ねて焼鍼を刺すと胸苦しくなり、顔色が青黄色になって、皮膚がピクピクと動く場合は、治り難いのである。しかし、今、顔色が少し黄色くて手足が温かい場合は、陽気が戻ってくる兆しであるから、治り易いのである。

下7㉗ 心下痞、之を按ずれば濡。其の脈、関上、浮なる者は、大黄黄連瀉心湯、之を主る。

下7㉗ 【解訳】心下が痞え、これを押すと軟らかく、関上の脈が浮いている場合は、大黄黄連瀉心湯が主治する。

下7㉘ 心下痞、復た悪寒而て、汗出づる者は、附子瀉心湯、之を主る。

下7㉘ 【解訳】心下が痞え、その上に悪寒があり、逆に汗が出る場合には、附子瀉心湯が主治する。

下7㉙ 本、之を下すを以っての故に、心下痞すは、瀉心湯を興ふ。痞解せず、其の人、渇して口燥煩、小便不利する者は、五苓散、之を主る。

下7㉙ 【解訳】元々症状があったところ、下した為に、みぞおちの辺りに痞えを生じる場合は、瀉心湯類を飲ませなさい。痞えが除かれず、咽が渇いて水を飲みたがり、口が渇いて苦しがり、小便の出が悪い場合には、五苓散が主治する。

下7㉚ 傷寒、汗出で、解して後、胃中和せず、心下痞硬、乾噫食臭、脇下に水気有り、腹中雷鳴、下痢する者は、生姜瀉心湯、之を主る。

下7㉚ 【解訳】傷寒を病んで、汗が出て治った後で、胃の気が調和せず、みぞおちの辺りが痞えて堅くなり、ゲップが出て、もたれて食べ物のいやな臭いがして、横腹に水気があり、それが原因で腹の中がゴロゴロとなり、下痢をする場合には、生姜瀉心湯が主治す

る。

下7(31) 傷寒、中風、医、反って之を下し、其の人、下痢、日に数十行、穀、化せず、腹中雷鳴、心下痞硬而て満し、乾嘔、心煩、安きを得ず。医、心下痞するを見て、病盡きずと謂い、復た之を下し、其の痞、益ます甚だし。此れ、結熱に非ず、但だ、胃中虚し、客気上逆するを以っての故に、硬からしむ也。甘草瀉心湯、之を主る。

下7(31)【解訳】傷寒を病んで、風に中てられ、下すべきではないのに、医者が間違えて下してしまった為に、一日に数十回も不消化便を下痢して、腹中がゴロゴロと鳴って、みぞおちの辺りが痞えて堅くなり張ってしまい、ゲエゲエといって嘔いても何も出ず、胸苦しくて落ち着かない状態になった。医者が、心下部の痞えがあり、まだ内熱があって病は治っていないと診て、重ねて下しをかけた為に、心下の痞えが益々ひどくなってしまった。この心下の痞は、熱結ではなく、ただ胃中が虚冷した為に外から入って来た病邪が上焦の方に逆上した為に、心下が痞えて堅くなったのである。それには、甘草瀉心湯が主治する。

下7(32) 傷寒、湯薬を服し、下痢止まず、心下痞硬す。瀉心湯を服し巳り、復た他薬を以って之を下し、痢止まず。医、理中を以って之に与へ、痢、益ます甚だし。理中の者は、中焦を理す。此れ、痢は下焦に在り。赤石脂禹餘粮湯、之を主る。復た痢止まざる者は、當に、其の小便を利すべし。

下7(32)【解訳】傷寒を病んで、湯薬を服したところ下痢は止まらず、その下痢によって心下が痞え、硬くなった。内に熱が入ったと考え、瀉心湯を服用させ下したところ、心下痞は益々ひどくなった。また他の薬方で下したが、相変わらず下痢が止まらないので、裏寒と考えて人参湯を与へたが、下痢が益々ひどくなってしまった。大体人参湯という薬方は、中焦すなわち胃を整える薬方である。今のこの下痢の原因は、下焦に熱がある為で、それには、下焦の熱をとる赤石脂禹餘粮湯が主治する。これを服用して、それでも下痢をする場合は、下焦の熱ではなく、小便の出が悪いのが原因でこのような状態を起こすのであるから、小便を出してやれば良いのである。

下7(33) 傷寒、吐下して後、汗を発し、虚煩、脈、甚だ微。八九日、心下痞硬、脇下痛み、気上りて咽喉を衝き、眩冒、経脈動惕する者は、久しく而て痿となる。（宜、苓桂朮甘湯。）（宜、苓桂味甘湯。）

下7(33)【解訳】傷寒を病んで、吐かせたり下したりした後で、病が治らないので発汗をさせたところ、身体が衰弱して悶え苦しみ、脈が大変微かになってしまった。発病から八、九日目になって、みぞおちの辺りが痞えて硬く、脇腹が痛み、気が上ってきて咽喉を衝き上げ、目がくらんで頭がボーッとして、身体中の筋がピクピクとするようになる場合は、この先こういう状態が長く続くと、腰の力がなくなって、腰が抜けてしまうのである。

下7(34) 傷寒、汗を発するに、若しくは吐し、若しくは下し、解して後、心下痞硬、噫気除かれざる者は、旋覆花代赭石湯、之を主る。

下7(34)【解訳】傷寒を病んで、汗をかかせたところ、吐いたり、下痢したりして、症状が治った後に、みぞおちの辺りが痞えて硬くなり、ゲップが治まらない場合には、旋覆花代赭石湯が主治する。

下7(35) 下して後、更に、桂枝湯を行う可からず。若し、汗出で喘し、大熱なき者は、麻黄杏仁甘草石膏湯を興ふ可し。

下7(35)【解釈】下した後には、間違えても重ねて桂枝湯を服用させてはならない。もし、下した為に、汗が出てゼイゼイいって、既に体表に熱はなく、熱が裏に入った場合には、麻黄杏仁甘草石膏湯を飲ませるべきである。

下7(36) 太陽病、外證、未だ除かれざるに、而るに数しば之を下し、遂に協熱して痢し、痢下止まず、心下痞硬、表裏解せざる者は、桂枝人参湯、之を主る。

下7(36)【解釈】太陽病を病んで、表證がまだ除かれていない内に度々下しをかけた為に、中に入って来た熱と、体内の病的な熱とが一緒になって下痢を起こしてしまい、その下痢が止まらなくなって、心下が痞えて硬くなり、表證も裏證も治らない場合には、桂枝人参湯が主治する。

下7(37) 傷寒、大いに下して後、復た汗を発し、心下痞、悪寒する者は、表、未だ解せざる也。痞を攻む可からず。當に、先ず、表を解す可し。表解して、乃ち痞を攻む可し。表を解すに、桂枝湯に宜し。痞を攻むに、大黄黄連瀉心湯に宜し。

下7(37)【解釈】傷寒を病んで、内熱があると考えて強く下したが、治らないので、その後重ねて発汗をさせた為に、心下に痞えを生じ、悪寒がするような場合は、まだ表證は治っていないのである。その場合に裏證である痞を治そうとしてはならない。まず一番最初に表を治療してやるべきである。表證が治った後に痞を治しなさい。表を治すには、桂枝湯が宜しい。痞を治すには、大黄黄連瀉心湯が宜しい。

下7(38) 傷寒、発熱、汗出で解せず、心中痞硬し、嘔吐而て下痢する者は、大柴胡湯、之を主る。

下7(38)【解釈】傷寒を病んで、発熱し、発汗をさせても治らず、みぞおちの辺りが痞えて硬くなり、吐いた後に下痢する場合は、病は半表半裏にある。それには、半裏を治す、大柴胡湯が主治する。

下7(39) 病、桂枝の證の如く、頭痛まず、項強ばらず、寸脈、微浮、胸中痞硬、気上りて咽喉を衝き、息するを得ざる者は、此れ、胸に寒有りと為す也。當に、之を吐す可し。瓜蒂散に宜し。

下7(39)【解釈】桂枝湯の証のような病状で、頭痛は無く、項も強ばらず、寸口の脈が微かで、浮いて、胸中が痞えて硬く、気が上昇して咽喉にまで衝き上げて来た為に息をすることができない場合は、胸に寒があるとするのである。当然、吐かせるべきである。瓜蒂散が宜しい。

下7(40) 病、脇下に、素、痞有り。連なりて臍傍に在り、痛み少腹に引き、陰、筋に入る者は、此れ、臓結と名づく。死す。

下7(40)【解釈】元来、脇の下に痞えの症状があり、臍の脇の方まで拡がって、痛みは下腹の方から陰部の筋の方にまで及んで来る場合を、臓結というのであり、死ぬのである。

下7(41) 傷寒、病、若くは吐し、若くは下して後、七八日解せず、熱結、裏に在り、表裏俱に熱し、時時悪風し、大いに渇し、舌上乾燥而て煩し、水数升を飲まんと欲す者は、白虎加人参湯、之を主る。

下7(41)【解釈】傷寒を病んで、吐かせたり、下した後に、七、八日目に治らず、裏に熱が結

ぼれ胸が苦しくなり、表も裏も倶に熱がり、時々ゾクゾクと寒気がして、ひどく咽が渇き、舌も渇いて苦しくなり、しきりに水をガブガブ飲みたがるような場合には、白虎加人参湯が主治する。

下7(42) 傷寒、大熱無く、口、燥渇、心煩、背微に悪寒する者は、白虎加人参湯、之を主る。

下7(42)【解釈】傷寒を病んで、体表に熱はなく、口がはしゃいで咽が渇いて、みぞおちの辺りが苦しく、背中の方に少し悪寒がある場合には、白虎加人参湯が主治する。

下7(43) 傷寒、脈、浮、発熱、汗無く、其の表解せざる者は、白虎湯を興ふ可からず。渇して水を飲まんと欲し、表證無き者は、白虎加人参湯、之を主る。

下7(43)【解釈】傷寒を病んで、脈が浮いて、発熱し、汗はなく、表證が治っていない場合は、白虎湯を飲ませてはならない。咽が渇いて水を飲みたがり、表證がない場合には、白虎加人参湯が主治する。

下7(44) 太陽と少陽の併病、心下硬く、頸項強ばりて、眩する者は、當に、大椎、肺愈、肝愈を刺す可し。慎んで、之を下す勿れ。

下7(44)【解釈】太陽病と少陽病を同時に病んで、心下が硬く、頸や項が強ばって、そして目がクラクラする場合は、当然、大椎の肺の愈と肝の愈に鍼を刺して治してやりなさい。間違えても下してはならない。

下7(45) 太陽と少陽の合病、自から下痢する者は、黄芩湯を興ふ。若しくは、嘔す者は、黄芩加半夏生姜湯、之を主る。

下7(45)【解釈】太陽病と少陽病を同時に病んで、自然に下痢をする場合には、黄芩湯を飲ませてやりなさい。もし、嘔く場合には、黄芩加半夏生姜湯が主治する。

下7(46) 傷寒、胸中に熱有り、胃中に邪気有り、腹中痛み、嘔吐せんと欲す者は、黄連湯、之を主る。

下7(46)【解釈】傷寒を病んで、胸中に熱があり、胃の中に邪気があり、腹の中が痛んで、嘔き気がある場合には、黄連湯が主治する。

下7(47) 傷寒、八九日、風湿相搏ち、身体疼煩し、自から転側する能はず、嘔せず、渇せず、脈、浮虚にして濇の者は、桂枝附子湯、之を主る。若し、其の人、大便硬く、小便自利する者は、去桂枝加白朮湯、之を主る。

下7(47)【解釈】傷寒を病んで、八、九日目に、風邪と湿邪がぶつかり合い、その為に身体が疼き痛み苦しがって、自分で寝返りをうつことが出来ない程になってしまい、嘔かず、咽も渇かず、脈は浮いて虚し、渋っている場合には、桂枝附子湯が主治する。もし、大便が硬く、小便が良く出る場合には、桂枝附子去桂枝加白朮湯(白朮附子湯)が主治する。

下7(48) 風湿相搏ち、骨節煩疼、掣痛、屈伸するを得ず、之に近づけば則ち痛み劇しく、汗出で、短気、小便不利、悪風、衣を去るを欲せず、或いは身、微に腫る者は、甘草附子湯、之を主る。

下7(48)【解釈】風邪と湿邪がぶつかり合い、その為に骨の節々が疼き痛み、引っぱられるような痛みがあり苦しがり、屈伸することが出来ず、人が近づいたり、痛いところを摩ろうとするだけで痛みがひどくなり、汗が出て、呼吸は速く、小便の出が悪く、寒気がして、着物を脱ぎたがらず、身体が少し腫れて痛むような場合には、甘草附子湯が主治す

下7(49) 傷寒、脈、浮滑なるは、此れ、表に熱有り、裏に寒有り。白虎湯、之を主る。
下7(49)【解訳】傷寒を病んで、脈が浮いてクリクリとしている滑の脈の場合は、表に熱があり、裏に寒があるのである。それには、白虎湯が主治する。
下7(50) 傷寒、脈、結代、心、動悸するは、炙甘草湯、之を主る。
下7(50)【解訳】傷寒を病んで、結脈とか代脈を打って来て、心臓の動悸が激しくなる場合には、炙甘草湯が主治する。
下7(51) 脈、之を按ずるに、来たること緩にして、時に一止し、復た来る者は、名づけて結と曰う。又脈来たること動に而て中止し、更に来たること、小数、中に還る者有りて、反って動ずる者は、名づけて結陰と曰う也。脈来たること、動に而て中止し、自から還る能はず。因って、而して復た動ずる者は、名づけて代陰と曰う也。此の脈を得る者は、必ず治し難し。
下7(51)【解訳】脈を押してみると、打って来方が緩やかで、時折、一回止まって、復た打って来る場合を結というのである。また脈の打って来方が落ちつかない脈、つまり動じていて時々止まって、再び打って来る時に小さくて速くなって、静かになろうとしたり、逆に荒々しく動ずる脈のことを名づけて結陰というのである。脈の打って来方が動じて荒々しくなって止まり、自然に落ち着くことはなく、また前と同じように動ずる脈を打って来る脈のことを、名づけて代陰というのである。これらの脈を現す場合は、必ず治り難いのである。

陽明病脈證併治第八
　　足の陽明胃経と手の陽明膀胱系に障害を起こした状態。太陽病で発汗できなかった表證の熱が裏の胃腸に入り裏熱実証となる時期。胃実とは胃が病的に熱を持ち過ぎている状態。太陽病から陽明病になった場合は脾臓の働きが結ばれ、胃が正常に機能しない。

陽8(1) 問うて曰く、病に、太陽陽明有り、正陽陽明有り、少陽陽明有りとは何の謂いぞ也。答へて曰く、太陽陽明なる者は、脾約、是れ也り。正陽陽明なる者は、胃家実、是れ也り。少陽陽明なる者は、汗を発し、小便を利し巳り、胃中燥煩、実して、大便難き、是れ也り。
陽8(1)【解訳】太陽陽明、正陽陽明、少陽陽明というものがあるが、どういうものでしようか。それは、陽明病になるには次の3つの原因がある。太陽陽明とは太陽病から陽明病になったもので、脾臓の働きが結ばれて、胃が正常に活動しない場合をいう。正陽陽明とは、直接に陽明病になったもので、胃が病的に実してしまったものをいう。少陽陽明とは少陽病から陽明病になったもので、発汗したり、利尿した為に胃の中の水分が少なくなって燥き、苦しくなり、胃実となり、大便が出難くなってしまった場合をいう。
陽8(2) 陽明の病為る、胃家実也り。
陽8(2)【解訳】陽明病とは、胃に邪熱が入り、実して病的に熱を持ち過ぎているのである。

陽8(3) 問うて曰く、何に縁りて陽明の病ひを得るか。答へて曰く、太陽病、汗を発するに、若しくは下し、若しくは小便を利し、津液を亡ひ、胃中乾燥し、因りて轉じて陽明に属す。衣を更えず、内実し、大便難き者は、此れ、陽明と名づく也。

陽8(3)【解訳】何が原因で陽明病になるのでしょうか。それは、太陽病を病んで、発汗をさせ、または下し、または利尿させた為に体液にムラを生じ、胃の中が乾燥した事が原因で、熱が足の陽明胃経に転げ込んで陽明病になったのである。それで便通がなくなり、胃内が実して大便が出難くなる場合を陽明というのである。

陽8(4) 問うて曰く、陽明病の外證は云何。答へて曰く、身熱し、汗自から出で、悪寒せず、反って悪熱する也。

陽8(4)【解訳】陽明病を病むと、表證はどのような状態になるのでしょうか。それは、身体が熱くなって、自然に汗が出て、悪寒せず、逆に悪熱に苦しむのである。

陽8(5) 問うて曰く、病、一日に之を得、発熱せず而て悪寒する者有り、何ぞ也。答へて曰く、一日に之を得、悪寒すると雖も、将に自から罷み、即ち、自から汗出で悪熱する也。

陽8(5)【解訳】陽明病を病んで、一日目に発熱は無く悪寒がするのは、どういうわけでしょうか。それは、陽明病になって、一日目には悪寒がしたとしても自然に止まり、そして自然に汗が出て、悪熱が出るようになるのである。

陽8(6) 問うて曰く、悪寒、何故、自から罷む。答へて曰く、陽明は土に中りて居す也。万物の帰する所、復た傳うる所無し。始めに悪寒すると雖も、二日に、自から止む。此れ、陽明の病と為す也。

陽8(6)【解訳】悪寒が自然に止まるのはどういうわけでしょうか。それは、陽明病とは、足の陽明胃経で、五行でいうと土に属している。土は地球上の万物が帰する所で、自然の成り行きであり、それ以上に伝える所がない。始めに悪寒がしたとしても、二日目には熱が裏に入ってしまうので自然に悪寒がなくなるのである。これを陽明病であるとするのである。

陽8(7) 本、太陽に初めて病を得たる時、其の汗を発し、汗、先ず出で、徹せず、因りて轉じ、陽明に属す也。

陽8(7)【解訳】太陽病を最初に病んで、発汗をさせたけれども、初めは汗が出たがその後は出方が充分ではなかった為に、その表熱が裏に入って、陽明病になったのである。

陽8(8) 傷寒、発熱、汗無く、嘔して食す能はず、而るに、反って汗出づること濈濈然たる者は、是れ轉じて陽明に属す也。

陽8(8)【解訳】傷寒を病んで、発熱し、汗は無く、嘔いて食べることが出来なくなるのが傷寒の症状であるのに、逆にジトジトと汗が出て熱が下がらない場合は、これは邪熱が裏に転げこんで陽明病になったのである。

陽8(9) 傷寒、三日、陽明、脈、大。

陽8(9)【解訳】傷寒を病んで、三日目に陽明病となり、脈は大になるのである。

陽8(10) 傷寒、脈、浮に而て緩、手足自から温なる者は、是れ、繋りて太陰に在りと為す。太陰の者は、身、當に黄を発す可し。若し、小便自から利する者は、黄を発す能はず。七八日に至り、大便硬き者は、陽明病と為す也。

陽8(10)【解訳】傷寒を病んで、脈が浮いて緩やかで、手足が自然と温かくなってくる場合は、

邪熱が太陰の経に及んでいるとするのである。太陰病の場合は、当然、身体が黄色くなるはずである。もし、小便がよく出る場合は、小便によって熱は外に排泄されるから、身体が黄色になることはないのである。傷寒を病んで、脈が浮で緩になってから七、八日目に大便が硬くなった場合は、裏に熱を持ったのであるから、陽明病とするのである。

陽8(11) 傷寒、轉じて陽明に繋る者は、其の人、濈然として微に汗出づる也。

陽8(11)【解訳】傷寒を病んで、太陽病を病んでから病邪が陽明に移った場合、熱が裏に入って来た為に、シットリと少し汗が出るのである。

陽8(12) 陽明の中風は、口苦咽乾、腹満微喘、発熱悪寒、脈、浮に而て緊。若し、之を下せば、則ち、腹満し、小便難き也。

陽8(12)【解訳】陽明の経が風に中てられた場合は、口が苦く、咽が渇いて、腹が張って、ゼイゼイとして、発熱し、悪寒がして、脈は浮いて緊である。これは、病邪が陽明の経にある為、発汗させるべきであるが、もし、下してしまうと腹満がひどくなって、小便が出難くなるのである。

陽8(13) 陽明病、若し、能く食せば、中風と名づく。食す能はざれば、中寒と名づく。（宜、四逆湯。）

陽8(13)【解訳】陽明病を病んで、もし、食欲がある場合を中風といい、食欲がない場合を中寒というのである。

陽8(14) 陽明病、若し、中寒、食す能はず、小便不利し、手足濈然として汗出づるは、此れ、固瘕を作さんと欲す。必ず、大便初め硬く後溏す。然る所以の者は、胃中冷え、水穀を別たざるを以っての故也。

陽8(14)【解訳】陽明病を病んで、もし寒に中てられ、食べられず、小便の出が悪く、手足からシットリと汗が出ているような場合は、大腸カタルのような症状の固瘕を起こそうとしているのである。このような場合には、大便は必ず初めは硬いけれども、その後は軟らかくドロドロの軟便になるのである。その理由は、胃の中が冷え、働きが低下し、水分と穀物を分離することが出来ない為である。

陽8(15) 陽明病、食せんと欲し、小便反って利せず、大便自調し、其の人、骨節疼み、翕翕として熱ある状の如く、奄然として狂を発し、濈然として汗出で解する者は、此れ、水、穀気に勝らず、汗と倶に併せて、脈、緊なれば、則ち癒ゆ。

陽8(15)【解訳】陽明病を病んで、食欲があり、胃が実しているなら小便が多いはずであるのに、逆に小便が出難く、大便は平常で、身体の関節が疼き痛み、ポッポと熱が出るようで顔が赤く、急に気が狂ったようになり、シットリと汗をかいて治る場合は、身体の内の水気が穀気に及ばないのである。汗が出て、余分な水気がとれ、脈が緊であれば、次第に治るのである。

陽8(16) 陽明病、解せんと欲す時は、申従り戌の上に至る。

陽8(16)【解訳】陽明病を病んで、自然に治ろうとする時刻は、午後3時から午後8時の間である。

陽8(17) 陽明病、食す能はず、其の熱を攻むれば必ず噦す。然る所以の者は、胃中虚冷するが故也。其の人、本虚すを以って、其の熱を攻むれば、必ず噦す。（宜、橘皮湯。）（宜、甘草乾姜湯。）（宜、四逆湯。）

陽8(17)【解訳】陽明病を病んで、寒に中てられ、胃の実熱がなく食べられない場合に、胃の熱を冷ますような治療をすると、胃の中が更に冷えて虚弱になる為、必ずシャックリをするようになる。その理由は、元々身体が虚していて胃が冷えて弱っている為である。

陽8(18) 陽明病、脈、遅、食し難く、用うれば飽き、飽くれば、則ち、微煩、頭眩し、必ず、小便難し。此れ、穀疸を作さんと欲す。之を下すと雖も、腹満ること故の如し。然る所以の者は、脈、遅なるが故り。(宜、甘草乾姜湯。)

陽8(18)【解訳】陽明病を病んで、脈が遅で、食べられず、無理に食べさせると、腹が張って食べたがらなくなり、少し苦しくなって、頭がクラクラして目がまわり、必ず小便が出難くなってしまう。これは穀気が原因で黄疸を起こそうとしているのである。穀疸の場合の治療は、普通は下すのであるが、下しても腹が張っているのは下す前と同じである場合、その理由は、脈が遅で、裏に寒がある為である。

陽8(19) 陽明病、法、汗多し。反って汗無く、其の身、蟲の皮中を行くが如き状の者は、此れ、久しく虚するを以っての故り。

陽8(19)【解訳】陽明病を病んで、原則としては汗が多いのだが、逆に汗が少なく、皮膚の中に虫が走るようにムズムズと痒がる場合は、これは、長い間、身体が弱っている為である。

陽8(20) 陽明病、反って汗無く而て、小便利し、二三日、嘔し、欬し、手足厥す者は、必ず、頭痛を苦しむ。(宜、莫茱萸湯。)若し、欬せず、嘔せず、手足厥せざる者は、頭痛まず。

陽8(20)【解訳】陽明病を病んで、原則として汗が多いが、逆に汗が少なく、小便は普通にあり、2、3日目に、嘔いて咳が出て手足の先から冷えて来る場合は、陽明病であっても内実の熱ではなく、胃が虚冷している為、必ず頭痛がして苦しむのである。もし、咳も嘔吐もなく手足も冷たくならない場合は、寒はない為、頭痛はしないのである。

陽8(21) 陽明病、但だ、頭眩し、悪寒せず、故さらに能く食而て、欬すれば、其の人、必ず、咽痛む。若し、欬せざる者は、咽痛まず。

陽8(21)【解訳】陽明病を病んで、ただ頭がクラクラとして寒気はなく、ことさらによく食べ、咳が出る場合は、必ず咽が痛むのである。もし、胃実で胃熱が上衝して咳をしない場合は、咽は痛まないのである。

陽8(22) 陽明病、汗無く、小便不利、心中懊憹する者は、身必ず黄を発す。(宜、茵蔯蒿湯。)

陽8(22)【解訳】陽明病を病んで、汗が少なく、小便は出難く、胸の中に熱を持って何となく苦しい場合は、必ず身体が黄色くなるのである。

陽8(23) 陽明病、火を被り、額上、微に汗出で、而るに小便不利する者は、必ず黄を発す。(宜、茵蔯蒿湯。)

陽8(23)【解訳】陽明病を病んで、火熱療法を加えた為に、額に少し汗が出て、小便が出難くなる場合は、必ず、身体が黄色くなるのである。

陽8(24) 陽明病、脈、浮にして緊の者は、必ず潮熱、発作、時有り。但だ、浮なる者は、必ず盗汗出づ。

陽8(24)【解訳】陽明病を病んで、脈が浮いて緊の場合は、必ず、時々、突発的な高熱が出るようになる。ただ、脈が浮いている場合は、必ず、寝汗をかくのである。

陽8(25) 陽明病、口燥し、但だ水を漱がんと欲し、嚥むことを欲せざる者は、此れ、必ず衄す。
陽8(25)【解訳】陽明病を病んで、熱を持っているように口が乾き、但だ水を口に含みたがるが、飲み込むことが出来ない場合には、必ず鼻血が出るのである。

陽8(26) 陽明病、本、自から汗出づ。医、更に重ねて汗を発し、病已に癒え、尚ほ微煩し、了了たらざる者は、此れ、大便必ず硬きが故也り。津液を亡ひ、胃中乾燥するを以って、故に大便、硬からしむ。當に、その小便、日に幾行なるかを問う可し。若し、本、小便、日に三四行、今日に再行なれば、故に大便久しからずして出づるを知る。今、小便数少きを為せば、津液、當に、還りて胃中に入るを以って、故に、久しからずして、必ず大便を知る也り。

陽8(26)【解訳】陽明病を病んで、元々自然に汗が出ることが多いのだが、その上に医者が何度も発汗をさせ、病は治ったのであるが、尚、少し苦しくて、はっきりしないのは、裏熱が少し残っている為に必ず大便が硬くなるのが理由である。それは発汗させすぎた為に、体液のムラを生じて、胃の中が乾燥しているから大便が硬くなるのである。その場合には、必ずその時の小便が一日に何回あるかを聞きなさい。もし、平常小便が日に三、四回あったものが、現在一日に二回であれば、それで大便がその内に出るということが判るのである。その理由は、現在の小便の回数が少なくなってくれば、体液が胃の中を潤して乾燥が収まり、胃の働きが正常になるから、暫くすると大便が出るようになるのが判るのである。

陽8(27) 傷寒、嘔多ければ、陽明の證有りと雖も、之を攻む可からず。
陽8(27)【解訳】傷寒を病んで、よく嘔く場合は、陽明病の症状があるとしても、下しをかけてはならないのである。

陽8(28) 陽明病、心下硬満する者は、之を攻む可からず。之を攻め、痢、遂に止まざる者は、死す。痢止む者は、癒ゆ。
陽8(28)【解訳】陽明病を病んで、みぞおちの辺りが硬く張っている場合には、下しをかけてはならないのである。もし、下剤で下して下痢が止まらなくなる場合は、死ぬのである。下痢が止まれば、治るのである。

陽8(29) 陽明病、面合赤色なるは、之を攻む可からず。必ず、発熱し、色黄色く、小便利せざる也り。
陽8(29)【解訳】陽明病を病んで、顔に熱が集まって赤くなっている場合は、下してはならないのである。下すと、必ず、発熱して、全身が黄色になり、小便の出が悪くなるのである。

陽8(30) 陽明病、吐さず、下さず、心煩する者は、調胃承気湯を興ふ可し。
陽8(30)【解訳】陽明病を病んで、吐きもせず、下痢もせず、胸が苦しい場合は、胃の不和から来ている。それには、調胃承気湯を飲ませてやりなさい。

陽8(31) 陽明病、脈、遅、汗出づると雖も、悪寒せざる者は、其の身必ず重く、短気腹満而て喘す。潮熱有る者は、此れ、外解せんと欲す。裏を攻む可き也り。手足濈然として汗出づる者は、此れ、大便已に硬き也り。大承気湯、之を主る。若し、汗多く、微に、発熱悪寒する者は、外、未だ、解せざる也り。(一法、与桂枝湯、千金、外台、桂枝湯、主之。) 其の熱、潮せざれば、未だ承気湯を興ふ可からず。若し、腹、大満、通ぜざる者は、小

承気湯を与う可し。微しく胃気を和し、大いに泄下さしむ勿れ。

陽8(31)【解訳】陽明病を病んで、脈が遅で、汗が出ていても悪寒がない場合は、身体は必ず重くだるくなり、呼吸が速く、腹が張ってゼイゼイする。潮熱が出る場合は、表證は治りかけているので、下しをかけてやるべきである。手足からシットリと汗が出ている場合は、大便が既に硬いのである。それには、大承気湯が主治する。もし、汗が多く、少し発熱し、悪寒がある場合は、まだ表證が治っていないのである。また、熱の状態が潮熱のように出ない場合には、承気湯類を飲ませてはならないのである。もし腹が大変に張って便が通じない場合には、小承気湯を飲ませてやるべきである。そして少し胃を冷やして胃の気を調和してやれば良いのであって、胃を強く冷やして下し過ぎてはならないのである。

陽8(32) 陽明病、潮熱、大便微に硬き者は、大承気湯を與ふ可し。硬からざる者は、之を與へず。若し、大便せざること六七日なれば、恐らく燥屎有らん。之を知らんと欲すの法は、少しく小承気湯を與ふ。湯入りて腹中轉矢気する者は、此れ、燥屎有る也。乃ち、之を攻む。若し、轉矢気せざる者は、此れ、但だ、初頭硬く後必ず溏すは、之を攻む可からず。之を攻むれば、必ず脹満し、食す能はざる也。水を飲まんと欲す者に、水を與ふれば、則ち噦す。其の後、発熱する者は、必ず大便復た硬く而て少なき也。小承気湯を以って之を和せ。（宜、大承気湯。）轉矢気せざる者は、慎んで攻む可からざる也。

陽8(32)【解訳】陽明病を病んで、潮熱が出て、大便が少し硬い場合には、大承気湯を飲ませるべきである。大便が硬くない場合には、之を飲ませてはならない。もし、六、七日間も大便が出ない場合には、恐らく燥いた屎があるのであろう。それを調べるには、少し小承気湯を飲ませてみなさい。小承気湯を飲んで腹の中がグーグーと鳴る場合は、燥屎がある証拠である。その上で下しをかけてやるべきである。もし、腹の中がグーグーと鳴らず、排便の時、初めに固い便が出て後にあひるのドロドロの泥状便が出る場合には、下剤をかけてはならないのである。間違えて下しをかけると、必ず腹が張って食欲がなくなってしまう。水を飲みたがる場合に、水を飲ませると胃が冷えてシャックリが出るようになる。大承気湯で下した後に発熱をする場合は、必ず大便は硬くなって、便の量は少ないはずである。それには、小承気湯で内熱を調和してやりなさい。轉矢気がない場合は、間違えても下しをかけてはならないのである。

陽8(33) 夫れ、実なれば、則ち譫語し、虚なれば則ち鄭聲す。鄭聲は重語也。

陽8(33)【解訳】一般に、胃が実して譫言を言うことを譫語といい、虚して譫言を言うことを鄭聲というのである。鄭聲は、はっきりしない言葉を繰り返している状態である。

陽8(34) 直視、譫語、喘満する者は、死す。下痢する者も、亦死す。

陽8(34)【解訳】目が座って一点を見つめ、譫語を言い、ゼイゼイとして胸が一杯になって苦しがる場合は、死ぬのである。気は上より脱するものであり、気が下より脱している場合は、死ぬことが判るのである。

陽8(35) 汗を発すこと多く、若し、重ねて汗を発す者は、其の陽を亡ぼし、譫語す。脈、短き者は、死す。脈、自から和す者は、死せず。

陽8(35)【解訳】陽明病を病んで、発汗をすることが多い上に、もし、何度も発汗をさせた場

合は、体表の陽気が少なくなり、譫語を言うようになり、脈が速い場合は死ぬのである。脈が自然と調和する場合は死なないのである。

陽8(36) 傷寒、若しくは吐し、若しくは下し、後解せず、大便せざること五六日より上りて十餘日に至り、日晡所、潮熱を発し、悪寒せず、独語、鬼を見る状の如し。若し、劇しき者は、発すれば、則ち人を識らず。循衣摸床、惕而て安からず、微喘、直視、脈、弦なる者は、生き、濇なる者は、死す。微なる者は、但だ、発熱す。譫語する者は、大承気湯、之を主る。若し、一服し、利すれば、後服を止どむ。

陽8(36)【解訳】傷寒を病んで、吐かせたり、下したりしたが、それでも、治るはずの病が治らず、五、六日目から十数日目になっても大便が出ず、夕暮れになると潮熱が出て、悪寒はなく、独り言を言うようになり、その様子は死んだ人と対話しているようである。すなわち譫語である。その症状が劇しい場合は、症状を発すると人事不省になってしまう。着物の襟をいじったり、フトンの上を手さぐりしたり、筋肉が痙攣を起こしてじっとしていられず、少しゼイゼイとして目が座り、脈が弦の場合は、実であるから命は助かり、脈が渋っている場合は、虚であるから死ぬのである。病状が微かな場合は、ただ発熱するだけである。譫言を言う場合には、大承気湯が主治する。もし大承気湯を一回服用して下痢をしたならば、あとは服用するのを止めなさい。

陽8(37) 陽明病、其の人、汗多く、津液外出し、胃中燥くを以って、大便必ず硬し。硬れば、則ち譫語す。小承気湯、之を主る。若し、一服し、譫語止めば、更に復た服すこと莫かれ。

陽8(37)【解訳】陽明病を病んで、汗の出方が多く、体液が体外に出過ぎて、胃の中が燥いてしまう為に、必ず大便が硬くなるのである。更に、胃に熱が結ばれて譫言を言うようになった場合には、小承気湯が主治する。もし、小承気湯を一服して譫言が止まれば、その後、服用させてはならない。

陽8(38) 陽明病、譫語、潮熱を発し、脈、滑に而て疾なる者は、小承気湯、之を主る。承気湯一升を興ふるに因り、腹中轉矢気す者は、更に一升を服す。若し、轉矢気せざれば、更に之を興ふる勿れ。明日大便せず、脈、反って微濇の者は、裏虚也。治し難しと為す。更に承気湯を興ふ可からざる也り。

陽8(38)【解訳】陽明病を病んで、譫言を言って、内実で潮熱を発し、裏熱があり脈がクリクリとして速い滑の脈の場合には、小承気湯が主治する。小承気湯を一回分服用することによって、腹中がグーグーと鳴る場合には、更にもう一回分を服用させなさい。それでグーグーと鳴らない場合には、それ以上服用させてはならないのである。そして翌日になっても大便が出ないで、脈は反って微かで渋っているような場合は、裏が虚しているので治り難いのである。例え大便が出なくても、これ以上、承気湯を飲ませてはならないのである。

陽8(39) 陽明病、譫語、潮熱有り、反って食す能はざる者は、胃中に必ず燥屎五六枚有る也り。若し、能く食す者は、但だ、硬き爾。之を下すは、大承気湯に宜し。

陽8(39)【解訳】陽明病を病んで、胃熱がある為、譫言を言って、身体の隅々までだんだんと熱くなってくる潮熱を発している。食欲はあるはずが、逆に食べられない場合は、胃の中つまり横行結腸辺りに燥いた屎が必ず五、六枚あるのである。もし、食欲がある場合

は、ただ大便が硬いだけなのである。燥屎がある場合には、大承気湯を飲ませて燥屎を下してやりなさい。

陽8(40) 陽明病、下血、譫語する者は、此れ、熱、血室に入ると為す。但だ、頭汗出づる者は、期門を刺し、其の実に随ひて之を瀉す。濈然として汗出づれば、則ち癒ゆ。

陽8(40)【解訳】陽明病を病んで、下血し、譫言を言う場合は、熱が肝臓に入って血にせまり、邪熱と俱に下行して出血しているのである。ただ頭だけに汗が出る場合は、血に邪熱が入り下血している為に、頭以外に汗をかけないのである。その実の状態に合わせ、期門に針を刺して、瀉して、肝臓内の邪熱を発散してやれば良い。シットリと汗をかかせれば陽明の邪熱がとれて治るのである。

陽8(41) 汗出で、譫語する者は、燥屎有り、胃中に在るを以って、此れ、風と為す也。須く、之を下す可し。過経乃ち之を下す可し。之を下すこと、若し、早ければ語言必ず乱る。表虚裏実を以っての故也り。之を下せば、則ち癒ゆ。大承気湯に宜し。（一伝、大柴胡湯。）

陽8(41)【解訳】汗が出て、譫言を言う場合は、胃の中に熱があって胃実になっている状態を、風というのである。当然、燥屎を下してやるべきである。過経の13日目からは直ぐに下してやるべきである。ところが下すのが早過ぎると、必ず言葉がはっきりせず聞き取り難くなってしまう。それは、表の邪が裏に落ち込んで、表虚裏実がひどくなってしまった為である。下しをかけてやれば治るのである。それには、大承気湯が宜しい。

陽8(42) 傷寒、四五日、脈、沈に而て喘満するは、沈は裏に在りと為す。而るに反って其の汗を発し、津液越出すれば、大便難きを為す。表虚裏実、久しければ、則ち譫語す。（宜、大承気湯。）

陽8(42)【解訳】傷寒を病んで、四、五日目に脈が沈んでいてゼイゼイとして胸が満ち苦しくなるのは、裏の証が備わったとするのである。脈の沈は邪が裏に入ったのだが、間違えて発汗をさせた為に、汗が皮膚を越えて出たということで、体液が少なくなってしまって、大便が出難くなってしまう。これは表が虚して裏が実しているのであるから、長引いてくると胃実となり、大便が燥き、譫言を言うようになってしまう。

陽8(43) 三陽の合病、腹満、身重、以って転側し難く、口不仁にして面垢、譫語、遺尿す。汗を発すれば、則ち譫語し、之を下せば、則ち額上に汗を生じ、手足逆冷す。若し、自から汗出づる者は、白虎湯、之を主る。

陽8(43)【解訳】太陽と陽明と少陽の三陽を同時に病んで、腹が張って身体が重だるくなり、それで、寝返りが出来難く、口が痺れて思うように話せず、顔に垢がついているように何となくくすんで黒く、譫言を言って、小便を垂れ流してしまう。この場合に、発汗をさせると譫言が激しくなり、下すと額から汗が出て、手足の先から冷えて来て、苦しがるようになってしまう。もし、三陽の合病の状態で自然に汗が出る場合には、白虎湯が主治する。

陽8(44) 二陽の併病、太陽の證罷みて、但だ、潮熱を発し、手足蟄蟄として汗出で、大便難く而て譫語する者は、之を下せば、則ち癒ゆ。大承気湯に宜し。

陽8(44)【解訳】太陽と陽明の二陽を同時に病んで、太陽の病證は自然に治まったが、ただ潮熱が出て来て、手足からジトジトと汗が出て、大便が出難くなり、譫言を言う場合は、

太陽病の熱が胃に集まって胃実になったのであるから、胃の熱つまり裏の熱を下して除いてやれば、それで治るのである。それには、大承気湯が宜しい。

陽8(45) 陽明病、脈、浮にして緊、咽燥口苦、腹満而て喘し、発熱、汗出で、悪寒せず、反って悪熱、身重す。（宜、白虎湯。）若し、汗を発すれば、則ち躁し、心憒憒として、反って譫語す。若し、焼鍼を加ふれば必ず怵惕、煩躁し、眠るを得ず。若し、之を下せば、則ち、胃中空虚、客気膈を動じ、心中懊憹す。舌上胎の者は、梔子鼓湯、之を主る。若し、渇し、水を飲まんと欲し、口乾舌燥する者は、白虎加人参湯、之を主る。若し、脈、浮、発熱、渇し、水を飲まんと欲し、小便不利する者は、猪苓湯、之を主る。

陽8(45)【解訳】陽明病を病んで、脈が浮いて緊を現し、表裏に病邪がある為に、咽が渇いて口が苦く、腹が張って、ゼイゼイとして、発熱し、発汗して悪寒はせず、逆に悪熱があり身体が重くだるい。もし、発汗をさせれば、表熱はとれるけれども、内熱が益々ひどくなる為に熱がって苦しがり、胸の辺りがジリジリとして、逆に譫言を言うようになるのである。もし、間違えて焼針を加えると必ず身体がガクガクとなって苦しくなり、眠ることが出来なくなる。もし、間違えて下すと胃の中が空っぽになって虚してしまい、客気が横隔膜を動揺させ、胸の中が苦しくなって、悩ましい気持になる。舌上に白苔が出来るようになる場合には、梔子鼓湯が主治する。もし、咽が渇いて水を飲みたがり、口が乾いて舌がはしゃぐ場合には、白虎加人参湯が主治する。もし、脈が浮いて発熱し、咽が渇いて水を飲みたがり、小便の出が悪い場合には、猪苓湯が主治する。

陽8(46) 陽明病、汗多く出で、渇す者は、猪苓湯を興ふ可からず。汗多く、胃中燥くに、猪苓湯、復た其の小便を利すを以っての故也り。

陽8(46)【解訳】陽明病を病んで、汗が多く咽が渇く場合には、猪苓湯を飲ませてはならない。汗が多く胃の中が燥いて熱を持つ場合には、小便を出して身体の体液を少なくする猪苓湯を飲ませてはならない。

陽8(47) 脈、浮にして遅、表熱裏寒、下痢清穀する者は、四逆湯、之を主る。

陽8(47)【解訳】脈が浮いて遅の場合、浮の脈は表熱であり、遅の脈は裏寒である。不消化便を下痢する場合には、四逆湯が主治する。

陽8(48) 若し、胃中虚冷し、食す能はざる者は、水を飲めば、則ち噦す。（宜、四逆湯。）

陽8(48)【解訳】もし、胃の中が弱って冷えている場合に、水を飲むと、更に胃が冷えてシャックリが出るようになるのである。

陽8(49) 脈、浮、発熱、口乾、鼻燥、能く食す者は、則ち衄す。

陽8(49)【解訳】脈が浮いて、発熱し、口が乾燥し、食欲があってよく食べる場合は、邪熱が上に上がって血に迫る為に鼻血を出すのである。

陽8(50) 陽明病、之を下し、其の外に熱有り、手足温かく、結胸せず、心中懊憹、飢えて食す能はず、但だ、頭汗出づる者は、梔子鼓湯、之を主る。

陽8(50)【解訳】陽明病を病んで、下して熱を取ったが、まだ表に熱があり、手足は温かく、結胸せず、胸の中が脳ましい気持になり、ひもじくても食べられず、ただ頭だけに汗が出る場合には、梔子鼓湯が主治する。

陽8(51) 陽明病、潮熱を発し、大便溏し、小便自から可、胸脇満去らざる者は、小柴胡湯、之を主る。

陽8(51)【解訳】陽明病を病んで、潮熱が出て、熱が胃に完全に入っていないので、水と穀を分けることができずに、大便がアヒルの便のようにベタベタして軟らかく、小便は通常と変わりなく、胸や脇腹の張りが取れない場合は、邪熱が半表半裏にある為で、それには、小柴胡湯が主治する。

陽8(52) 陽明病、脇下硬満、大便せず而て嘔し、舌上白胎の者は、小柴胡湯を與ふ可し。上焦通ずるを得、津液下るを得る。胃気因って和し、身濈然として汗出で解す也り。

陽8(52)【解訳】陽明病を病んで、脇腹の下が硬く張り、大便が出ず、嘔き、舌に白い苔がある場合には、小柴胡湯を飲ませなさい。小柴胡湯を飲ませると、胸の熱のこもりがとれて、体液が順調に全身を巡るようになって胃気が調和して、身体からシットリと汗が出て熱がとれて治るのである。

陽8(53) 陽明の中風、脈、弦浮大に而て短気す。腹都て満ち、脇下及び心痛み、久しく之を按ずるも、気通ぜず、鼻乾き、汗を得ず。臥するを嗜み、一身及び面目悉く黄、小便難く、潮熱有り、時時噦し、耳の前後腫れ、之を刺せば、小しく瘥ゆも、外解せず、病、十日を過ぎ、脈、続いて浮なる者は、小柴胡湯を與ふ。脈、但だ、浮にして、餘の證、無き者は、麻黄湯を與ふ。(亦宜、大青竜湯。)若し、尿せず、腹満し、噦、加ふる者は、治せず。

陽8(53)【解訳】陽明病を病み、風に中てられ、脈は弦で浮いて大きく、呼吸が速く苦しく、腹全体が張り、脇腹の下からみぞおちの辺りまで痛み、腹や脇を摩っても気が通じない為に長い間痛みや張りが治らず、鼻が乾いて汗が出ず、横になりたがり、身体全体から顔や目までが全て黄色くなり、小便が出難く、潮熱が出て、時々シャックリが出て、耳の前や後が腫れるような症状があり、鍼を刺してやれば少し良くなって軽くなるが、表の熱はとれない。このような病状が十日過ぎているが、脈が浮いている場合には、小柴胡湯を飲ませなさい。ただ、脈が浮いて他の証が無い場合には、麻黄湯を飲ませなさい。もし、小柴胡湯を飲ませても尿が出ず、腹が張って、シャックリが出るような場合は、治らないのである。

陽8(54) 陽明病、自から汗出で、若しくは、汗を発し、小便自利する者は、此れ、津液、内に竭すと為す。硬しと雖も之を攻む可からず。當に、須く、自から大便せんと欲す可し。宜しく、蜜煎導に而て之を通ず可し。若しくは、土瓜根及び大猪胆汁も與に、皆、導と為す可し。

陽8(54)【解訳】陽明病を病んで、自然に汗が出たり、または発汗をさせたり、自然に小便が出る場合は、体液が身体の内部に少なくなってしまっているので、大便が硬くて出ないとしても、内熱が原因ではないこともあるから、下してはならないのである。当然、体液が胃の方に還って来て、自然に便意を催すまで待つべきである。それには、蜜煎導を飲ませて便通をつけてやりなさい。または土瓜根及び大猪胆汁も、倶に便通をつける薬方である。

陽8(55) 陽明病、脈、遅、汗出づること多く、微しく悪寒する者は、表、未だ、解せざる也り。汗を発す可し。桂枝湯に宜し。

陽8(55)【解訳】陽明病を病んで、脈が遅く、汗の出方が多く、少し悪寒がする場合は、表證が未だに治っていないのである。この場合は、発汗すべきである。それには、桂枝湯が

宜しい。

陽8(56) 陽明病、脈、浮、汗無く而て喘する者は、汗を発すれば、則ち癒ゆ。麻黄湯に宜し。（亦宜、大青竜湯。）

陽8(56)【解訳】陽明病を病んで、脈が浮いて汗がなく、ゼイゼイという場合は、表実で陽明の経に熱邪があるので、発汗すれば治るのである。麻黄湯が宜しい。

陽8(57) 陽明病、発熱、汗出づるは、此れ、熱越と為す。黄を発す能はざる也り。但だ、頭汗出で、身に汗無く、頸を斉え而還り、小便利せず、渇し、水漿を引く者は、此れ、瘀熱、裏に在りと為す。身に必ず黄を発す。茵蔯蒿湯、之を主る。（亦宜、大青竜湯。）

陽8(57)【解訳】陽明病を病んで、発熱して汗が出る場合を熱越とするのである。熱越とは、体内の熱が皮膚を越えて外に出るということであるから、身体が黄色になることはないのである。その場合、頭だけに汗が出て、頸を境にして身体には汗はなく、小便の出は悪く、咽が渇いて酢っぱい水をひっきりなしに飲みたがる場合は、瘀熱が裏に在る為に、身体は必ず黄色くなるのである。それには、茵蔯蒿湯が主治する。

陽8(58) 陽明の證、其の人、喜、忘する者は、必ず畜血有り。然る所以の者は、本より久しく瘀血有り。故に、喜忘せしむ。屎は硬しと雖も、大便反って易く、其の色は必ず黒し。低富湯にて之を下すに宜し。

陽8(58)【解訳】陽明の証を現していて、度々物忘れをする場合は、必ず体内に溜められている血があるのである。その理由は、元々陽明の証を現す以前からの瘀血がある為である。それが原因で、よく物忘れをするのである。この場合には、大便が硬いといっても気持ち良く排便し、その色は必ず黒いのである。低富湯で瘀血を下してやるのが宜しい。

陽8(59) 陽明病、之を下し、心中懊憹し、煩而て、胃中に燥屎有る者は、攻む可し。腹微しく満つるは、初頭硬く、後必ず溏す。之を攻む可からず。若し、燥屎有る者は、大承気湯に宜し。

陽8(59)【解訳】陽明病を病んで、下した為に熱が中に入って、胸の中が空っぽになってやるせなくなり、苦しむようになり、胃の中に燥屎がある場合は下してやりなさい。もし、腹が少し張っている場合は、大便が最初に堅くて後から軟らかい便が出る場合は、下しをかけてはならないのである。もし、燥屎がある場合には、大承気湯が宜しい。

陽8(60) 病人、大便せざること五六日、臍を続きて痛み、煩躁の発作、時有る者は、此れ、燥屎有る故に、大便せざらしむる也り。（宜、大承気湯。）

陽8(60)【解訳】大便が、五、六日間も出ず、臍の周りが痛んで、悶え苦しがり、その痛みが発作的に起こり、悶え苦しむ場合は、燥屎が有るために、大便を出せないのである。

陽8(61) 病人、煩熱、汗出づれば、則ち解す。又は瘧状の如く、日晡所に発熱する者は、陽明に属す也り。脈、実す者は、之を下すに宜し。脈、浮、虚なる者は、汗を発すに宜し。之を下すは、大承気湯（亦宜、大柴胡湯）を興へ、汗を発すは、桂枝湯に宜し。

陽8(61)【解訳】熱を病んで、苦しんでいる場合は、汗が出れば治るのである。またマラリヤの症状のように、夕暮れになると高熱を発する場合は、病が陽明に分類されるのである。脈が実している場合は、下すのが宜しい。脈が浮いて弱い場合は、発汗をするのが宜しい。下すには、大承気湯を飲ませ、発汗をするには、桂枝湯を飲ませるのが宜しい。

陽8(62) 大いに下して後、六七日、大便せず、煩し、解せず、腹満痛する者は、此れ、燥屎有

る也り。然る所以の者は、本、宿食有るが故也り。大承気湯に宜し。

陽8(62)【解訳】強く下したあと、六、七日も大便が出ずに悶え苦しみ、それが治らずに、腹全体が張って苦しがる場合は、燥屎があるのである。その理由は、元々宿食があるのである。それには、大承気湯が宜しい。

陽8(63) 病人、小便利せず、大便乍ち難く、乍ち易し。時に微熱有り、喘冒し、臥す能はざる者は、燥屎有る也り。大承気湯に宜し。

陽8(63)【解訳】小便が出難く、大便が急に出難くなったり、急に気持ち良く出たり、時折、微熱が出たり、ゼイゼイいって頭がボーッとなったり、横になることができないような場合は、燥屎があるのである。それには、大承気湯が宜しい。

陽8(64) 穀を食し、嘔せんと欲す者は、陽明に属す也り。呉茱萸湯、之を主る。湯を得て、反って劇しき者は、上焦に属す也り。

陽8(64)【解訳】食物を食べると嘔き気がするような場合は、陽明に分類されるのである。それには、呉茱萸湯が主治する。呉茱萸湯を飲ませて、逆に嘔吐がひどくなる場合は、病邪は上焦すなわち胸中にあることが分かるのである。

陽8(65) 太陽病、寸緩、関浮、尺弱、其の人、発熱し、汗出で、復た悪寒し、嘔せず、但だ、心下痞す者は、此れ、医、之を下すを以って也り。如し、其れ、下らず、病人、悪寒せず而て渇す者は、此れ、転じて陽明に属す也り。小便数の者は、大便必ず硬く、衣を更えざること十日なるも、苦しむ所無き也り。渇して水を飲まんと欲すれば、少々之を興へ、但だ、法を以って之を救ふ。渇す者は、五苓散に宜し。

陽8(65)【解訳】太陽病を病んで、寸口の脈が緩やかで、関上の脈が浮いて、尺中の脈が弱い状態で、発熱して汗が出て、更に、悪寒があり、嘔き気はなく、ただみぞおちの辺りが痞える場合は、医者が下しをかけた為にこのような症状を現したのである。もし、下しても下痢にならないで、悪寒せず、咽が渇く場合は、これは病邪が内に入ってしまったので、太陽病から陽明病に変わったのである。小便の回数が多い場合は、必ず大便が堅くなり、十日間便通がなくても苦しい症状はない。咽が渇いて水を飲みたがる場合には、少しずつ水を飲ませてやりなさい。そして正しい治方でこの症状を治してやりなさい。咽が渇く場合には、五苓散が宜しい。

陽8(66) 脈、陽、微に而て、汗出づること少なき者は、自から和すと為す也り。汗出づること多き者は、太過と為す。

陽8(66)【解訳】寸口の脈が微かで、汗の出方が少ない場合は、自然に身体が調和しているのである。汗の出方が多い場合は、大過であって、身体が虚していて病が治らないのである。

陽8(67) 陽脈、実し、因りて其の汗を発し、出づること多き者も、亦た太過と為す。太過は陽、裏に絶すと為す。津液を亡し、大便、因りて硬き也り。

陽8(67)【解訳】寸口の脈が実していて、発汗をしたことで、汗の出方が多過ぎる場合も大過であり、病が進行した証拠である。大過では体内の陽気が少なくなってしまうのである。陽明の胃実のように内熱から来たのではなく、体液のムラを生じた為に大便が堅くなったのである。

陽8(68) 脈、浮に而て芤、浮は陽と為し、芤は陰と為す。浮芤相搏てば、胃気熱を生じ、其

の陽、則ち絶す。
陽8(68)【解釈】脈が浮いて芤を現している場合に、浮は陽であり、芤は陰すなわち血虚である。その浮と芤とが互いにぶつかり合うと、胃に熱を生じて陽気が益々少なくなってしまうのである。

陽8(69) 趺陽の脈、浮にして濇、浮は則ち胃気強く、濇は則ち小便数し。浮濇相搏てば大便、則ち難く、其の脾、約を為す。麻子仁丸、之を主る。

陽8(69)【解釈】足の陽明胃経の胃の気を伺う趺陽の脈が、浮いて渋っている場合は、浮は胃の気が強くなり、渋は小便の回数が多くなるのである。胃気が強いのと小便の数とが身体に影響を及ぼして、大便が出難くなり、脾臓の働きが抑えられているのである。それには、麻子仁丸が主治する。

陽8(70) 太陽病、三日、汗を発し解せず、蒸蒸として熱を発す者は、胃に属する也。調胃承気湯、之を主る。

陽8(70)【解釈】太陽病を病んで、三日目になり、発汗をさせても熱は下がらず、ムシムシとして身体の内から熱が出るような病状の場合は、胃の気が調和せずに熱を持っているのである。それには、調胃承気湯が主治する。

陽8(71) 傷寒、吐して後、腹脹満する者は、調胃承気湯を興ふ。

陽8(71)【解釈】傷寒を病んで、吐いた後に腹が張って苦しい場合には、調胃承気湯を飲ませなさい。

陽8(72) 太陽病、若しくは吐し、若しくは下し、若しくは汗を発し、微しく煩し、小便数、大便因りて硬き者は、小承気湯を興ふ。之を和せば癒ゆ。

陽8(72)【解釈】太陽病を病んで、吐かせたり、下したり、または発汗をさせた為に、少し苦しがり、小便の回数が多くなり、その為に大便が堅くなった場合には、小承気湯を飲ませて内熱を調和してやれば治るのである。

陽8(73) 病を得、二三日、脈弱く、太陽、柴胡の證無く、煩躁し、心下硬し。四五日に至れば、能く食すと雖も、小承気湯を以って少少興へ、微に之を和し、小しく安からしむ。六日に至り、承気湯一升を興ふ。若し、大便せず、六七日、小便少なき者は、食す能はずと雖も、但だ、初頭硬く、後、必ず溏す。未だ硬きを成すに定まらず、之を攻むれば必ず溏す。須く、小便利し、屎の硬きの定まりて、乃ち之を攻む可し。大承気湯に宜し。

陽8(73)【解釈】太陽病を病んで、二、三日目に、脈が弱く、太陽病の證や柴胡湯類の證がなく、熱がって苦しく、みぞおちの辺りが堅くなり、四、五日目になって、まだ治らず、食欲があっても、小承気湯を少しだけ飲ませて少し調和させてやると、少し身体が楽になる。六日目になって大便が出ない場合は、承気湯を1回分飲ませなさい。それでも大便が出ず、六、七日目に小便の回数、量とも少ない場合は、食べることが出来ないといっても、初めだけ便が硬くて、後に出る便は必ず泥状便になる。まだ胃熱が実していない為に便が堅くならないのであるから、下しをかけてしまうと必ず軟らかい便が下るのである。当然、小便がよく出るようになり、大便が硬くなって来るのを待って、それから下してやりなさい。それには、大承気湯が宜しい。

陽8(74) 傷寒、六七日、目中了了たらず、晴、和せず、表裏の證無く、大便難く、身、微に

熱する者は、此れ、実と為す也り。急に之を下せ。大承気湯に宜し。（宜、大柴胡湯。）

陽8(74)【解訳】傷寒を病んで、六、七日目に眼がハッキリせずトロンとして、表證も裏證も現れず、大便が硬くて出難く、身体に少し熱がある場合は、病邪が実しているのであるから、直ぐに下してやりなさい。それには、大承気湯が宜しい。

陽8(75) 陽明、発熱、汗多き者は、急に之を下せ。大承気湯に宜し。（宜、小承気湯。）

陽8(75)【解訳】陽明病を病んで、発熱し、汗の出方が非常に多い場合は、直ぐに下してやりなさい。それには、大承気湯が宜しい。

陽8(76) 発汗、解せず、腹満痛する者は、急に之を下せ。大承気湯に宜し。（宜、大柴胡湯。）

陽8(76)【解訳】発汗をしても病状が治らないで、発汗後に腹が一杯に張って痛む場合には、直ぐに下してやりなさい。それには、大承気湯が宜しい。

陽8(77) 腹満、減ぜず、減ずるも言うに足らざるは、當に、之を下す可し。大承気湯に宜し。（宜、大柴胡湯。）（cf.腹13）

陽8(77)【解訳】腹が張って苦しくて、少しも楽にならず、少しは楽になったと言っても十分ではない場合は、裏の実熱がある為で、当然、下してやるべきである。それには、大承気湯が宜しい。

陽8(78) 陽明と少陽の合病は、必ず下痢す。其の脈、負かざる者は、順也り。負く者は、失也り。互いに相克賊すを、名づけて負と為す也り。脈、滑に而て数なる者は、宿食ある也り。當に、之を下す可し。大承気湯に宜し。

陽8(78)【解訳】陽明と少陽とを同時に病んだ場合は、必ず下痢をする。その場合に、脈が陽明の土と少陽の木とが争わなければ、すなわち木が勝つということで順とする。治り易い少陽の木が陽明の土に剋される場合は負とし、治り難いのである。互いにぶつかり合って、働きを抑えつけてしまうことを負とするのである。陽明と少陽との合病で下痢をしていて、脈が滑で数の場合は、宿食がある為で、当然、下してやれば良いのである。それには、大承気湯が宜しい。

陽8(79) 病人、表裏の證無く、発熱、七八日、脈、浮、数の者と雖も、之を下す可し。假令ば、已に下し、脈、数解せず、合熱すれば、則ち消穀善飢す。六七日に至り、大便せざる者は、瘀血有り。低當湯に宜し。

陽8(79)【解訳】表證も裏證も無く、発熱し、七、八日目に、脈が浮いて数であっても下しをかけるのが宜しい。例えば以前に下しても脈の数は治らず、外の熱が内の熱と一緒になると、よく穀物を消化して腹が減るのである。下してから六、七日過ぎても大便が出ない場合は、瘀血があるのである。それには、低當湯が宜しい。

陽8(80) 若し、脈、数、解せず而て、下、止まざるは、必ず、協熱して膿血を便す也り。

陽8(80)【解訳】もし、下して、脈の数がとれないで下痢が止まらなくなった場合は、必ず外の邪熱と内の邪熱が一緒になって、膿の粘液便や血液の混じった便が出るようになるのである。

陽8(81) 傷寒、発汗已り、身目黄を為す。然る所以の者は、寒湿裏に在り、解せざるを以っての故也り。以って下す可からずと為す也り。寒湿の中に於いて之を求めよ。（宜、梔子乾姜湯。）

陽8(81)【解訳】傷寒を病んで、発汗をさせたところ、汗が出て一応熱は下がったが、身体や

目が黄色くなった。その理由は、寒と湿とが裏に在る為、治らないのである。裏熱と考えて下してはならないのである。寒湿であると考えて治療方法を検討しなさい。

陽8(82) 傷寒、七八日、身黄、橘子色の如く、小便不利、腹微満する者は、茵蔯蒿湯、之を主る。

陽8(82)【解訳】傷寒を病んで、七、八日目に身体がちょうどミカンのように黄色くなり、小便の出が悪く、腹が少し張っている場合は、内熱より来ているのであるから、茵蔯蒿湯が主治する。

陽8(83) 傷寒、身黄、熱を発する者は、梔子蘗皮湯、之を主る。

陽8(83)【解訳】傷寒を病んで、身体が黄色くなって、発熱する場合には、梔子蘗皮湯が主治する。

陽8(84) 傷寒、瘀熱、裏に在り、身必ず黄を発す。麻黄連軺赤小豆湯、之を主る。

陽8(84)【解訳】傷寒を病んで、瘀熱が裏にあると、必ず身体が黄色になるのである。それには、麻黄連軺赤小豆湯が主治する。

少陽病脈證併治第九
　足の少陽胆経と手の少陽三焦経に障害を起こした状態。正気が少し衰え始め、病邪が半表半裏に入り、少陽胆経に病状を表す時期。手の少陽三焦経と足の少陽胆経に熱をもって起きる。口が苦くなり、咽が渇き、目が中心で目まいし、頭がクラクラする。

少9(1) 少陽の病為る、口苦、咽乾、目眩する也り。

少9(1)【解訳】少陽病とは、手の少陽三焦経と足の少陽胆経とに熱を持って起こる病で、口が苦くなり、咽が渇いて、目を中心に目眩がするようになるのである。

少9(2) 少陽の中風、両耳聞く所無く、目赤胸中満而て煩す者は、吐下する可からず。吐下すれば、則ち悸して驚く。（宜、小柴胡湯。）

少9(2)【解訳】少陽病を病んで風に中てられると、両方の耳が聞こえなくなり、目が充血して、胸の中が塞がったように一杯になり、火照って苦しいような場合は、吐かせたり下したりしてはならないのである。間違えて吐下をさせてしまうと動悸を起こしたり、驚きやすくなったりする。

少9(3) 傷寒、脈、弦細、頭痛、発熱する者は、少陽に属す。少陽、汗を発す可からず。汗を発すれば、則ち譫語す。此れ、胃に属す。胃和すれば、則ち癒ゆ。胃和せざれば、則ち煩而て悸す。

少9(3)【解訳】傷寒を病んで、脈が弦で細く、頭痛、発熱する場合は、少陽の経を侵されたのである。少陽病は発汗をさせてはならないのである。発汗をさせると胃に熱が入って譫言を言うようになる。この場合は、足の陽明経である胃を病んで不和を生じたのであるから、胃を調和してやれば、それで治るのである。胃の熱がとれず調和するまでは、火照って苦しく、動悸がするのである。

少9(4) 本、太陽病、解せず、転じて少陽に入る者は、脇下硬満、乾嘔し、食す能はず、往来

寒熱す。尚ほ、未だ吐下せず、脈、沈緊の者は、小柴胡湯を興ふ。

少9(4)【解訳】最初に太陽病を病んで、治らず、少陽の時期に入った場合は、脇腹が堅く張って、嘔き気を催すが物は出ず、食べることができず、悪寒と発熱が交互に起きるようになってしまう。そして、まだ吐いたり下したりせず、脈が沈んで緊の場合には、小柴胡湯を飲ませなさい。

少9(5) 若し、已に吐下、発汗、温鍼し、譫語するは、柴胡湯の證を罷む。此れ、壊病と為す。何の逆を犯したるかを知り、法を以って之を治せ。

少9(5)【解訳】もし、既に吐かせたり下しをかけたり、発汗をさせたり、温針による発汗法を行ったところ、譫言を言うようになった場合は、柴胡湯の証が隠れてしまっているのである。この崩れてしまった病状を壊病というのである。どの治療が間違えていたのかをよく調べて、原則の通りに治療しなさい。

少9(6) 三陽の合病、脈、浮大、関上に上り、但だ、眠睡せんと欲し、目を合わすれば、則ち汗す。(宜、白虎湯。)

少9(6)【解訳】太陽と陽明と少陽の三つの病症を同時に病むと、脈は浮いて大きく、特に関上にはっきりと現れ、ただ、やたらと眠りたがり、目を閉じると汗が出るようになるのである。

少9(7) 傷寒、六七日、大熱無く、其の人、躁煩する者は、此れ、陽去り、陰入るの故也り。

少9(7)【解訳】傷寒を病んで、六、七日目に、体表に熱は少なく、手足がだるくて悶えて苦しむ場合は、病邪が陽の部位にはなくなり、陰の部位に入った為である。

少9(8) 傷寒、三日、三陽盡るを為せば、三陰、當に、邪を受く可し。其の人、反って能く食して嘔せざるは、此れ、三陰、邪を受けずと為す也り。

少9(8)【解訳】傷寒を病んで、三日目に三陽の経を巡り尽くすと、当然、次には三陰の経に病邪が移行するはずである。逆に食欲があり、吐かない場合は、まだ三陰に病邪が移行していないのである。

少9(9) 傷寒、三日、少陽、脈、小なき者は、已えんと欲す也り。

少9(9)【解訳】傷寒を病んで、三日目に少陽の病證を現し、脈が弱い場合は、治り切ろうとしているのである。

少9(10) 少陽病、解せんと欲す時、寅従り辰の上に至る。

少9(10)【解訳】少陽病を病んで、自然に治ろうとする時刻は、陽が少なく少陽が旺する午前3時から午前8時までの間である。

太陰病脈證併治第十
　足の太陰脾系と手の太陰肺経に障害を起こした状態。脾と腸が衰え、脾虚による気のうっ滞から腹満を発症したり、虚寒により腹痛などを発症する時期。
　太陽病、少陽病時の誤下や、陽明病時に寒剤や誤下により脾や腸が衰えた為に発症。
　腹が張り、吐き、食べ物がつかえて通らず、自然と下痢がひどくなり、時々自然に腹痛がするのであり、このような状態に間違えて下剤で下すと、みぞおちあたりがつかえ、固く

なってしまう。

太10(1) 太陰の病為る、腹満而て吐し、食下らず、自痢益ます甚しく、時に、腹、自から痛む。若し、之を下せば、必ず、胸下結硬す。（宜、小建中湯。）

太10(1)【解訳】太陰病とは、手の太陰肺経と足の太陰脾経で、肺経の腑は大腸、脾経の腑は胃である。症状は、腹が張り、吐き、食べ物は胸に痞えて通らず、自然に下痢がひどくなり、時々自然に腹痛が起こることがある。もし、この状態に下剤を飲ませて下すと、必ずみぞおちの辺りが痞えて堅くなってしまうのである。

太10(2) 太陰の中風、四肢煩疼す。（宜、小建中湯。）陽微陰濇に而て長き者は、癒えんと欲すと為す。（小柴胡湯、主之。）

太10(2)【解訳】太陰病を病んで、風に中てられると、手足が火照って痛み苦しむのである。寸口の脈が微かで、尺中の脈が渋っている場合は、治ろうとしているのである。

太10(3) 太陰病、解せんと欲す時は、亥従り丑の上に至る。

太10(3)【解訳】太陰病を病んで、自然に治ろうとする時刻は、一日の中で太陰が旺する午後9時から午前2時までの問である。

太10(4) 太陰病、脈、浮の者は、汗を発す可し。桂枝湯に宜し。

太10(4)【解訳】太陰病を病んで、脈が浮いている場合は、発汗をしてやれば良いのである。それには、桂枝湯が宜しい。

太10(5) 自から痢し、渇せざる者は、太陰に属す。其の臓に寒有るを以っての故也。当に、之を温む可し。宜しく、四逆輩を服す可し。（即、四逆湯）。

太10(5)【解訳】自然に下痢をして、咽の渇きが無い場合は、太陰病である。その理由は、内臓の脾と肺に寒がある為で、当然、温めてやるべきである。それには、四逆湯、通脈四逆湯、四逆加人参湯、茯苓四逆湯等の四逆湯の類を服用させるのが宜しい。

太10(6) 傷寒、脈、浮に而て緩、手足自から温かき者は、繋りて太陰に在り。太陰は、当に、身黄を発す可し。若し、小便自利する者は、黄を発す能はず。七八日に至り、暴かに煩し、下痢、日に十余行と雖も、必ず自から止む。脾家実、腐、穢、当に、去るべきを以っての故也。（宜、小建中湯。）

太10(6)【解訳】傷寒を病んで、脈が浮いて緩やかで、手足は元々温かいままである場合は、病邪が進んで太陰に入ったのである。太陰病は、当然、身体が黄色くなるはずである。もし小便がよく出る場合は、身体が黄色くなることはないはずである。七、八日目になって突然苦しくなって、下痢が1日に十数回あっても、必ず自然に止まるはずである。その理由は、脾の働きが強くなると、胃腸の中の汚れ腐ったものが押し出されて、下痢となって排泄されるからである。

太10(7) 本、太陽病、医、反って之を下し、因りて腹満、時に痛む者は、太陰に属す也。桂枝加芍薬湯、之を主る。

太10(7)【解訳】最初に、太陽病を病んで、医者が證を間違えて下してしまい、寒が中に入って腹が張り、腹痛を起こし、時折、腹が痛む場合は、太陰病の時期に入ったのである。それには、桂枝加芍薬湯が主治する。

太10(8) 大実痛する者は、桂枝加大黄湯、之を主る。

太10(8)【解訳】また、間違えて下した後で、腹が張って腹痛がひどい場合には、桂枝加大黄湯が主治する。
太10(9) 太陰の病を為し、脈、弱、其の人続いて自から便痢す。(宜、桂枝加大黄湯。)
太10(9)【解訳】太陰病で、脈が弱ければ、自然な下痢が続くのである。
太10(10) 設し、当に、大黄、芍薬を行うべき者は、宜しく、之を減ず可し。其の人、胃気弱く、動じ易きを以っての故也り。
太10(10)【解訳】例えば、脈が弱い場合は、大黄や芍薬を加えた薬方が適当であっても、当然その薬味は除きなさい。大黄、芍薬で胃の気が損なわれて、胃の働きが弱くなる為に、動揺し易いからである。

少陰病脈證併治第十一
　　足の少陰腎経と手の少陰心経に障害を起こした状態。
　　正気が少し衰え始め、病邪が半表半裏に入り、少陽胆経に病状を表す時期。吐き気を催しても物が出ず、胸苦しくてただ寝たがるだけであり、そういう状態が5〜6日続いて、自然に便通があってのどの渇きを訴える。

陰11(1) 少陰の病為る、脈、微細、但だ、寐んと欲す也り。
陰11(1)【解訳】少陰病とは、手の少陰心経と足の少陰腎経で、手の少陰心経の表は手の太陽小腸経で、足の少陽腎経の表は足の太陽膀胱経であり、脈は微細で、ただ横になりたがるのである。
陰11(2) 少陰病、吐せんと欲し、吐せず、心煩、但だ、寐んと欲す。五六日、自痢而て渇く者は、少陰に属す也り。虚すが故に、水を引きて自から救う。若し、小便の色白き者は、少陰の病形、悉く具わる。小便白き者は、下焦虚し、寒有り。水を制す能はざるを以っての故に、色をして白からしむ也り。
陰11(2)【解訳】少陰病を病んで、吐き気を催しても物が出ず、胸苦しくてただ横になりたがるのである。五、六日目に自然に便通があって咽の渇きを訴える場合は、少陰の経に病邪が入ったのである。虚している為に下痢をして、自然に苦しみから免れようとするのである。もし、小便の色が透明な場合は、少陰病の病状がすべて備わったとするのである。その理由は、下焦の腎、膀胱、下半身の力が虚して弱く、寒があり、大小便の水分調節がうまくできない為に小便が透明なのである。
陰11(3) 病人、脈、陰陽倶に緊、反って汗出づる者は、陽を亡ぼす也り。此れ、少陰に属す。法、当に、咽痛而て復た吐痢す可し。(宜、通脈四逆湯。)
陰11(3)【解訳】寸口の脈と尺中の脈の両方倶に緊で、逆に汗が出る場合は、陽気が少なくなっているのである。これは少陰病に分類される。原則として、当然、咽の痛みがあり、その上、吐いたり下痢したりするはずである。
陰11(4) 少陰病、咳而て下痢、譫語する者は、火気を被り劫かさるるが故也り。小便必ず難し。強て少陰を責め、汗するを以って也り。

陰11(4)【解釈】少陰病を病んで、咳が出て、下痢し、譫言を言う場合は、火熱療法を加えたことによって生じたものである。小便が必ず出難くなってしまう。更に無理やり少陰の経に治療を加え、発汗をさせた為である。

陰11(5) 少陰病、脈、細沈数なるは、病、裏に在りと為す。汗を発す可からず。(宜、四逆湯。)

陰11(5)【解釈】少陰病を病んで、脈が細くて沈んで速い場合は、病が裏にあるので、発汗をさせてはならないのである。

陰11(6) 少陰病、脈、微なれば汗を発す可からず。陽を亡ぼすが故也り。陽已に虚し、尺脈、弱濇の者は、復た之を下す可からず。

陰11(6)【解釈】少陰病を病んで、脈が微の場合は、発汗をさせてはならないのである。発汗をさせると、陽気が尽きてしまう為である。陽気が既に虚弱になっていて、尺中の脈が弱くて渋っている場合は、更に下してはならないのである。

陰11(7) 少陰病、脈、緊、七八日に至り、自から下痢し、脈、暴に微、手足、反って温かく、脈、緊、反って去る者は、解せんと欲すと為す也り。煩すと雖も、下痢、必ず自から癒ゆ。

陰11(7)【解釈】少陰病を病んで、脈が緊で、七、八日目になって、自然に下痢が起こり、突然、脈が微かになり、逆に手足は温かく、緊の脈が、逆に治まる場合は、治ろうとしているのである。苦しがっていても、下痢は、必ず自然に治るのである。

陰11(8) 少陰病、下痢し、若し、痢自から止み、悪寒而て踡臥し、手足温かき者は、治す可し。

陰11(8)【解釈】少陰病を病んで、下痢し、もし、下痢が自然に止まり、悪寒がして、身体を丸めて横になりたがっても、手足が温かい場合は、治すことができるのである。

陰11(9) 少陰病、悪寒而て踡まり、時に自から煩し、衣被を去らんと欲す者は、治す可し。(宜、茯苓四逆湯。)

陰11(9)【解釈】少陰病を病んで、悪寒がして身体を丸めたがり、時折、身体が火照って苦しくなり、寝具をはねのけようとする場合は、治るのである。

陰11(10) 少陰の中風、脈、陽微陰浮なる者は、癒えんと欲すと為す。

陰11(10)【解釈】少陰の経が風に中てられ、陽の寸口の脈が微かで、陰の尺中の脈が浮いている場合は、治ろうとしているのである。

陰11(11) 少陰病、解せんと欲す時は、子従り寅の上に至る。

陰11(11)【解釈】少陰病を病んで、自然に治ろうとする時刻は、午後11時から午前4時の間である。

陰11(12) 少陰病、吐痢し、手足逆冷せず、反って発熱する者は、死せず。脈、至らざる者は、少陰に灸すること七壮。

陰11(12)【解釈】少陰病を病んで、吐いたり下痢をしているが、手足は冷えず、逆に発熱する場合は、死ぬことはないのである。脈が打って来ないような場合は、少陰の経の足のくるぶしに近い所の太谿に七回、灸をしてやりなさい。

陰11(13) 少陰病、八九日、一身手足盡く熱する者は、熱、膀胱に在るを以って必ず便血する也り。(宜、桃核承気湯。)(宜、猪苓湯。)

陰11(13)【解釈】少陰病を病んで、八、九日目に、全身と手足が発熱している場合は、足の太陽膀胱経に熱があり、下焦の熱である為、必ず、大便に血液が混じるのである。

陰11(14) 少陰病、但だ、厥し、汗無きを、而して強いて之を発すれば、必ず其の血を動ず。未だ、何れの道従り出づるかを知らず。或いは口鼻従り、或いは目従り出づることあり。是れ、下厥上竭と名づく。治し難しと為す。

陰11(14)【解訳】少陰病を病んで、ただ身体が冷えるだけで汗が出ない場合に、無理に発汗をさせると、必ず血液を動揺させる。その出血がどこから出るのかは決まっていない。口や鼻から出る場合もあるし、または目から出る場合もある。これを下厥上竭というのである。出血が止まらない場合は、治し難いのである。

陰11(15) 少陰病、悪寒、身踞まり、痢し、手足逆冷する者は、治せず。

陰11(15)【解訳】少陰病を病んで、悪寒し、身体を丸くかがめて横になりたがり、下痢し、手足の先から冷えて来る場合は、治らないのである。

陰11(16) 少陰病、吐痢、躁煩、四逆する者は、死す。

陰11(16)【解訳】少陰病を病んで、吐いたり下痢したりして、身体のやり場がなく、どうしようもなくなり、手足、身体が冷えて苦しがる場合は、死ぬのである。

陰11(17) 少陰病、下痢止みて頭眩し、時時、自から冒する者は、死す。

陰11(17)【解訳】少陰病を病んで、下痢は止まったけれども、頭がクラクラして、時々気が遠くなる場合は、死ぬのである。

陰11(18) 少陰病、四逆、悪寒而て身踞まり、脈、至らず、煩せず而て躁する者は、死す。

陰11(18)【解訳】少陰病を病んで、手足身体が冷え、悪寒がして、身体を丸くかがめて横になりたがり、脈がはっきりせず弱っていて、苦しさはないが手足をバタバタさせている場合は、死ぬのである。

陰11(19) 少陰病、六七日、息高き者は、死す。

陰11(19)【解訳】少陰病を病んで、六、七日目に普通ではない大きい鼾をかく場合は、死ぬのである。

陰11(20) 少陰病、脈、微細沈、但だ、臥せんと欲し、汗出で煩せず、自から吐せんと欲し、五六日に至り、自から痢し、復た煩躁し、臥寐するを得ざる者は、死す。

陰11(20)【解訳】少陰病を病んで、脈が微かで細くて沈んでいて、ただ横になりたがり、汗が出ているけれども苦しくはなく、自然に吐いて、その後、五、六日目に自然に下痢をして、その上に煩躁が起きて、横になって寝ることができない場合は、死ぬのである。

陰11(21) 少陰病、始め之を得、反って発熱、脈、沈の者は、麻黄附子細辛湯、之を主る。

陰11(21)【解訳】少陰病を病んで、最初に少陰病を発病をしたが、少陰病は発熱しないはずであるが、逆に発熱をして、脈が沈んでいる場合には、麻黄附子細辛湯が主治する。

陰11(22) 少陰病、之を得、二三日、麻黄附子甘草湯にて微しく汗を発す。二三日、裏證無きを以っての故に、微しく汗を発す也り。

陰11(22)【解訳】少陰病を病んで、発病してから二、三日目には、麻黄附子甘草湯を服用させたところ、少し発汗をした。その後、二、三日は裏證を現さない事から、病は表にある為に、少し汗が出たのである。

陰11(23) 少陰病、之を得、二三日以上、心中煩し、臥するを得ざるは、黄連阿膠湯、之を主る。

陰11(23)【解訳】少陰病を病んで、発病してから二、三日目を過ぎて、胸の中が火照って苦し

く、横になることができない場合には、黄連阿膠湯が主治する。

陰11(24) 少陰病、之を得、一二日、口中和し、其の背悪寒する者は、當に、之を灸す可し。附子湯、之を主る可し。

陰11(24)【解訳】少陰病を病んで、発病から一、二日目に、口の中の症状は何もなくなり、背中に悪寒がある場合は、当然、表に灸をしてやりなさい。更に附子湯が主治するのである。

陰11(25) 少陰病、身體痛み、手足寒え、骨節痛み、脈沈の者は、附子湯、之を主る。

陰11(25)【解訳】少陰病を病んで、身体が痛んで、手足が凍えるように冷たく、身体の節々が痛み、脈が沈んでいる場合には、附子湯が主治する。

陰11(26) 少陰病、下痢、膿血を便する者は、桃花湯、之を主る。

陰11(26)【解訳】少陰病を病んで、粘液や血液が混ざった下痢便をする場合には、桃花湯が主治する。

陰11(27) 少陰病、二三日より四五日に至り、腹痛、小便不利、下痢止まず、膿血を便する者は、桃花湯、之を主る。

陰11(27)【解訳】少陰病を病んで、二、三日目から四、五日目になっても、腹が痛み、小便が出難く、下痢が止まらず、大便に粘液や血液が混じる場合には、桃花湯が主治する。

陰11(28) 少陰病、下痢、膿血を便する者は、刺す可し。

陰11(28)【解訳】少陰病を病んで、桃花湯を服用しても、下痢し、大便に膿や血液が混ざり、治らない場合には、少陰の経に針を刺して、少陰の気を通じてやれば良いのである。

陰11(29) 少陰病、吐痢、手足厥冷、煩躁、死せんと欲す者は、呉茱萸湯、之を主る。

陰11(29)【解訳】少陰病を病んで、吐いたり下痢をしたり、手足の先から冷えて来て、胸が張ってひどく苦しがり、死ぬのではないかと思うような場合には、呉茱萸湯が主治する。

陰11(30) 少陰病、下痢、咽痛、胸満、心煩する者は、猪膚湯、之を主る。

陰11(30)【解訳】少陰病を病んで、下痢し、咽が痛み、胸が張って苦しく、動悸がする場合には、猪膚湯が主治する。

陰11(31) 少陰病、二三日、咽痛する者は、甘草湯を與へ、瘥えざる者は、桔梗湯を與ふ可し。

陰11(31)【解訳】少陰病を病んで、二、三日目に咽が痛む場合には、甘草湯を飲ませるべきである。もし、治らない場合には、桔梗湯を飲ませてやりなさい。

陰11(32) 少陰病、咽中傷られ、瘡を生じ、言語する能はず、声出でざる者は、苦酒湯、之を主る。

陰11(32)【解訳】少陰病を病んで、咽の中が爛れて潰瘍ができて痛み、話をすることができず、声が出ない場合には、苦酒湯が主治する。

陰11(33) 少陰病、咽中痛むは、半夏散及湯、之を主る。

陰11(33)【解訳】少陰病を病んで、咽の中が痛む場合には、半夏散及湯が主治する。

陰11(34) 少陰病、下痢するは、白通湯、之を主る。

陰11(34)【解訳】少陰病を病んで、下痢をする場合には、白通湯が主治する。

陰11(35) 少陰病、下痢、脈、微なる者に、白通湯を與ふ。痢止まず、厥逆、脈無く、乾嘔、煩す者は、白通加猪胆汁湯、之を主る。湯を服し、脈、暴に出づる者は、死す。微に続く者は、生く。

陰11(35)【解訳】少陰病を病んで、下痢をして、脈が微かな場合には、白通湯を飲ませてやりなさい。白通湯を飲んでも下痢が止まらず、手足の先から冷えて来て、脈がはっきりせず、嘔き気があっても物は吐かず、苦しむ場合には、白通加猪胆汁湯が主治する。もし、これを飲んでから直ぐに脈が出て来る場合は、死ぬのである。飲んでから微かに脈が続く場合は、助かるのである。

陰11(36) 少陰病、二三日、已まず、四五日に至り、腹痛、小便不利、四肢沈重疼痛、自から下痢する者は、此れ、水気有りと為す。其の人、或いは咳し、或いは小便利し、或いは下痢し、或いは嘔す者は、真武湯、之を主る。

陰11(36)【解訳】少陰病を病んで、二、三日目に回復せず、四、五日目になっても、腹が痛み、小便が出難く、手足が重く疼き痛み、自然に下痢をする場合は、津液のムラにより、水気がある為である。他に咳をしたり、または小便がよく出たり、または下痢をしたり、または嘔いたりする等、いずれの場合にも、真武湯が主治する。

陰11(37) 少陰病、下痢清穀、裏寒外熱、手足厥逆、脈、微、絶せんと欲し、身、反って悪寒せず。其の人、面赤色、或いは腹痛、或いは乾嘔、或いは咽痛、或いは痢止みて脈、出でざる者は、通脈四逆湯、之を主る。

陰11(37)【解訳】少陰病を病んで、水様便の下痢があって、裏が冷え、表に熱があり、手足の先から冷えて来て、脈が微かで判らなくなりそうになるが、それなのに悪寒は無い。他に顔色が赤い、または腹が痛む、または嘔き気があっても物は出ない、または咽が痛む、または下痢が止まっても脈が打って来ない程微かな脈である等の症状がある場合には、通脈四逆湯が主治する。

陰11(38) 少陰病、四逆し、其の人、或いは咳し、或いは悸し、或いは小便不利し、或いは腹中痛み、或は泄痢下重する者は、四逆散、之を主る。

陰11(38)【解訳】少陰病を病んで、手足の先から冷えて来て、他に咳をする、または動悸がする、または小便の出が悪い、または腹の中が痛む、または腹が渋る等の症状がある場合には、四逆散が主治する。

陰11(39) 少陰病、下痢、六七日、咳而て嘔し、渇し、心煩、眠るを得ざる者は、猪苓湯、之を主る。

陰11(39)【解訳】少陰病を病んで、下痢し、六、七日目になり、咳をして、嘔いて、咽が渇いて、胸が火照って苦しく、眠れない場合には、猪苓湯が主治する。

陰11(40) 少陰病、之を得、二三日、口燥咽乾する者は、急に之を下せ。大承気湯に宜し。

陰11(40)【解訳】少陰病を病んで、二、三日目に口中に熱を持って落ち着かず、咽が渇いて苦しい場合は、直ぐに下してやりなさい。それには、大承気湯が宜しい。

陰11(41) 少陰病、自から清水を痢し、色純青、心下、必ず痛み、口乾燥する者は、急に之を下せ。大承気湯に宜し。(宜、大柴胡湯。)

陰11(41)【解訳】少陰病を病んで、自然に純青色の水様便の下痢があり、必ずみぞおちの辺りが痛んで、口が渇く場合は、直ぐに下してやりなさい。それには、大承気湯が宜しい。

陰11(42) 少陰病、六七日、腹張し、大便せざる者は、急に之を下せ。大承気湯に宜し。

陰11(42)【解訳】少陰病を病んで、六、七日になって、腹が張って大便が出ない場合は、直ぐに下してやりなさい。それには、大承気湯が宜しい。

陰11(43) 少陰病、脈、沈なる者は、急に之を温めよ。四逆湯に宜し。（宜、人参湯。）

陰11(43)【解釈】少陰病を病んで、脈が沈んでいる場合は、裏が冷えているのであるから、直ぐに温めてやりなさい。それには、四逆湯が宜しい。

陰11(44) 少陰病、飲食口に入れば、則ち吐し、心中溫溫、吐せんと欲すれども、復た吐す能はず。始めに之を得、手足寒え、脈、弦遲なる者は、此れ、胸中實す。下す可からざる也。當に、之を吐す可し。（宜、瓜蒂散。）若し、膈上に寒飲有り、乾嘔する者は、吐す可からざる也。急に之を温めよ。四逆湯に宜し。（宜、人参湯。）

陰11(44)【解釈】少陰病を病んで、飲食物を口にすると、すぐに吐いてしまい、胸の中が蒸されるようにムカムカとしてゲーゲーいうが、物を吐くことができない。最初に少陰病を病んで、手足の先から冷えて来て、脈が沈んで遅の場合は、胸中が実しているのである。この時、下しをかけてはならないのである。当然、吐かせるべきである。もし、寒によってみぞおちの辺りに水の停滞があり、嘔気があっても物を吐かない場合は、吐かせてはならないのである。当然、直ぐに温めてやるべきである。それには、四逆湯が宜しい。

陰11(45) 少陰病、下痢し、脈、微澀、嘔而て汗出づれば、必ず數衣を更え、反って少なき者は、當に、其の上に灸し、之を温む可し。

陰11(45)【解釈】少陰病を病んで、下痢をして、脈は微かで渋り、嘔いて、その後で汗が出るような場合は、必ず々々大便が出るはずであるが、それが、逆に回数が少ない場合は、当然、少陰の経の横隔膜の上辺りに灸をして温めてやりなさい。

厥陰病脈證并治第十二
　足の厥陰肝経と手の厥陰心包経に障害を起こした状態。裏虚、上熱下寒で、熱が胸隔中にあり、四肢厥冷となる時期。やたらにのどが渇き、気が上焦に衝き上げ、心臓のあたりまで及んで来て、心臓の中または胸の中が熱くなって疼き痛み、腹が空いても食べられず、無理に食べると蛔虫が出る程にひどく吐き、下剤で下すと下痢が止まらなくなってしまう。

厥12(1) 厥陰の病為る、消渇、気上りて心を撞き、心中疼熱、飢えて食を欲せず。食すれば、則ち蛔を吐し、之を下せば痢止まず。

厥12(1)【解釈】厥陰病とは、やたらに咽が渇いて、気が上焦に衝き上げて心臓の辺りまで及んで来て、心臓または胸の中が熱く、疼き痛み、腹が空いているのに食べられず、無理に食べると嘔吐が止まらなくなり、下剤を飲ませると下痢が止まらなくなってしまう。

厥12(2) 厥陰の中風、脈、微浮なるは、癒えんと欲すと為す。浮ならざるは、未だ癒えずと為す。

厥12(2)【解釈】厥陰病を病んで、風に中てられ、脈が微かで浮いている場合は、治ろうとしているのである。脈が浮いていなければ、まだ治る時期になっていないのである。

厥12(3) 厥陰病、解せんと欲す時は、丑從り卯の上に至る。

厥12(3)【解釈】厥陰病を病んで、自然に治ろうとする時刻は、午前１時から午前６時までの間である。

厥12(4) 厥陰病、渇して水を飲まんと欲す者は、少少、之を興ふれば、癒ゆ。

厥12(4)【解訳】厥陰の病を病んで、咽が渇いて水を飲みたがっている場合は、少しずつ水を飲ませてやれば、自然に治るのである。

厥12(5) 諸の四逆、厥する者は、之を下す可からず。虚家も亦た然り。

厥12(5)【解訳】発汗、吐、下、火逆などの逆治によって、手足の先から冷えて来る場合は、下してはならない。虚弱体質の人で手足の先から冷えて来る場合もまた同じである。

厥12(6) 傷寒、先に厥し、後に発熱而て痢す者は、必ず自から止む。厥を見はせば復た痢す。

厥12(6)【解訳】傷寒を病んで、先に身体が冷えて、後で熱を発して下痢をする場合は、その下痢は必ず自然に止まるのである。冷えてくれば、また下痢をするのである。

厥12(7) 傷寒、始めに熱を発すること六日、厥すは、反って九日に而て痢す。凡そ、厥痢する者は、冨に、食す能はざる可し。今、反って能く食す者は、恐らく除中を為さん。食すに素餅を以って、発熱せざる者は、胃気、尚ほ在り。必ず癒ゆを知る。恐らくは、暴に熱来たり出で復た去る也。後、三日に之を脈し、其の熱続いて在る者は、之を期すに、旦日、夜半に癒えん。然る所以の者は、本、熱を発すること六日、厥、反って九日、復た熱を発すること三日、前の六日を併せ、亦た九日と為す。厥と相応ず。故に、之を期し、旦日、夜半に癒えん。後、三日、之を脈すれば、而して脈、数、其の熱、罷まざる者は、此れ、熱気有餘と為す。必ず癰膿を発す也。

厥12(7)【解訳】傷寒を病んで、最初発熱が六日間続き、その後、身体が冷えて逆に下痢が九日間続いた。一般に、身体が冷えて下痢をする場合は、当然食べる事ができないはずである。それが、今、逆によく食べられる場合は、恐らく除中であろう。うどんを食べさせて発熱しない場合は、胃の気がまだあり、必ず治ることが判るのである。多分、突然に発熱して、また平熱に戻るであろう。更に三日後に、脈の様子を見て、その熱が続いている場合は、夜半か翌朝に治るであろう。その理由は、最初に発熱が六日間あって、逆に冷えが九日間続いて、更に発熱が三日間あった。発熱は、最初の六日間と後の三日間を合わせて九日間となる。熱と冷えとが九日ずつの同じ日数で合わせて十八日間となって過経を過ぎる為、夜半か早朝に治ることが判るのである。翌日に治らず、その後三日目に脈を診ると、脈は数で熱が下がっていない場合は、熱気が有り余っている為で、必ず膿を持った吹出物ができるのである。

厥12(8) 傷寒、脈、遅、六七日、而して反って黄芩湯を興へ、其の熱を徹す。脈、遅を寒と為すに、今、黄芩湯を興へ、復た、其の熱を除けば、腹中応に冷ゆ。冨に、食す能はざるべし。今、反って能く食すは、此れ、除中と名づく。必ず死す。

厥12(8)【解訳】傷寒を病んで、脈が遅で、六、七日目になって治らないので、逆に黄芩湯を飲ませて胃の中の熱を取った。脈の遅は寒から来ているのだが、その上に黄芩湯を飲ませて、更に胃の熱を除いてしまったので、当然、腹中は冷えて食欲がないはずであるのに、今、逆によく食べられる場合を除中というのである。この場合は、必ず死ぬのである。

厥12(9) 傷寒、先ず厥し、後に発熱するは、下痢、必ず自から止む。而るに反って汗出で、咽中痛む者は、其の喉は痺と為す。発熱、汗無く、而して痢は必ず自から止む。若し、止まざれば、必ず膿血を便す。(宜、白頭翁湯。)膿血を便す者は、其の喉、痺せず。

厥12(9)【解訳】傷寒を病んで、先ず身体が冷え、後に発熱し下痢する場合は、発熱下痢は必

ず自然に止まるのである。しかし逆に汗が出て咽が痛む場合は、熱が上がって、喉は痺れるのである。発熱して汗が出ず下痢する場合は、必ず自然に止まるのである。もし、下痢が止まらない場合は、必ず大便に粘液や血液が混じってくる。熱が下がって大便に膿や血液が混じる場合は、喉が痺れることはないのである。

厥12(10) 傷寒、一二日より四五日に至り、厥する者は、必ず発熱す。前に熱す者は、後に必ず厥し、厥深き者は、熱も亦た深し。厥微なる者は、熱も亦た微也り。厥に応じ、之を下し、而して反って汗を発す者は、必ず口傷れ、爛れ、赤し。

厥12(10)【解訳】傷寒を病んで、一、二日目から四、五日目まで身体が冷える場合は、必ず発熱する。先に発熱した場合は、その後に必ず身体が冷える。冷えがひどい場合は、熱も必ず高くなる。冷えが微かな場合は、熱もまた低い。身体が冷えて下すべき証があり、下したところ、逆に発汗をした場合は、熱が上へ上がって、必ず口が傷ついて爛れて赤くなる。

厥12(11) 傷寒、厥を病むこと五日、熱も亦た五日なれば、設し、六日に、当に、復た厥す可し。厥せざる者は自から癒ゆ。厥、終に五日を過ぎず、熱も五日なるを以っての故に、自から癒ゆを知る。

厥12(11)【解訳】傷寒を病んで、冷えが五日間続き、次に、発熱も五日間続けば、もし、その翌日には、また冷えるはずである。もし、冷えない場合は、自然に治るのである。冷えが五日間で終わり、発熱も同様であれば、それで自然に治るということが判るのである。

厥12(12) 凡そ、厥なる者は、陰陽の気、相順接せず、便ち、厥を為す。厥なる者は、手足逆冷、是れ也り。

厥12(12)【解訳】一般に、冷えている場合は、陰陽の気が互いに交流を失う為に、手足の先から冷えて来る厥を起こすのである。

厥12(13) 傷寒、脈、微に而て厥し、七八日に至り膚冷え、其の人、躁し、暫く安き時無き者は、此れ、臓厥と為す。蚘厥と為すに非ざる也。蚘厥の者は、其の人、当に、蚘を吐す可し。病者をして静にせしめ、而して復た時に煩せしむ。此れ、臓寒と為す。蚘上りて膈に入る、故に煩す。須臾にして復た止む。食を得て嘔し、又煩す者は、蚘、食臭を聞きて出づ。其の人、自から蚘を吐す。蚘厥の者は、烏梅圓、之を主る。又、(烏梅丸)久利を主る。

厥12(13)【解訳】傷寒を病んで、脈が微かで手足の先から冷えて来て、七、八日目になって、更に皮膚が冷え、苦しがって少しもじっとしていられない場合は、臓厥であって、蚘厥ではないのである。蚘厥の場合は、当然、蚘虫を吐くはずである。落ち着いているかと思うと、また時折、苦しくなるのは、臓に寒がある為で、蚘虫が上ぼって横隔膜に入ってくる為に苦しくなるが、暫くするとまた止むのである。食事をすると吐き、また胸苦しくなる場合は、蚘虫が食臭を感じて出て来る為で、自然に蚘虫を吐くはずである。蚘厥の場合には、烏梅圓が主治する。また長く下痢している場合も主治する。

厥12(14) 傷寒、熱少なく、厥、微に、指頭寒え、黙黙として食を欲せず、煩躁、数日にして、小便利し、色白き者は、此れ、熱除く也り。食を得んと欲すれば、其の病癒ゆと為す。若し、厥而て嘔し、胸脇煩満する者は、其の後必ず便血す。

厥12(14)【解訳】傷寒を病んで、発熱は少なく、少し手足の先から冷えて来て、指先が凍え、

黙り込んで食欲がなく、落ち着かず数日間悶え苦しみ、小便がよく出て透明な場合は、内熱がとれたのである。それで食欲が起これば、病が治るのである。もし、手足の先から冷えて来て、嘔き、胸から脇へかけて苦しく張る場合は、必ず、その後に大便に血液が混じるのである。

厥12(15) 病者、手足厥冷し、我れ結胸せず、少腹満すと言ひ、之を按ずるに痛む者は、此れ、冷、結し、膀胱、関元に在る也り。

厥12(15)【解釈】手足の先から冷えて来ているが、自覚症状では、胸苦しさはなく、少し下腹部が張っていると言う為、下腹を押さえると痛む場合は、冷えは上よりも下の膀胱や関元など下焦に集結し、溜まり易いのである。

厥12(16) 傷寒、発熱四日、厥すこと反って三日、復た熱すこと四日、厥少なく熱多きは、其の病、富に、癒ゆ可し。四日より七日に至り、熱除かざる者は、其の後必ず膿血を便す。

厥12(16)【解釈】傷寒を病んで、発熱が四日間続いて、逆に冷えが三日間続いた。そのあと、また発熱が四日間続いた。厥の日数が少なく熱の日数が多い場合は、その病は、当然治るはずである。しかし、発病後、四日目以降七日目までに発熱が治まらない場合は、必ず、その後に、粘液や血液の混じった大便をするようになるのである。

厥12(17) 傷寒、厥すこと四日、熱すこと反って三日、復た厥すこと五日なれば、其の病進むと為す。寒多く熱少なきは、陽気退く故に、進むと為す也り。

厥12(17)【解釈】傷寒を病んで、冷えが四日間続き、その後、逆に発熱が三日間続き、更に再び冷えが五日間続く場合は、病状は進行しているのである。厥の日数が多く、熱の日数が少ない場合は、陽気が抑えられて少なくなった為に、病状は進行しているのである。

厥12(18) 傷寒、六七日、脈、微、手足厥冷、煩躁するは、厥陰に灸す。厥、還らざる者は、死す。

厥12(18)【解釈】傷寒を病んで、六、七日目に脈が微かで、手足の先から冷えて来て、苦しがっている場合は、厥陰の経に灸をしてやりなさい。灸をしても冷えがとれない場合は、死ぬのである。

厥12(19) 傷寒、発熱、下痢、厥逆、躁し、臥するを得ざる者は、死す。

厥12(19)【解釈】傷寒を病んで、発熱し、下痢し、四肢が冷え、手足をバタバタ動かし、静かに横になれない場合は、死ぬのである。

厥12(20) 傷寒、発熱、下痢、至って甚だしく、厥、止まざる者は、死す。

厥12(20)【解釈】傷寒を病んで、発熱、下痢、手足の冷え、じっとしていられない場合は、死ぬのである。

厥12(21) 傷寒、六七日、痢せず、便ち発熱而て痢し、其の人、汗出で止まざる者は、死す。陰有りて陽無きが故也り。

厥12(21)【解釈】傷寒を病んで、六、七日目まで下痢はなかったが、突然に発熱して下痢を起こし、汗が出て止まらなくなった場合は、死ぬのである。これは陰気だけが残って、陽気が失われているからである。

厥12(22) 傷寒、五六日、結胸せず、腹、濡、脈、虚し、復た厥する者は、下す可からず。此れ、亡血と為す。之を下せば、死す。

厥12(22)【解釈】傷寒を病んで、五、六日目に結胸せず、腹は軟らかく、脈に力がなく、その

上に手足の先から冷えて来ている場合は、下してはならない。この状態は貧血している為、下すと死ぬのである。

厥12(23) 発熱而て厥し、七日に、下痢する者は、治し難しと為す。

厥12(23) 【解訳】傷寒を病んで、発熱し、手足は冷えて、七日目に下痢をする場合は、治り難いのである。

厥12(24) 傷寒、脈、促、手足厥逆する者は、之に灸す可し。

厥12(24) 【解訳】傷寒を病んで、脈が時々止まるような促脈で、手足の先から冷えて来る場合は、厥陰の経に灸をしてやるべきである。

厥12(25) 傷寒、脈、滑而て厥する者は、裏に熱有る也り。白虎湯、之を主る。

厥12(25) 【解訳】傷寒を病んで、脈がクリクリした滑の熱の脈であり、手足の先から冷えて来る場合は、裏に熱があるのである。それには、白虎湯が主治する。

厥12(26) 手足厥寒し、脈、細、絶せんと欲す者は、当帰四逆湯、之を主る。

厥12(26) 【解訳】手足の冷えがひどく、表裏倶に冷えにより血流が悪くなり、脈が細くて判らなくなりそうな場合には、当帰四逆湯が主治する。

厥12(27) 若し、其の人、内に久寒有る者は、宜しく、当帰四逆加呉茱萸生姜湯、之を主る。

厥12(27) 【解訳】もし、普段から長い間の冷えがある場合には、胃の冷えを除く、当帰四逆加呉茱萸生姜湯が良い。これが主治する。

厥12(28) 大いに汗出で、熱去らず、内、拘急し、四肢疼き、又、下痢、厥逆而て悪寒する者は、四逆湯、之を主る。

厥12(28) 【解訳】大量に汗が出たが熱は除かれず、大量の汗が出た為に腹の内が引き攣れ、手足が疼き痛み、また、下痢をして手足の先から冷えて来て、悪寒がする場合には、四逆湯が主治する。

厥12(29) 大いに汗し、若しくは大いに下痢而て厥冷する者は、四逆湯、之を主る。

厥12(29) 【解訳】大量に汗が出たり、又はひどく下痢をして、陽が弱って体液のムラがひどくなり、内に寒を生じて、手足の先から冷えて来る場合には、四逆湯が主治する。

厥12(30) 病人、手足厥冷し、脈、乍ち緊なる者は、邪、結し、胸中に在り。心中満而て煩し、飢えて食す能はざる者は、病、胸中に在り。当に、須く之を吐す可し。瓜蒂散に宜し。

厥12(30) 【解訳】手足の先から冷えて来て、脈が急に緊になった場合には、病邪が胸中に結ぼれている。みぞおちの辺りが一杯になって苦しく、腹は空いているけれども食べることが出来ない場合は、病邪が胸中にあるので、当然、吐かせるべきである。それには、瓜蒂散が宜しい。

厥12(31) 傷寒、厥而て心下悸す者は、宜しく、先ず、水を治す可し。当に、茯苓甘草湯を服す可し。却って其の厥を治す可し。然せざれば、水漬、胃に入り、必ず痢を作す也り。

厥12(31) 【解訳】傷寒を病んで、四肢が冷えて、みぞおちの辺りに動悸がする場合は、当然、先ず水邪を治すのが宜しい。それには、茯苓甘草湯を飲ませなさい。その後に冷えを治しなさい。そうしないと水が滞って胃に入り、必ず下痢を起こすのである。

厥12(32) 傷寒、六七日、大いに下し、後に、寸脈、沈に而て遅、手足厥逆し、下部の脈至らず、咽喉不利、膿血を唾し、泄痢止まざる者は、治し難しと為す。麻黄升麻湯、之を主る。

103

厥12(32)【解訳】傷寒を病んで、六、七日目にひどい下痢をした後に、寸口の脈が沈んで遅となり、手足の先から冷えて来て、下部の趺陽の脈や少陰の脈が打って来なくなるような判り難い脈になり、咽喉が塞がって痞えたようになり、濃い痰や血液の混じった唾を吐き、下痢が止まらない場合は、治り難いのである。それには、麻黄升麻湯が主治する。

厥12(33) 傷寒、四五日、腹中痛み、若しくは轉気下りて、少腹に趣く者は、此れ、自痢せんと欲す也。

厥12(33)【解訳】傷寒を病んで、四、五日目に腹の中が痛むか、もしくはガスが動いて下腹の方に降りて来る場合は、自然に下痢をして治ろうとしているのである。

厥12(34) 傷寒、本、自から寒下するを、医、復た之を吐下し、寒、格更に逆吐下し、若し、食口に入れば即ち吐すは、乾姜黄連黄芩人参湯、之を主る。

厥12(34)【解訳】傷寒を病んで、本来、寒邪の為に自然に下痢をするのだが、医者が間違えて、その上に吐かせたり下したりした為、冷えがひどくなり、更に吐下がひどくなり、もし、食物を食べさせると、すぐ吐いてしまうような場合には、乾姜黄連黄芩人参湯が主治する。

厥12(35) 下痢、微熱有り、而して渇し、脈、弱なる者は、今、自から癒ゆ。

厥12(35)【解訳】厥陰を病んで、下痢し、陽気が増し、微熱があり、咽が渇き、脈が弱い場合は、自然に治るのである。

厥12(36) 下痢、脈、数、微熱有り、汗出づるは、今、自から癒ゆ。設し、復た、緊なれば、未だ解せずと為す。

厥12(36)【解訳】厥陰を病んで、下痢し、脈は数で微熱があり、汗が出る場合は、次第に自然に治るのである。もし、脈が再び緊になる場合は、寒がとれていないので、まだ治ってはいないのである。

厥12(37) 下痢、手足厥冷し、脈、無き者は、之を灸す。温まらず、若しくは、脈、還らず、反って微喘する者は、死す。

厥12(37)【解訳】厥陰を病んで、下痢し、手足の先から冷えて来て、脈が触れない場合は、灸をしてやりなさい。灸をしても温まらず、脈も現れず、逆に少しゼイゼイという場合は、死ぬのである。

厥12(38) 少陰、趺陽、負なる者は、順と為す也。

厥12(38)【解訳】少陰病を病んで、足の厥陰腎経すなわち腎の働きが、足の陽明胃経すなわち胃の働きに抑えられている場合は、治り易いのである。

厥12(39) 下痢、寸脈、反って浮数、尺中、自から濇なる者は、必ず膿血を清す。

厥12(39)【解訳】厥陰を病んで、下痢し、寸口の脈が逆に浮いて速く、尺中の脈が自然と渋っている場合は、必ず膿血だけの大便を下すのである。

厥12(40) 下痢、清穀するは、表を攻む可からず。汗出だせば、必ず脹満す。

厥12(40)【解訳】不消化便を下痢する場合は、発汗をさせてはならない。発汗をさせると必ず腹が張って苦しくなってしまう。

厥12(41) 下痢、脈、沈弦の者は、下重する也。脈、大なる者は、未だ止まずと為す。脈、微弱数なる者は、自から止まんと欲すと為す。熱を発すと雖も、死せず。

厥12(41)【解訳】厥陰を病んで、下痢し、脈が沈んで弦である場合は、腹が渋る下痢をする。

脈が大きい場合は、まだ下痢は止まらないのである。脈が微かで弱く速い場合は、下痢は自然に止まろうとするのである。例え、発熱しても死ぬことはないのである。

厥12(42) 下痢、脈、沈に而て遅、其の人、面少しく赤く、身に微熱有り、下痢清穀する者は、必ず鬱冒し、汗出で解す。病人、必ず微厥す。然る所以の者は、其の面、戴陽し、下、虚すが故也り。（宜、通脈四逆湯。）

厥12(42)【解訳】厥陰を病んで、下痢し、脈が沈んで遅い場合は、裏に寒があり、顔色が少し赤く、身体に少し熱があり、未消化便を下痢する場合は、必ず、頭に熱がこもってボーッとなる。頭から汗が出ると治る。必ず、少し身体が冷えてくる。その理由は、顔に熱があり、下焦が虚している為である。

厥12(43) 下痢、脈、数に而て渇す者は、今、自から癒ゆ。設し、瘥えざれば、必ず膿血を清す。熱有るを以っての故也り。（宜、猪苓湯。）

厥12(43)【解訳】厥陰を病んで、下痢し、脈が数で咽が渇く場合は、次第に自然に治るのである。もし、治らない場合は、下焦に熱がある為、必ず、粘液や血液だけの大便を下すのである。脈の数は熱であり、内熱が表に向かう場合は、治るのであり、協熱する場合は、治らないのである。

厥12(44) 下痢の後、脈、絶し、手足厥冷し、晬時に脈還り、手足温なる者は、生き、脈還らざる者は、死す。（宜、白通加猪胆汁湯。）

厥12(44)【解訳】厥陰を病んで、下痢し、脈が弱く判らなくなり、手足の先から冷えて来て、2時間程で再び脈が現れ、陽気が戻って来て、手足が温くなる場合は、助かるのである。脈が現れない場合は、死ぬのである。

厥12(45) 傷寒、下痢、日に十余行、脈、反って実の者は、死す。

厥12(45)【解訳】傷寒を病んで、下痢が一日に十数回あり、脈が微弱であるはずなのに、逆に、脈に力がある場合は、死ぬのである。

厥12(46) 下痢清穀、裏寒外熱し、汗出で厥す者は、通脈四逆湯、之を主る。

厥12(46)【解訳】未消化便を下痢して、裏には寒があり冷え、表に熱が集まり温まって来る為、汗が出てくる。汗が出ると、内寒が益々ひどくなって手足の先から冷えて来る。それには、陽を助け裏寒を散ずる、通脈四逆湯が主治する。

厥12(47) 熱痢下重する者は、白頭翁湯、之を主る。

厥12(47)【解訳】内熱による腹の渋り痛みがあり、ひどい下痢をする場合には、白頭翁湯が主治する。

厥12(48) 下痢、腹脹満し、身體疼痛する者は、先ず、その裏を温め、乃ち、其の表を攻む。裏を温むるは、四逆湯に宜し。（宜、人参湯。）表を攻むるは、桂枝湯に宜し。

厥12(48)【解訳】厥陰を病んで、下痢し、腹が張って一杯になり、身体が疼き痛む場合は、先に裏を温め、裏が温まった後に、表證を治療しなさい。裏を温めるには、四逆湯が宜しい。表證を治療するには、桂枝湯で発汗をしてやるのが宜しい。

厥12(49) 下痢、水を飲まんと欲す者は、熱有るを以っての故也り。白頭翁湯、之を主る。

厥12(49)【解訳】厥陰を病んで、下痢し、水を飲みたがる場合は、内に熱がある為である。それには、白頭翁湯が主治する。

厥12(50) 下痢、譫語する者は、燥屎有る也り。小承気湯に宜し。

厥12(50)【解訳】厥陰の下痢で、譫言を言う場合は、燥いた糞がある為である。それには、小承気湯で下すのが宜しい。

厥12(51) 下痢の後、更に煩し、之を按ずれば、心下濡なる者は、虚煩と為す也り。梔子鼓湯に宜し。

厥12(51)【解訳】厥陰を病んで、下痢の後に、胸中の苦しさが更にひどくなり、みぞおちの辺りを押してみると軟らかい場合は、虚から来ている煩であるから、梔子鼓湯が主治する。

厥12(52) 嘔家、癰膿有る者は、嘔を治す可からず。膿盡くれば、自から癒ゆ。

厥12(52)【解訳】嘔き癖があって、身体に膿を持った吹出物がある場合は、嘔吐を治す治療をしてはならない。膿が出てしまえば、嘔吐も自然に治るのである。

厥12(53) 嘔而て、脈、弱、小便復た利し、身に微熱有り、厥を見はす者は、治し難し。四逆湯、之を主る。

厥12(53)【解訳】嘔いて、脈が弱く、それで小便の出は良く、身体に微熱があり、手足の先から冷えて来る場合は、治り難いのである。それには、四逆湯が主治する。

厥12(54) 乾嘔し、涎沫を吐し、頭痛する者は、呉茱萸湯、之を主る。

厥12(54)【解訳】ゲエゲエというが物は出ず、泡の唾や粘液を吐き、頭痛がする場合は、胃が冷えている為で、それには裏を温めて寒を散ずる、呉茱萸湯が主治する。

厥12(55) 嘔而て発熱する者は、小柴胡湯、之を主る。

厥12(55)【解訳】嘔いた後に、発熱して来る場合には、小柴胡湯が主治する。

厥12(56) 傷寒、之、大いに吐し、大いに下し、極虚、復た極まりて汗出づる者は、其の人、外気怫鬱たるを以って、復た之に水を興え、以って其の汗を発すれば、因りて噦を得る。然る所以の者は、胃中寒冷するが故也り。

厥12(56)【解訳】傷寒を病んで、ひどく吐いたり下したりした為に、極度に衰弱し、更に、ひどく吐いたり汗をかいて、体表に熱が鬱積し、顔が赤くなった為に、間違えて、更に水を飲ませ、発汗をさせた為に、シャックリが出るようになった。その理由は、水を飲ませて、胃の中をひどく冷やした為である。

厥12(57) 傷寒、噦而て腹満するは、其の前後を視て、何の部の利せざるかを知り、之を利すれば、則ち癒ゆ。

厥12(57)【解訳】傷寒を病んで、シャックリをして腹が一杯に張る場合は、大小便の具合を確認して、どちらが通じていないかを調べ、その通じをつけてやれば治るのである。

霍乱病脈證幷治第十三
　傷寒病状態に発症するが、雑病であって、傷寒ではない。嘔吐して下痢する病。

霍13(1) 問うて曰く、病に霍乱なる者有りとは何ぞ也。答へて曰く、嘔吐而て痢すを名づけて霍乱という。

霍13(1)【解訳】霍乱病というものがあるが、どのような病でしょうか。それは、嘔吐したあと下痢をする病で、霍乱病というのである。

霍13(2) 問うて曰く、発熱、頭痛、身疼、悪寒、吐痢を病む者は、此れ、何（いずれ）の病に属す也。答へて曰く、此れ、霍乱と名づく。自から吐下し、又痢止んで、復た更に発熱する也。

霍13(2)【解訳】発熱、頭痛、身体が疼き痛み、悪寒し、嘔吐して下痢をする場合は、何の病に分類されるのでしょうか。それは、このような症状を霍乱病というのである。自然に吐いたり下痢をしたり、また下痢が止まった後で再び発熱するのである。

霍13(3) 傷寒、其の脈、微濇（びじゅう）の者、本、是れ、霍乱なるに、今、是れ、傷寒、却って四五日、陰経上に至り、轉（てん）じて陰に入れば、必ず痢す。本、嘔（もと）し、下痢する者は、治す可からざる也。大便を似って、反って失気（しっき）せんと欲し、仍ほ、痢せざる者は、腸明に属す也。便、必ず硬し。十三日に癒ゆ。然る所以の者は、経を盡（つく）す故也。

霍13(3)【解訳】傷寒を病んで、脈が微かで渋っている場合は、本来、これは霍乱病の脈であるのに、現在、これは、傷寒を病んで四、五日目になり、病邪が陽経から陰経に移り入り、当然、初めは吐下するはずはないが、陰に入れば必ず下痢をするのである。本来、吐いて下痢する場合は、治療をしてはならないのである。下痢が止まった後で便意を催すが、逆にガスばかり出る場合は、腸明に分類されるのである。大便は必ず堅くなる。十三日目に治るのである。その理由は、再経を巡り終る為である。

霍13(4) 下痢の後は、當（まさ）に、便硬かる可し。硬く、則ち、能く食す者は癒ゆ。今、反って食す能はず、後、経中に到り、頗（すこぶ）る能く食し、復た一経を過て、能く食すは、之を過る一日に、當に、癒ゆ可し。癒えざる者は、腸明に属さざる也。

霍13(4)【解訳】下痢をした後は、当然、大便は硬くなるはずである。大便が硬くなって食欲が出る場合は治るのである。今、逆に食べることができず、その後、腸明の経に入り、食欲が出てきて食べ、更に一経の六日目を過ぎても良く食べる場合は、当然、翌日の七日目に治るのである。もし治らない場合は、陽明病には属していないのである。

霍13(5) 悪寒、脈、微に而て、復た痢し、痢止めば亡血する也。四逆加人参湯、之を主る。

霍13(5)【解訳】下痢が止まった後、悪寒がして、脈が微かになり、再び下痢し、その下痢が止まったのは、病が治ったのではなく、貧血を起こしているである。それには、四逆加人参湯が主治する。

霍13(6) 霍乱、頭痛、発熱、身疼痛、熱多く、水を飲まんと欲す者は、五苓散、之を主る。寒多く、水を用いざる者は、理中丸、之を主る。

霍13(6)【解訳】霍乱病を病んで、頭痛し、発熱し、身体が疼き痛み、熱症状が多く、水を飲みたがる場合には、五苓散が主治する。熱症状がなく冷えが強く、水を呑みたがらない場合には、理中丸が主治する。

霍13(7) 吐痢を止み、身痛休まざる者は、當に、消息（しょうそく）し、其の外を和解す可し。宜しく、桂枝湯にて小しく之を和す可し。

霍13(7)【解訳】嘔吐、下痢が止まっても、身体の痛みが続く場合は、体内が虚したことで体表も虚している為、当然、よく容態を見て、体表を和してやりなさい。それには、桂枝湯を飲ませて表虚を少し和して治してやるのが宜しい。

霍13(8) 吐痢し、汗出で、発熱、悪寒、四肢拘急（ししこうきゅう）、手足厥冷（てあしけつれい）する者は、四逆湯、之を主る。

霍13(8)【解訳】吐き下して、汗が出て、表證ではない発熱、悪寒がして、手足が引き攣り、手足の先から冷えて来る場合には、四逆湯が主治する。

霍13(9) 既に吐し、且つ痢し、小便復た利し、大いに汗出で、下痢清穀、内寒外熱、脈、微、絶せんと欲す者は、四逆湯、之を主る。

霍13(9)【解釈】既に吐いて下痢した後、その上に小便がよく出て、ひどく汗が出て、未消化便を下痢し、体内の水分が枯渇して陽虚、内寒になっていて、内が冷えて外に熱が浮いて、脈が微かで判らなくなるような場合は、四逆湯が主治する。

霍13(10) 吐已み、下断じ、汗出で、厥し、四肢拘急解せず、脈、微、絶せんと欲す者は、通脈四逆加猪胆汁湯、之を主る。

霍13(10)【解釈】吐き気が治まり、体内に水分が少なくなっていたが、下痢は止まり、汗が出て、身体が冷え、手足の引き攣りが治まらず、脈が微かで判らなくなるような場合には、通脈四逆加猪胆汁湯が主治する。

霍13(11) 吐痢し、発汗し、脈、平にして、小煩する者は、新虚穀気に勝えざるを以っての故也り。

霍13(11)【解釈】吐かせたり、下痢したり、発汗したりして、脈は回復して治ったのであるが、胸に煩が残って少し悶え苦しむ場合は、吐、下、発汗により脾胃が新たに虚してしまった為に、穀気が正しく巡らず、穀物を消化することができないのである。

陰陽易瘥後労復病脈證併治第十四
男女の交接に因り男女の一方の病気が相手の方へ伝わる病で、男子から女子へ伝わった場合を陽易といい、女子から男子へ伝わった場合を陰易。病が治ろうとしている回復期に、女労復、食復、飲酒復などに因り、身体に無理をした為に再発した病。

易14(1) 傷寒、陰陽易の病を為し、其の人、身体重く、少気し、少腹裏急し、或いは陰中に引きて拘攣し、熱上りて胸を衝き、頭重くして挙るを欲せず、眼中花を生じ、膝脛拘急する者は、焼裩散、之を主る。

易14(1)【解釈】陰陽易とは男女の性行為により、一方の病気が相手の方へ伝わることをいうのである。男子から女子へ伝わった場合を陽易といい、女子から男子に伝わった場合を陰易というのである。瘥後労復病とは、病の回復期に無理をした為に病が再発したことをいうのである。銭氏は女労復、食復、飲酒復などを挙げている。
傷寒を病んで、陰陽易になった場合は、身体が重くだるく、呼吸が浅くなり、下腹の内が引き攣れて痛み、或いは陰部の方にかけて引き攣り、下腹から熱い感じが胸の方に衝き上げて来て、頭が重くて持ち上げられず、眼の中に火花が散るようになり、膝から脛にかけて引き攣る場合には、焼裩散が主治する。

易14(2) 大病瘥え、後、労、復す者は、枳実梔子湯、之を主る。若し、宿食有る者は、大黄、博碁子大の如き、五、六枚加ふ。

易14(2)【解釈】大病が回復した後で、無理をして病が再発した場合には、枳実梔子湯が主治する。もし宿食がある場合は、大黄1～2gを加えなさい。

易14(3) 傷寒、瘥え已り、後、更に発熱する者は、小柴胡湯、之を主る。脈、浮なる者は、汗

を以って之を解し、脈、沈實の者は、下を以って之を解す。
易14(3)【解訳】傷寒を病んで、症状が一応回復した後に、再び発熱する場合には、小柴胡湯が主治する。脈が浮いている場合は、発汗して治る。脈が沈んで実している場合は、下痢をして治るのである。
易14(4) 大病瘥えて後、腰從り已下に水気有る者は、牡蠣澤瀉散、之を主る。
易14(4)【解訳】大病が回復した後で、腰から下が浮腫む場合には、牡蠣沢瀉散が主治する。
易14(5) 大病瘥えて後、喜んで唾をはき、久しく了了とせざる者は、胃上に寒有り。當に、丸薬を以って之を温む可し。理中丸に宜し。
易14(5)【解訳】大病が回復した後で、度々唾を吐き、暫らくの間、気分がはっきりせず、身体が充分に回復しない場合は、胃の上部に寒があるのである。当然、温めるべきで、丸薬が之くところである。それには、理中丸が宜しい。
易14(6) 傷寒、解して後、虛羸少気し、気逆し、吐せんと欲す者は、竹葉石膏湯、之を主る。
易14(6)【解訳】傷寒を病んで、回復した後に、身体が痩せて力がなく、呼吸が弱く、胸に衝き上げが来て、吐き気がある場合には、竹葉石膏湯が主治する。
易14(7) 病人、脈、已に解し、日暮に微煩するは、病、新に瘥へたれば、人、強いて穀を興へたるも、脾胃の気、尚ほ弱く、穀を消する能はざる故に、微煩せしむ。穀を損ずれば、則ち、癒ゆ。
易14(7)【解訳】脈が既に正常に戻っているけれども、夕暮れになると少し悶え苦しむ場合は、病がようやく回復したので周囲の人が体力を付けさせようと考えて無理に食物を食べさせたところ、まだ脾胃の働きが弱く、食物を消化することができない為に、煩が起きて少し苦しくなったのである。食事を控えれば、それで治るのである。

不可発汗病脈證併治第十五
　発汗をさせてはならない病と證。
　病が外にあり、当然発汗に因って治療をする可きであるが、発汗をさせてはならない状態。以下、発汗について可と不可の処方と治療法を集めたもの。

不汗15(1) 夫れ、思へらく、疾病、急倉に至り、卒に尋ね、要を按ずる者は、以って得難きと為す。故に、重ねて諸の可と不可との方治を集む。之、三陰三陽の篇中と比すれば、此れ、見易き也。又、時に、是れ、三陰三陽に止まらざること有り。諸の可と不可、中に在るを出だす也り。
不汗15(1)【解訳】一般に、恐らく、病気がさし迫ってから直ぐに症状を確認し、脈を診ただけでは、要領を得ることは難しい。その為、更に様々な症状の治療の可と不可と処方と治療法をここに集めた。これを三陰三陽篇の記述に比較すると分かり易いはずである。また、時折、三陰三陽篇の範囲外のことは、各々の可と不可の記述を取り上げて示してある。
不汗15(2) 脈、濡にして弱、濡は反って巓に在り、弱は反って関に在り。微は反って上に在

り、濇は反って下に在り。微は則ち陽気足らず、濇は則ち血無く、陽気反って微、中風、汗出で、反って躁煩す。濇は則ち血無く、厥して且つ寒ゆ。陽、微に、発汗すれば、躁して眠るを得ず。

不汗15(2)【解説】脈が、軟らかくて弱く、濡の脈は逆に寸口にあり、弱の脈は逆に関上にある。一般的に、逆に微の脈が寸口にあり陽気の不足を意味し、逆に渋の脈が尺中にあり貧血を意味しているのである。逆に表の陽気が少ない場合には、逆に風に中てられると汗が出て躁煩する。渋の脈は貧血になっているので、手足の先から冷えて来て、その上に身体は凍えるのである。陽が虚して血虚であるのに、発汗をさせると悶え苦しんで眠れなくなってしまうのである。

不汗15(3) 動気、右に在れば、汗を発す可からず。汗を発すれば、則ち、衄し、渇し、心苦しみ煩す。飲めば、即ぐ、水を吐す。

不汗15(3)【解説】動悸が臍の右にある場合は、肺が虚しているので、発汗をさせてはならない。発汗をさせると鼻血を出して、咽が渇き、胸苦しくなり、水を飲めば、すぐに吐いてしまう。

不汗15(4) 動気、左に在れば、汗を発す可からず。汗を発すれば、則ち、頭眩、汗止まず、筋惕肉瞤す。

不汗15(4)【解説】動悸が臍の左にある場合は、肝が虚しているので、発汗をさせてはならない。無理に発汗をさせると、頭がクラクラし、汗が止まらず、筋肉痙攣を起こすようになる。

不汗15(5) 動気、上に在れば、汗を発す可からず。汗を発すれば、則ち、気上衝し、正に心端に在り。

不汗15(5)【解説】動悸が臍の上にある場合は、心が虚しているので、発汗をさせてはならない。発汗をさせると、気が上の方に衝き上げて来てみぞおちの辺りまで及んで来るのである。

不汗15(6) 動気、下に在れば、汗を発す可からず。汗を発すれば、則ち、汗無く、心中大いに煩し、骨節苦疼、目運、悪寒し、食すれば、則ち、反って吐し、穀を前むを得ず。

不汗15(6)【解説】動悸が臍の下にある場合は、腎が虚しているので、発汗をさせてはならない。発汗をさせると汗が出なくなって、心が火照って苦しく、骨の節々が疼き痛み、目がまわり、悪寒し、食べれば逆に吐き、食物が咽を通らなくなる。

不汗15(7) 咽中閉塞するは、汗を発す可からず。汗を発すれば、則ち、血を吐し、気絶せんと欲し、手足厥冷、蜷臥するを得んと欲し、自から温まる能はず。

不汗15(7)【解説】咽が塞がっている場合は、発汗をさせてはならない。発汗をさせると、血を吐き、体力が衰え、手足の先から冷えて来て、背中を丸めて横になりたがり、自分で暖まろうとしても暖まらないのである。

不汗15(8) 諸の脈、数動微弱を得る者は、汗を発す可からず。汗を発すれば、則ち、大便難く、腹中乾き、胃燥布て煩し、其の形相象りて、根本を源を異にす。

不汗15(8)【解説】速い脈、動揺している脈、微かな脈、弱い脈など様々な脈を現す場合は、発汗をさせてはならない。発汗をさせると、それで大便が出難くなり、腹の中すなわち裏が乾いて胃に熱を持って渇き苦しむ。その脈状が数動の場合は、表熱であり、脈状が

微弱の場合は、虚熱であるから、似ていても病の根本の原因は違っているのである。

不汗15(9) 脈、微にして弱、弱は反って関に在り、濡は反って巓に在り、弦は反って上に在り、微は反って下に在り。弦は陽運と為す。微にして陰寒なれば、上実下虚、意、温を得んと欲す。微弦は虚と為す。汗を発す可からず。汗を発すれば、則ち、寒慄し、自から還る能はず。

不汗15(9)【解訳】脈が微かで弱い場合は、逆に弱の脈が関上に現れ、逆に濡の脈が関上に現れ、逆に弦の脈が寸口に現れ、逆に微の脈が尺中に現れている場合は、原則に反している。弦は陽を巡らせる力があり、微は体内が冷えているのであり、身体の上部が熱して下部が冷えれば、温まろうとする。微弦は虚であるから、発汗をさせてはならない。発汗をさせると、それでゾクゾクと悪寒がして震え、身体が暖まらなくなってしまう。

不汗15(10) 欬す者は、則ち劇し。数、涎沫を吐し、咽中必ず乾き、小便不利、心中飢煩、晬時に発し、其の形瘧に似て、寒有り熱無く、虚して寒慄し、欬し、発汗し、踡し、苦満し、腹中復た堅し。

不汗15(10)【解訳】咳が出る場合は、その症状はとても激しいものである。度々涎や泡のような唾を吐き、必ず咽が渇き、小便の出が悪くなり、胸の中が虚しくなり、火照るような発作が2時間の間隔で起こり、瘧病のような寒症状があり熱症状はなく、身体が弱って、悪寒し震え、咳が出て、発汗し、身体を丸め、腹が張って苦しく、腹の中もまた堅くなる。

不汗15(11) 厥して、脈、緊なるは、汗を発す可からず。汗を発すれば、則ち、声乱し、咽嘶び、舌萎え、声、前むを得ず。

不汗15(11)【解訳】身体、手足の先から冷えて来て、脈が緊の場合は、発汗をさせてはならない。発汗をさせると、陽が虚し、声が乱れ、咽が枯れ、舌が痺れ、声が出なくなってしまう。

不汗15(12) 諸逆、汗を発すれば、病、微なる者は、癒へ難く、劇しき者は、言乱る。目眩する者は、死す。命、将に全ふし難し。

不汗15(12)【解訳】誤治をして具合が悪くなる様々な状態で、発汗をさせると、病の軽い場合は治り難くなり、病の重い場合は、はっきり聞き取れない程に言葉が乱れる。めまいがするようになった場合は、死ぬのである。将に天命を全うすることができそうにない程になるのである。

不汗15(13) 欬而て、小便利し、若しくは小便を失する者は、汗を発す可からず。汗出づれば、則ち、四肢厥逆冷す。

不汗15(13)【解訳】咳をして、小便がよく出たり、または小便を洩らす場合には、発汗をさせてはならない。発汗をさせると、手足の先からひどく冷えて来てしまうのである。

不汗15(14) 傷寒、頭痛、翕翕と発熱し、形中風に象どり、常に微汗出で、自から嘔す者は、之を下せば益々煩し、心中懊憹すること飢たるが如く、汗を発すれば、則ち痓を致し、身強ばり、以って屈伸し難く、之を薫すれば、則ち黄を発し、小便するを得ず、灸すれば、則ち咳唾を発す。（宜、柴胡桂枝湯。）

不汗15(14)【解訳】傷寒を病んで、頭痛し、ポッポと発熱し、その様子が中風のようであり、常に少し汗が出て、自然に嘔く場合は、これを下すと益々苦しくなり、胸の中が不安で

111

悶え、虚しくなり、発汗をさせると、身体が強直して屈伸ができなくなり、薫法で治療をすると身体が黄色くなり、小便が出難くなってしまい、灸をすると咳や唾を出すようになってしまう。

可発汗病脈證併治第十六
　発汗をさせる可き病と證。
　原則的に春夏は陽気が外に向かおうとしていて表に気が集まっている為、発汗すれば邪を表から出しやすい。

可汗16(1)　大法、春夏は発汗するに宜し。
可汗16(1)【解訳】原則的には、春夏は陽気が表に集まっているから、表から邪を出し易いので、発汗をさせる治療が宜しい。
可汗16(2)　凡そ、汗を発し、手足をして倶に周ねからしむを欲す。時に、出づるに、漐漐然たるを以って、一時の間許りなるも亦た佳し。水の流漓たるが如からしむ可からず。若し、病解せざれば、當に、重ねて汗を発す可し。汗多きは、必ず亡陽、陽虚す。重ねて汗を発すを得ざる也り。
可汗16(2)【解訳】一般に、発汗をさせる場合は、両手足に同じような状態で発汗をさせるのが宜しい。その時、汗の出方は、２時間程かけてシトシトと出るのが好ましい。水が流れるように発汗をさせてはならない。もし、それで病が治らなければ再度、発汗をさせなさい。汗の出方が多すぎると、必ず陽が少なく弱くなってしまうので、何度も発汗をさせてはならないのである。
可汗16(3)　凡そ、湯を服し、汗を発し、病に中り、便ち止むは、必ずしも剤を盡さず。
可汗16(3)【解訳】一般に、湯薬を服用して発汗をさせて、證が合っていて症状が治ったなら、服用を止めなさい。必ずしも一剤分全てを服用させなくても宜しい。
可汗16(4)　凡そ、発汗す可しと云ひ、湯無き者は、丸、散も亦た用う可し。要は、汗出づるを以って解と為す。然るに、湯の證に随いて良験あるには如かず。
可汗16(4)【解訳】一般に、発汗が必要で、證に合った湯剤がない場合は、丸薬または散薬を用いても宜しい。重要なことは、発汗をさせれば治るということである。しかしながら、湯薬が證に合致する場合は、丸薬や散薬よりも、湯薬の方がよく効くということである。
可汗16(5)　夫れ、病、脈、浮大、問うに病者言う。但だ、便硬き爾と。設し、痢す者は、大逆と為す。硬きは實と為し、汗出で解す。何を以ってのゆえか。脈、浮は、當に、汗を以って解す可し。
可汗16(5)【解訳】一般に、脈が浮いて大きく、病状を質問すると、ただ大便が硬いだけであると答える。もし、裏熱であると考えて下したところ、下痢をする場合は、間違えているのである。大便が硬いのは熱実である。発汗をさせて治すのである。何故そうなるのかというと、脈が浮いている場合は、当然、発汗をさせて、病邪を表より発散して治すべきなのである。

可汗16(6) 下痢の後、身疼痛、清便自から調う者は、急に、當に、表を救う可し。桂枝湯にて発汗するに宜し。
可汗16(6)【解訳】下痢をした後で、身体が疼き痛み、自然に大便の通じが平常に戻る場合は、直ぐに表證を治してやるべきである。それには、桂枝湯で発汗をさせるのが宜しい。

発汗後病脈證併治第十七
　発汗後治らない病の脈と證。
　発汗の仕方が多すぎて陽を亡ぼし、衰弱し、譫言をいうようになった場合は下してはならない。

汗後17(1) 汗を多く発し、亡陽譫語する者は、下す可からず。柴胡桂枝湯を與へ、其の栄衛を和し、以って津液を通ずれば、後、自から癒ゆ。此れ、一巻第十七篇、凡そ、三十一證は、前に詳説有り。
汗後17(1)【解訳】何度も発汗をして、陽が少なくなり、身体が衰弱し、譫言を言うようになった場合は、下してはならないのである。柴胡桂枝湯を飲ませ、その栄気衛気の巡りを調へ、それによって体内の体液が順当に巡るようになれば、その後、自然に治るのである。このことは、前述している。

不可吐病脈證併治第十八
　吐かせてはならない病の脈と證。太陽病の中に４つの病証を示している。

不吐18(1) 合わせて四證、巳に太陽篇中に具わる。
不吐18(1)【解訳】吐かせてはならない病症の合計四證は、既に太陽病篇中に記載されている。

可吐病脈證併治第十九
　吐かせる可き病の脈と證。吐は上に出す療法。
　太陽病の中に４つの病証を示している。原則的に春の治療は吐かせる。

可吐19(1) 大法として、春は吐すに宜し。
可吐19(1)【解訳】原則として、春の治療は、吐かせるのが宜しい。
可吐19(2) 凡そ、吐湯を用い、病に中らば、即ち、止む。必ずしも剤を盡さざる也り。
可吐19(2)【解訳】一般に、吐剤を服薬して、證が合って効果が現れて症状が治まれば、それで服薬を止めなさい。必ずしも一日分を全て服用させる必要はない。

可吐19(3) 病、胸上に諸の実あり、胸中鬱鬱として痛み、食す能はず。人をして之を按ぜしめんと欲す。而して反って涎唾有り、下痢、日に十餘行、其の脉、反って遲、寸口の脉、微滑なるは、此れ、吐す可し。之を吐すれば、則ち、痢止む。(宜、瓜蒂散。)

可吐19(3)【解訳】胸上が実している様々な病状では、胸中があげっぽく、重苦しく痛み、食欲がなく、他人に胸を摩ってもらいたがるようになる。そして逆に涎や唾を吐き、下痢が一日に十数回もあり、その脉が逆に遲で、寸口の脉が微で滑の場合は、これを吐かせる方法が良い。吐かせると、下痢は止まるのである。

可吐19(4) 宿食、上脘に在る者は、富に、之を吐す可し。

可吐19(4)【解訳】食物が胃の上部に滞って胸が詰まった感じがする場合は、吐かせるべきである。

可吐19(5) 病人、手足厥冷、脉、乍ち結するは、客気胸中に在るを以って、心下満して煩す。食を欲し、食す能はざる者は、病、胸中に在り。富に、之を吐す可し。

可吐19(5)【解訳】手足の先から冷えて来て、脉が突然に結脉を現し、一時的に止まるような場合は、病邪の気が胸中にある為である。みぞおちの辺りが張って火照って苦しくなり、食欲があっても食べられない場合は、病が胸中にあるのである。当然、吐かせるべきである。

不可下病脉證併治第二十

　下してはならない病の脉と證。
　陰陽倶に虚した場合には下してはならない。その脉證に因って定める、陽気が少ない時に下すとみぞおちがつかえて硬くなる。

不下20(1) 脉、濡にして弱、弱は反って関に在り、濡は反って巓に在り、微は反って上に在り、澀は反って下に在り。微は、則ち、陽気不足、澀は、則ち、血無し。陽気反って微、中風汗出で、反って躁煩す。澀は、則ち、血無く、厥して且つ寒ゆ。陽微は下す可からず。之を下せば、則ち、心下痞硬す。

不下20(1)【解訳】脉が、濡で弱であるとき、弱い脉は逆に関上にあり、濡の脉は逆に中心の関上にあり、気の微の脉は逆に上焦にあり、気の渋った脉は逆に下焦にある。その場合は、その微は陽気の不足を現し、澀は血の少ないことを現している。逆に陽気が微である場合に、風に中てられて汗が出ると、逆に躁煩する。澀は血が少ないことであるから、身体が冷えてしかも寒えている。陽気が少ない場合は、下してはならない。もし下すと、みぞおちの辺りが痞えて硬くなるのである。

不下20(2) 動気、右に在るは下す可からず。之を下せば、則ち、津液内竭し、咽燥き、鼻乾き、頭眩、心悸する也り。

不下20(2)【解訳】動悸が臍の右にある場合は、下してはならない。もし下すと、津液が体内で不足して、咽が渇いて火照り、鼻が乾き、頭がクラクラとして目まいがして、動悸が起きるのである。

不下20(3) 動気、左に在るは下す可からず。之を下せば、則ち、腹内拘急、食下らず、動気更に劇しく、身に熱有りと雖も、臥すれば、則ち踡まんと欲す。

不下20(3)【解釈】動悸が臍の左にある場合は、下してはならない。もし下すと、腹の内が引き攣られるようになり、食べ物が咽を通らなくなり、動悸が更に激しくなり、身体に熱があるというのに、横になって寒そうに身体を丸くかがめるのである。

不下20(4) 動気、上に在るは下す可からず。之を下せば、則ち、掌握熱煩、身上浮冷、熱汗自から泄れ、水を得て自から灌がんと欲す。

不下20(4)【解釈】動悸が臍の上にある場合は、下してはならない。もし下すと、手のひらが火照って苦しく、身体の皮膚表面が冷えて、身体が熱くなり、汗と熱が自然に出て、水をかぶりたくなる。

不下20(5) 動気、下に在るは下す可からず。之を下せば、則ち、腹脹満し、卒に起てば頭眩し、食すれば、則ち、清穀を下し、心下痞する也り。

不下20(5)【解釈】動悸が臍の下にある場合は、下してはならない。もし、下すと、腹が膨満して、急に立ち上がると頭がクラクラとめまいがして、食事をとると不消化便を下して、みぞおちの辺りに痞えを生ずるのである。

不下20(6) 咽中閉塞は、下す可からず。之を下せば、則ち、上軽下重し、水漿下らず。臥すれば、則ち、踡まんと欲し、身急痛し、下痢、日に数十行す。

不下20(6)【解釈】咽が詰っている場合は、下してはならない。もし、下すと、上半身は軽く、下半身は重く感じるようになり、水や酢っぱい飲み物まで咽を通らなくなる。横になると、寒そうに身体を丸くかがめて、身体が引き攣り痛み、下痢が一日に数十回にもなる。

不下20(7) 諸の外実する者は、下す可からず。之を下せば、則ち、微に熱を発す。脈を亡ぼし、厥する者は、当に、臍、握熱す。

不下20(7)【解釈】表が実して熱がある様々な場合は、下してはならない。もし、下すと、熱が内に引き込まれ、少し発熱する。もしくは、脈がはっきりしなくなり、手足の先から冷えて来て、当然、臍に熱が集まるのである。

不下20(8) 諸の虚す者は、下す可からず。之を下せば、則ち、大いに渇す。水を求む者は、癒え易く、水を悪む者は、劇し。

不下20(8)【解釈】身体が衰弱している場合は、下してはならない。もし、下すと、咽がひどく渇くようになる。それで水を飲みたがる場合は治り易いが、水を飲みたがらない場合は更にひどくなる。

不下20(9) 脈、濡にして弱、弱は反って関に在り、濡は反って巓に在り、弦は反って上に在り、微は反って下に在り、弦は陽運と為す。微は陰寒と為す。上実して下虚し、意温まるを得んと欲す。微弦を虚と為す。虚なる者は、下す可からざる也り。

不下20(9)【解釈】脈が、濡で弱く、逆に濡の脈が寸口に現れ、逆に弱の脈が関上に現れ、逆に弦の脈が寸口に現れ、逆に微の脈が尺中に現れる場合は、その弦の脈は陽が巡ることに因って起こるのであり、微の脈は裏が冷えることに因って起こるのである。上焦が実して下焦が衰えれば、自然に暖まりたいと思うようになる。微弦の脈は虚である。虚の場合は下してはならない。

不下20(10) 微は則ち、逆と為す。欬は、則ち、涎を吐す。之を下せば、則ち、欬止み、而し

115

て痢、因りて休まず。痢休まざれば、則ち、胸中蟲の齧むが如し。粥入れば、則ち、出で、小便不利、両脇拘急、喘息難きを為し、頸背相引き、臀は、則ち、不仁、極寒反って汗出で、身冷ゆること、氷の若し。眼睛慧ならず、語言休まず而て穀気多く入る。此れ、除中と為す。口言わんと欲すと雖も、舌前むるを得ず。

不下20(10)【解訳】脈が微かで、咳をする場合は、涎を吐く。下すと咳は止まるが下痢は止まらず、胸の中を虫に噛まれるような痛みを感じ、粥を食べると直ぐに大便し、小便は出難く、両脇が引き攣れ、喘息がひどくなる。頸と背が引き攣られ、臀が痺れて動かせず、身体はひどく冷えているのに逆に汗が出て氷のように冷えて、眼はドンヨリとして、訳の判らないことをしゃべり続け、逆に食欲が進む場合を、除中というのである。その場合、話そうとしても舌が思い通りに動かせないのである。

不下20(11) 脈、濡にして弱、弱は反って関に在り、濡は反って巔に在り。浮は反って上に在り、数は反って下に在り。浮は陽虚と為し、数は無血と為し、浮は虚と為し、数は熱と為す。浮は虚と為し、自から汗出で而して悪寒し、数は痛みを為し、振寒して慄ふ。微弱は関に在り、胸下急を為し、喘し汗し、而して呼吸を得ず。呼吸の中に、痛み脇に在り、振寒相搏ち、形ち瘧状の如し。医、反って之を下す。故に、脈、数にして、発熱、狂走、鬼を見さしむ。心下痞を為し、小便淋瀝、少腹甚だ硬く、小便すれば、則ち尿血する也。

不下20(11)【解訳】脈が、濡で弱の場合は、逆に濡の脈は寸口にあり、逆に弱の脈は関上にあり、逆に浮の脈は寸口にあり、逆に数の脈は尺中にある。浮の脈は陽の衰えを現し、数の脈は血が少ないことを現し、浮は虚が原因であり、数は熱が原因である。浮は虚が原因であるから自然に汗が出るが、悪寒し、数の脈は痛みを生じ、ひどく悪寒して震える。微弱の脈は関上にあり、みぞおちの辺りが突っ張り、ゼイゼイとして息苦しく、汗が出て、深く呼吸をすることができない。呼吸をする際に脇が痛み、震えを伴って、まるで瘧病のようである。医者が治法を間違えて下してしまった為に、脈が数になり、発熱し、やたらにかけずり廻り、独り言を言うようになる。みぞおちの辺りが痞え、小便が出難く、下腹がひどく堅くなり、小便をすると血尿が出るようになる。

不下20(12) 脈、濡にして緊、濡は、則ち、衛気微く、緊は、則ち、栄中寒す。陽微にして、衛、風に中られ、発熱、悪寒し、栄、緊にして胃気冷え、微嘔し、心内煩するを、医、大熱有りと為し、飢を解し汗を発すれば、陽を亡ぼし、虚、煩躁し、心下痞堅を苦しみ、表裏倶に虚竭し、卒に起ちて而して頭眩し、客熱皮膚に在り、悵怏として眠るを得ず、胃気冷え、繋寒、関元に在るを知らず、技巧施す所無く、水を汲みて其の身に灌げば、客熱、時に応じて龕み、懍懍として振寒し、被を重ね、之を覆えば、汗出で、而して冒巔し、體痒し、又振ひ、小便微難を為し、寒気水に因りて清穀を発し、間を容れず、嘔変じ、反って腸より出で、顛倒安きを得ず、手足微逆を為し、身冷えて内煩す。遅く、後從り救わんと欲すも、安くんぞ、復た追還すべけん也。

不下20(12)【解訳】脈が、濡で緊の場合は、濡の脈は衛気が微かで、緊の脈は栄が寒に侵されているのである。陽気が微かであり、外を守る衛気が風に中てられて発熱して悪寒し、栄気が寒に侵され、栄気の脈が緊になると、胃気が冷えて少し嘔き、胸の中が苦しくなる。医者が間違えて表に熱があると判断して、表證を解消させようと発汗をさせた為、

陽気が少なくなって身体が衰弱し、身の置き場もないほどゴロゴロとして、みぞおちの辺りが堅くなって痞えて苦しみ、身体の表も裏も倶に衰弱し、急に起き上ると頭がクラクラとめまいがして、皮膚の客熱が去らず、気が沈んで眠られず、胃が冷えて働きが衰える。緊の脈は寒が関元にあることを医者は分からない。治療の施し様もない程の客熱があり、熱がるので、水を汲んで身体に浴びせかけると、暫くすると客熱が収まり、ブルブルと震える、寝具を重ねて身体にかけて暖めてやると、汗が出て来る。そうすると頭がクラクラとして気を失ってしまい、身体の筋肉が痙攣を起こして震え、少し小便が出難くなり、裏にあった寒は冷水によって冷え、ひっきりなしに下痢し、嘔吐は直ぐに下痢となり、身体が悶え苦しみ、落ち着いていられず、手足の先から少し冷えて来て、身体は冷えていながら、身体の中が火照る。遅れて治療を始めても、どうやって元に戻すことができるだろうか。それは難しいのである。

不下20(13) 脈、浮に而て大、浮は気実と為し、大は血虚と為し、血虚は陰無しと為す。弧陽独り陰部に下る者は、小便、富に、赤くして難く、胞中、富に、虚なる可し。今、反って小便利し、而して大いに汗出づ。法、衛家、富に、微なる可きに応ずに、今、反って、更に、実し、津液四射し、栄竭き、血盡き、乾煩し、眠るを得ず、血薄り、肉消し、暴液を成す。医、復た毒薬を以って其の胃を攻む。此れ、重虚と為す。客陽去るに期有り。必ず下すこと汚泥の如くに而て死す。

不下20(13)【解訳】脈が、浮いて大きい場合は、浮の脈は気が実していて、大の脈は血が虚しているのである。血が虚すとは、陰気が力を失っているのである。陽気だけが身体の下部へ下がる場合は、当然、小便が赤くなって出難く、当然、膀胱の働きが虚しているはずである。それが、今、逆に小便が通じ、それでいて大量に汗が出て来る場合は、これは普通の状態ではない。原則としては、衛気が衰えているはずなのに、それが充実して体液が外に出る。その為に栄気が欠乏し、血を失い、体内が乾き火照り、眠ることができなくなり、貧血し、痩せ細って組織の水分がなくなってしまう。再び医師が間違えて湯薬で下しをかけ、胃熱をとると、重ねて身体を衰弱させてしまう。残っていた邪陽が除かれるにも時間がかかる。必ず汚泥のような大便をして死ぬのである。

不下20(14) 脈、数の者、久しく数止まず。止めば、則ち、邪結し、正気復す能はず。正気却き、臟に結す。故に、邪気、皮毛と之と浮く。相得て、脈、数なる者は、下す可からず。之を下せば、則ち、必ず煩し、痢止まず。

不下20(14)【解訳】脈が数で、長い間治まらず、理由なく治まる場合は、病邪が裏に結ばれてしまい、正気が戻ることができず、正気が抑えられ内臟に結ばれ、それで、邪気が表に浮いて来て皮毛に結ばれてしまう為である。脈が数の場合は下してはならない。もし、下すと必ず身体が火照り、下痢が止まらなくなってしまう。

不下20(15) 脈、浮大なるは、発汗に応ず可し。医、反って之を下せば、此れ、大逆と為す。

不下20(15)【解訳】脈が浮で大の場合は、発汗によって治療すべきであるのに、医師が間違えて下してしまった場合は、大変間違えた治療で大逆というのである。

不下20(16) 嘔、多ければ、陽明の證有りと雖も、之を攻む可からず。

不下20(16)【解訳】嘔いてばかりいる場合は、陽明病の下すべき證があっても下してはならない。

不下20(17) 病、吐せんと欲す者は、下す可からず。
不下20(17)【解訳】病んで、吐こうとしている場合は、下してはならないのである。
不下20(18) 太陽病、外證、未だ解せざるは、下す可からず。之を下すを逆と為す。
不下20(18)【解訳】太陽病を病んで、まだ表證がとり切れていない場合は、下してはならないのである。もし、この場合に下すのは、逆治である。
不下20(19) 夫れ、病、陽多き者は熱す。之を下せば、則ち、硬し。
不下20(19)【解訳】一般に、陽気が多い場合は発熱する。もし、下すと体内の水分が不足となり、大便は硬くなる。
不下20(20) 陽無く陰強く、大便硬き者は、之を下せば、則ち、必ず穀を清し腹満す。
不下20(20)【解訳】陽気が少なく陰気が強く、大便が硬い場合は、寒が原因であるから、もし、下すと必ず不消化便を下痢して腹満を起こす。
不下20(21) 傷寒、発熱、頭痛、微に汗出づるは、汗を発すれば、則ち、人を識らず。之を熏ずれば、則ち、喘し、小便を得ず、心腹、満す。之を下せば、則ち、短気し、小便難く、頭痛し、背強ばる。温針を加ふれば、則ち、衄す。
不下20(21)【解訳】傷寒を病んで、発熱、頭痛し、少し汗が出る場合は、表虚裏寒の状態であり、発汗をさせると意識不明となり、熏法を施すとゼイゼイとして喘息のようになり、小便が通じなくなり、胸から腹にかけて張ってくるようになる。もし、下すと呼吸が速くなり、小便が出難くなり、頭痛がして背中が強直する。温針を加えると、鼻血が出るようになる。
不下20(22) 傷寒、脈、陰陽倶に緊、悪寒、発熱すれば、則ち、脈は厥せんと欲す。厥なる者は、脈、初めに来ること大にして、漸漸として小となり、更に来たりて漸漸として大となる。是れ、其の候也り。此くの如き者にて、悪寒甚だしき者は、翕翕として汗出で、喉中痛み、熱多き者は、目赤く脈多く、睛慧ならず。医、復た之を発すれば、咽中、則ち、傷る。若し、復た之を下せば、両目閉じ、寒多き者は、清穀を便し、熱多き者は、膿血を便す。(宜、白頭翁湯。)若し、之を熏ずれば、則ち、身に黄を発し、若し、之を熨すれば、則ち、咽燥す。若し、小便利す者は、之を救ふ可し。小便難き者は、危殆と為す。
不下20(22)【解訳】傷寒を病んで、寸口と尺中の脈が倶に緊の脈を現す場合は、悪寒し発熱があれば、脈は初め大きく打って来て次第に小さくなり、更に次第に大きくなる厥の脈を表そうとしている。悪寒が甚だしい場合はポッポとして火照って汗が出て咽が痛み、熱の症状が強い場合は、充血がひどくなり、瞳がどんよりする。医者が間違えて発汗をさせると、咽喉内部が傷つき、下せば両眼の視力を失い、寒の症状が強い場合は、未消化便を下し、熱の症状が強い場合は、粘液便や血便を下す。もし熏法を施すと、黄疸を発するようになる。もし熨法を施すと、咽が渇いて熱を持つようになる。小便が出る場合は、治療して助けることができるが、小便が出難い場合は、危険である。
不下20(23) 傷寒、発熱、口中より勃勃として気出で、頭痛、目黄、衄、制す可からず。水を貪る者は、必ず嘔し、水を悪む者は、厥す。若し、之を下せば、咽中に瘡を生ず。假令ば手足温なる者は、必ず下重し、膿血を便す。頭痛、目黄する者は、若し、之を下せば、則ち、両目閉ず。水を貪る者は、脈、必ず厥し、其の聲嚶、咽喉塞がる。若し、発汗す

れば、則ち、戦慄し、陰陽倶に虚す。水を悪む者は、若し、之を下せば、則ち、裏冷え、食を嗜まず、大便完穀して出づ。若し、発汗すれば、則ち、口中傷れ、舌上白胎、煩躁し、脈、数実、大便せざること六七日、後に必ず便血す。若し、汗を発すれば、則ち、小便自利する也り。

不下20(23)【解訳】傷寒を病んで、発熱し、胃に熱を持って口の中から盛んに湯気を吐き、頭痛あり、目が黄色く、鼻血が出て、抑えきれなくなる。それで水を大量に飲む場合は、必ず嘔き、水を飲みたがらない場合は、身体が冷える。もし下すと、咽中に吹き出物を生じ、たとえば、手足が温かい場合は、必ず下半身が冷たくなり、粘液便や血便を下すようになる。頭痛あり、目が黄色い場合に、もし下すと、視力を失う。水を大量に飲みたがる場合に、もし下すと、その脈は必ず厥となり、その声はつぶれて咽喉が塞がってしまう。もし発汗をさせると、それでひどく震えて身体の表裏が倶に衰えてしまう。水を飲みたがらない場合に、もし下すと、胃腸が冷えて食欲が減退し、大便を不消化のまま下してしまう。もし発汗をさせると、口中が傷つき、舌に白苔ができ、もだえ苦しみ、脈が速く実し、便秘が六、七日続いた後に必ず血便を下す。もし発汗をさせると、小便が自然と通ずるのである。

不下20(24) 下痢、脈、大なる者は、虚也り。其の強いて之を下したるを以っての故也り。設し、脈、浮革、因って爾かあり、腸鳴なる者は、当帰四逆湯、之を主る。

不下20(24)【解訳】下痢をして、脈が大である場合は、身体が衰えているのである。これは医者が無理に下しをかけた為である。もし、脈が浮で革となり、それで腸鳴する場合には、当帰四逆湯が主治する。

可下病脈證併治第二十一
　　下す可き病の脈と證。
　　下すは上より下に引く療法。原則的には、秋の治療は下すのが宜しい。

可下21(1) 大法として、秋は下すに宜し。
可下21(1)【解訳】一般に、秋は下す治療が宜しい。
可下21(2) 凡そ、下す薬を服すに、湯を用ゆは、丸に勝る。病に中らば、即ち止む。必ずしも剤を盡さざる也り。
可下21(2)【解訳】一般に、下剤を服用する場合には、湯薬を用いる方が丸薬より勝っている。證が合えば直ちに治る。必ずしも一剤を全て服用させる必要はないのである。
可下21(3) 下痢、三部の脈、皆平にして、之を按ずるに、心下硬き者は、急に之を下せ。大承気湯に宜し。(嘔40)
可下21(3)【解訳】下痢をして、寸関尺の三部の脈が全て平脈で、みぞおちの辺りを押してみると硬い場合は、直ぐに下してやりなさい。それには、大承気湯が宜しい。
可下21(4) 下痢、脈、遅にして滑の者は、内実也り。痢は、未だ止むを欲せず。富に、之を下す可し。大承気湯に宜し。(嘔41)
可下21(4)【解訳】下痢をして、脈が遅で滑の場合は、裏が実しているのである。下痢がまだ

止まりそうにない場合は、これを下すべきである。それには、大承気湯が宜しい。

可下21(5) 問うて曰く、人、病に宿食有るは、何を以って之を別たん。師の曰く、寸口の脈、浮にして大、之を按ずれば反って濇、尺中も亦た微にして濇。故に、宿食有るを知る。當に、之を下す可し。大承気湯に宜し。

可下21(5) 【解訳】宿食が有るかどうかは、如何に区別すれば良いのでしょうか。それは、寸口の脈は浮いて大きいが、脈を押してみると逆に渋っていて、尺中の脈もまた微で渋っていることから、宿食があるということが判るのである。当然、この宿食を下すべきである。それには、大承気湯が宜しい。

可下21(6) 下痢、食を欲せざる者は、宿食有るを以っての故也り。當に、之を下すは、大承気湯を興うるが宜しかる可し。

可下21(6) 【解訳】下痢をして、食欲がない場合は、宿食がある為である。この宿食を下すべきである。それには、大承気湯を飲ませるのが宜しい。

可下21(7) 下痢、瘥へて後、其の年月日に至り、復た発す者は、病、盡きざるを以っての故也り。當に、之を下す可し。大承気湯に宜し。(嘔43)

可下21(7) 【解訳】下痢をして、治った後、何年か経って同じ年月日に再び下痢を起こす場合は、病が治り切っていなかった為である。当然、下すべきである。それには、大承気湯が宜しい。

可下21(8) 下痢、脈、反って滑なるは、當に、去らんとする所有る可し。之を下せば、乃ち癒ゆ。大承気湯に宜し。(嘔42)

可下21(8) 【解訳】下痢をして、逆に脈が滑の場合は、胃中に滞っているものがあるはずである。下せばそれで治るのである。それには、大承気湯が宜しい。

可下21(9) 病、腹中満痛する者は、此れ、実と為す也り。當に、之を下す可し。大承気湯に宜し。

可下21(9) 【解訳】腹が全体に張って痛む場合は、内実であるから、当然下すべきである。それには、大承気湯が宜しい。

可下21(10) 傷寒の後、脈、沈。沈なる者は、内実也り。下して之を解せ。大柴胡湯に宜し。

可下21(10) 【解訳】傷寒が治った後で、脈が沈んだ場合は、内部が実しているのである。下して治してやりなさい。それには、大柴胡湯が宜しい。

可下21(11) 脈、雙弦にして遅なる者は、必ず心下硬し。脈、大にして緊なる者は、陽中陰有る也り。以って之を下す可し。大承気湯に宜し。

可下21(11) 【解訳】左右の脈が倶に弦で遅の場合は、必ず、みぞおちの辺りが堅いのである。脈が大で緊の場合は、陽中に陰が隠れているのである。いずれも下すべきである。それには、大承気湯が宜しい。

発汗吐下後病脈證併治 第二十二
　発汗して吐き下した後の病と、発汗し下痢した後の病と、吐いた後の病と、下した後の病の脈状と病証と治方。

汗吐下22 (1) 此第十巻、第二十二篇、凡四十八証前三陰三陽篇中、悉く倶に之を載せる。

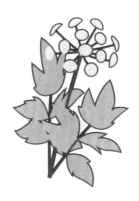

金匱要略

新篇金匱要略方論序

張仲景が傷寒雑病論合わせて十六巻を為す。今の世但だ傷寒論十巻を伝う。雑病未だ其の書を見ず、或は諸家の方中にその一、二を載せたり。翰林学士王洙、館閣に在るの日蠹簡中に於て仲景金匱要略方三巻を得たり、上は即ち傷寒を弁し、中は即ち雑病を論じ、下は則ち其の方を載せ、併せて婦人を療し、乃ち録して伝うるの士流才数家耳嘗て方に対し證に対する者を以って之れを人に施す。その効神の若し、然れども或いは證有りて方無く、或いは方有りて證無く疾を救い病を治するに、その未だ備らざる有り、国家儒臣に詔のりて、医書を校正し、臣奇先に傷寒論を校定し、次いで金匱玉函経を校定し、今またこの書を校正す。仍て逐方を以って證候の下に次ぎ、倉卒の際に検用に便ならしむ。また諸家に散在するの方を採り逐篇の末に附して、以ってその法を広む、傷寒の文節略多きを以っての故に、雑病より以下飲食禁忌に終わる。凡そ、25篇を取り、重複を除き合せて262方勒みて、上中下三巻となし、旧名に依って金匱方論と云う。臣奇嘗て魏志華佗伝を読みて云う書1巻を出して曰く、此の書以って人を活す可し毎に華佗の凡そ病を療する所を観るに、多く奇怪を尚ぶ、聖人の經に合わず、臣奇謂らく人を活す者は、必ず仲景の書なり。大いなるかな炎農聖灣我が盛旦に属す。恭しく惟みるに、主上大統を丕承し、元元を撫育し、方書を頒行し、疾苦を拯濟し、和気をして盈溢せしめ、萬物をして盡く和せざるなからしむ。太子右贊善大夫臣高保衡尚書都官員外郎臣孫奇尚書司封郎中直祕閣校理臣林億等傳上

【解訳】張仲景が、傷寒雑病論全巻十巻を造ったけれども、今の世には、まだ傷寒論十巻が残っているだけである。雑病を書いた書物は、まだ発見されていない。あるいは、いろいろの医家の家伝の中に一、二が残っているだけである。翰林学士(官名翰林院は唐代からある官署にして、文学者をその学士とする)王洙という学者が、図書館で古い書物の中から、仲景金匱玉函要略方三巻を発見して得た。上巻は傷寒を分けて説明をし、中巻は則ち雑病を論じて、下巻はそれらの薬方をのせ、あわせて婦人病の治療法を記録して伝えている医家はわずかに数家しかない。かってとは、こころみにとか、その以前に、これまでに、という意がありますから、これまでは病證に相対する(合致した)薬方で、病人に興へていた。そしてその効果というものは、神が薬を興へる如く、霊験あらたかであったけれども、或る場合には、その證候があっても、薬方がなく、或いは薬方があってもそれに相対する證候がなくて、疾(やまいくるしみの意あり)くるしみを救い、病を治療するのに、まだ十分にそなわっていないので、国家(現在で云えば厚生省ということになります)が、儒学者に詔り(古代は広く上から下に命ずることをいう。秦、漢以後は天子の専用となる)して医学書を校正(写本や印刷物を原本と比べて、その誤をなおすこと)し、臣奇が第一に傷寒論を校定(比べ合せて正し、さだめること)し、その次に金匱玉函経を校定し、そして今この書物を校成(調べ合わせて完成すること)して仍て(もとのままに従って)薬方を調べ追加して、證候の順序にならべて一倉卒(あわただしい、また)にわかの病の時に調べ用うるのに便利なようにした。

また諸の医家にちらばっている薬方をとり集め、各章の後に追加して、附してその治療法を広めた。傷寒の文章の節とか、略が多いので、雑病から以下飲食禁忌に終わる25篇に分けて、重複を取り除いて、合わせて162方とし勒みて(ととのえる)上中下三巻として旧の名によって、金匱方論ということとした。臣(天子に対してへり下がって用う)奇がいままでに魏志華佗伝という医書を読んでいうのには、書物１巻を出していうのには、この書物は、人を助けることができるのであるが、何時も思うことであるが、華佗の大体病を治療するのを観察するに、多くおかしなことを重んじている(尚の意)たつとぶ聖人の医道には合致しない。臣奇謂う人を病から助ける医道は、必ず仲景の書物である。大いなるかなは、感嘆する表現である、炎農(神農の称号である)の聖澆は我達の盛旦(盛は日中旦は夜あけ、あさの意)毎日の生活の中にある。恭しく(尊敬する意) 惟みるに(己の意見を述べる時に用うることばである)は考えて見るのに主上は天子(その時の君主)大統(帝位の系統) 丕承の丕は(大いなりの意) 承(うく、たすく、うけたまわる)ですから、その時代の君主が帝位を継承してから、元々(もと、根本)撫育(いつくしみそだてる)世を治める根本の諸事をいつくしみ、育て医書を広く一般に発行して、世の中の疾病や、苦しみをすくい、助けて、人民の気持ちがやすらぎ、世の中にみちあふれてくれば、万物はすべてすくすくと生長して、平和にならないものは１つもない。太子右賛善大夫(官職)の臣高保衡と、尚書都官員外郎の臣孫奇と、司封郎中充秘閣校理の臣林億などの人々が天子に医書を捧げ後世に伝えた。これで序文を終わりますが、傷寒論と金匱要略とは、元々同一の医書であったと云えるのではないでしょうか。傷寒論は寒に傷つけられて発生した病を論じておりますし、金匱要略は、その他の雑病を論じて25章に分類をして、その病の原因の同じようなもの、また症状の似ているものを一緒にして、脈と證と治方をあげています。従って傷寒論だけですと、寒熱病だけですし、金匱は傷寒以外の原因によって起こる病を論ずるのでありますから、両方を勉強して行かないと、完全だとは云えないのです。傷寒論は、ご存知のごとく病を三陰三陽にわけ、経絡の流れに従って、どの経に病邪がとどまって、どのような症状を呈するかを調べ、それに対して治療を行っているのでありますが、金匱要略の治療法の原典は、陰陽五行、相生相剋並びに薬味の問題を取り上げて、くわしく教えております。勿論傷寒論の中にも、これらのことは論じられておりますので、両方の考え方を取り入れて、病に対して行かなければならないでしょう。

臓腑経絡先後病脈證第一
　五臓・六腑・手足の三陰三陽の経脈と絡脈が互いに先後して病む状態。
　経絡に邪風が中たっても臓腑に流れ伝わらない内に症状を治すべきである。

臓1⑴　問うて曰く、上工は未病を治すとは何ぞ也。師の曰く、夫れ、未病の者を治すとは、肝の病を見れば肝が脾に伝うるを知り、当に先ず脾を実し、四季脾旺すれば、邪を受けず。即ち之を補う勿れ。中工は相い伝うるを暁らず、肝の病を見れば脾を実するを解せず、惟だ肝を治す也。夫れ、肝の病補うに、酸を用い、助くるに焦苦を用い、益すに甘味の薬を用い、之を調う。酸は肝に入り、苦は心に入り、甘は脾に入る。脾は能く腎を傷る。腎気微弱なれば則ち水行らず。水行らざれば則ち心火の気盛ん。心火の気盛んなれば則ち肺傷らる。肺傷らるれば則ち金気行らず。金気行らざれば肝気盛ん。故に脾を実すれば、即ち肝自から癒ゆ。此れ肝を治すに脾を補うの要妙なり。肝虚すれば則ち此の法を用ふ。実すれば則ち之れを用ふるに在らず。経に曰く、虚するを虚させず、実するを実させず、不足を補ひ、有餘を損ぜよとは、是れその義也。餘臓も此に準ず。

臓1⑴　【解訳】病人の九割まで治せる名医である上工が、病が他に移行していない時の病態の未病を治すと云うけれども、それはどういうことでしょうか。それは、未病の治療は、例えば肝が病んでいる状態を見て、肝の病が脾に影響を及ぼしていることが判るのであるから、先ず一番最初に脾臓を実させてやりなさい。その場合に、土用の季節には脾臓の働きが旺盛になるので、病を受けないから脾臓を補ってはならない。ところが、病人を七割位治せる医である中工は、その影響を受けるということを理解できず、肝の病を見て脾臓を実させれば良いということに気づかずに、ただ肝の病を治そうと一生懸命になっている。一般に肝の病には、酸味の薬味が肝に入って肝の働きを補い、焦苦の味の薬味が心に入って補い肝の働きを助けて行き、甘味の薬味が脾に入って補い肝の働きを益して行き、調和して行くのである。そして脾臓はよく腎の働きを抑えつけるものである。腎の働きが弱って、微かになってくると、体内で水の巡りが悪くなって来て、水が停滞をすると心である火が盛んになる。心臓の働きが盛んになると、肺の働きが抑えつけられて来る。肺の働きが抑えつけられると、金気である肺の働きが弱って気が巡らなくなって来る。肺の働きが弱って気が巡らなくなると、肝臓の働きが盛んになる。ですから脾臓の働きを補って実させてやると、肝臓が自然に治るのです。これは肝臓の病を治す場合に、脾臓を補って治してやる事が大切な治療である。この治療法は肝臓が虚している場合に用いる治療法であって、実した場合には用いてはならないものである。医書に云っているところであるが、虚している場合に、更に虚させてしまったり、実している場合には、その上に実しさせるようなことをしてはならない。不足している場合は補い、有り余っている場合は損じて減じてやる。これは肝臓が虚した時に、脾を実するという意味の治療方法である。他の臓の虚した場合にも、これに準じて治方を行いなさい。

臓1⑵　夫れ、人は五常を稟け、風気に因りて生長す。風気能く万物を生ずると雖も亦た能く万物を害す。水の能く舟を浮かべ、亦た能く船を覆えすが如し。若し、五臓の元真通暢すれば、人は、即ち安和、客気邪風、人に中れば、多く死す。千般の疢難三条を越えず。

一なる者、経絡に邪を受け臓腑に入る。内に因る所と為す也り。
　　　二なる者、四肢九竅血脈相ひ伝え壅塞通ぜず、外皮膚に中る所と為す也り。
　　　三なる者、房室金刃蟲獣の傷ふ所、此を以って之を詳らかにすれば、病由って都て盡く。若し、人能く養慎し邪風をして経絡に干忤せしめず。適に経絡に中れば、未だ腑臓に流傳せしめず。即ち医して之を治し、四肢才に重滞を覚ゆれば、即ち導引吐納、針灸膏摩し、九竅を閉塞せしむる勿れ。更に能く王法禽獣災傷を犯すことなく、房室は竭乏せしむる勿れ。服食は其の冷熱苦酸辛甘を節し、形体に衰え有るを遺らざれば、病則ち其の腠理に入るに由なし。腠なる者は、是三焦通じ元真の会ふ処、血気の注ぐ所と為す。理なる者は、是皮膚臓腑の文理なり。

臓1(2)【解釈】この条文は、東洋医学的に病の起きる原因と、その養生法を記している。一般に人間というものは、仁義礼知信の五つの人間の心の作用の五常を稟く、即ち精神的な活動によって五臓が働いている。傷寒論の序文に、夫天布二十五行一以二十二万類一人稟二十五常一以有二十五臓一とある。天は五行即ち陰陽五行によって天の運行が巡っており、気候によって万類は生長して行くのである。風気は能く万物を生成させると云うけれども、亦能く万物を害するのである。それは、丁度水が能く舟を浮かべるけれども、亦舟を能く転覆させるようなこととよく似ているのである。もし五臓の元真、その元の気が問題なく働くことをいう通暢していれば、人間は健康であるが、外から入って来た気による害の客気やよこしまな風の邪風が人を侵すと病にかかって死ぬのである。色々の病難というものは、次の3つしかないのである。その1つ目は、内因によるもので経絡に邪を受けて、その邪が経から臓器に入って行くという状態である。2つ目は、外因で皮膚に邪が中たって起きるもので、手足と九つの穴の、耳が2つ、目が2つ、口、鼻2つ、前陰後陰の1つずつと皮膚から血脈を伝わって、気血が通じなくなってしまうのである。3つ目は、房室の性行為や金物刃物で身を傷つけたり、さそりとか、マムシとか毒虫などの虫や獣によって傷つけられることで、よく調べても病は全てに尽きるのである。もし人間がよく気を付けて経絡が邪風に侵されないようにしても、たまたま邪風が経絡に中たったならば、未だ腑臓に流れ伝わらない内に医者にかかって治療を受けなさい。手足が少しでも重かったり、だるかったりしたならば、すぐに深呼吸をしたり、針や灸をしたり、マッサージをして、九つの穴の気の通じなくなってしまうようなことを防ぎなさい。その上に王法の天地自然の気節その他の法則とか、家畜や獣に侵されないようにして、房室の性行為によって体内の陰陽の気が尽きてしまわないようにしなさい。また食事の上では、冷たいもの、熱すぎるもの、苦味のもの、酸味のもの、辛味のもの、甘味のものを調節をして食べて行けば、身体の衰弱を防ぐことができるのである。これらの3つの病の原因と、食事療法を注意して行けば、病邪は腠理から入り込む余地がないのである。腠理の膜というものは、三焦の気と五蔵の元真の元になる気が通じ合う所で、血気の注ぐ所である。理というものは、皮膚と内臓のきめである文理によって物が出入するのである。以上の2条が、金匱要略の最も大切なところである。この次の条文からは、望診を云っている。

臓1(3) 問て曰く、病人の気色、面部に見るる有り。願わくは其の説を聞かん。師の曰く、

鼻頭の色青く、腹中痛み、冷に苦しむ者は、死す。鼻頭の色微に黒き者は水気あり。色黄なる者は、胸上に寒有り。色白き者は亡血也り。設し、微に赤く、時に非ざる者は、死す。其の目正しく円き者は、痙す。治せず、又色青きを痛みとなし、色黒きを労となし、色赤きを風となし、色黄なる者は、便難く、色鮮明なるは溜飲有りと為す。

臓1(3)【解釈】病人の五臓の気の色が顔面に現れるというが、それについてお教え願いたい。それは、眉間の鼻頭で目と目の間の色が青くて、腹の中が痛んで、手足の先から冷えて来たり寒がったりして、冷に苦しむ場合は死ぬのである。鼻頭の色が微かに黒色を帯びている場合は、浮腫みがあるのである。鼻頭の色が黄色に見える場合は、胸上に寒による障害があるのである。鼻頭の色が白色に見える場合は、貧血の症状がある。もし、鼻頭の色が微かに赤い場合や、春は青、夏は赤、土用は黄、秋は白、冬は黒というその季節に合わない色の場合は死ぬのである。その五臓の気の集まるところの目を含めてまぶたの周囲が真丸の場合は、痙病を病み、治りにくい。また目とその周囲が青い場合は、痛みを生じているし、目とその周囲が黒い場合は、労がある。目とその周囲が赤い場合は、風から来ている。目とその周囲が黄色い場合は、大便が出難いし、目とその周囲が色が鮮明な場合は、内に水が溜まっているのである。これは聞診である。

臓1(4) 師の曰く、病人、語聲寂然として喜び驚呼する者、骨節の間病む。語声暗暗然として徹せざる者は、心膈の間病む。語聲啾啾然として細くして長き者は、頭中病む。

臓1(4)【解釈】病人の話声が、静かで細くてしわがれていて、いつも寂しそうで、突然叫ぶような場合は、骨節の間を病んでいるのである。話声が低く、よく通らない場合は、胸のあたりに病があるのである。話声が細くて、キイキイした聞き取り難くて、細くて、長い声を出す人は、頭の中に病があるのである。

臓1(5) 師の曰く、肩を揺らして息する者は、心中堅し。息、胸中に引き、上気する者は、咳す。息、口を張り、短気する者は、肺疾唾沫す。

臓1(5)【解釈】呼吸をするときに肩をゆすって、苦しそうな場合は、心中に堅い所がある。呼吸をするのに胸の中まで吸い込んで、込み上げて顔が赤くなる場合は、咳が出るのである。呼吸をする時に口をぎこちなく開けて張っていて、呼吸の苦しいような感じで、呼吸が速い場合は、肺疹の病を起こしたり、涎や唾を吐いたりする。

臓1(6) 師の曰く、吸而て微数なるは、其の病、中焦に在りて、実也り。当に、之を下せば、即ち癒す可し。虚なる者は、治せず。上焦に在る者は、其の吸、促なり。下焦に在る者は、其の吸、遠し。此、皆、治し難し。呼吸、動揺振振たる者は、治せず。

臓1(6)【解釈】吸う気が少し速い場合は、その病は中焦にあり実しているのである。当然、その実熱を下してすぐに治してやるのが良い。病が中焦にあり虚している場合は、下しても治らない。病が上焦にあり実している場合は、吸う息が速く、多く、間隔が短く、気が入ることができない。また、病が下焦にあり実している場合は、吸う息が少なく遅く、気が入ることができない。これらの病は全て治し難く、呼吸の仕方が乱れていて、振振として落ち着かない場合は、治せないのである。

臓1(7) 師の曰く、寸口の脈、動ずる者は、因りて其の旺時に而て動ず。仮令、肝旺して色青し。四時各其の色に随う。肝色青く而て反って色白きは、其の時の色、脈に非ず。皆、当に、病む可し。

臓1(7)【解釈】寸口の脈、手の三部の寸口の脈が動じてくる場合は、それは四季の決まった季節によって脈の動きが強くなるのである。春には肝が旺して脈は弦になり、夏には心が旺して脈は大になり、秋には肺が旺して脈は浮になり、冬には腎が旺して脈は沈になり、土用には脾が旺して脈は緩になる。これは例えば肝が旺すれば色が青くなる。青は肝で春、脈は弦である。赤は心であり、白は肺であり、黒は腎であり、黄は脾で緩である。4つの季節は各々その時季の色に随って行くのである。肝の色と脈は、春は青色で弦の脈であるのに、反って色白きは、即ち秋の脈である浮を現す場合は、春の脈ではないから、皆当然病を起こすのである。即ち金にして脈は洪で春の木を剋す為である。

臓1(8) 問うて曰く、未だ至らずして至るあり、至りて至らざるあり、至りて去らざる有り、至りて大過有りとは何の謂ひぞ也。師の曰く、冬至の後、甲子の夜半に少陽起き、少陽の時、陽始めて生じ、天温和を得、未だ甲子を得ずして以って、天因って温和なるは、此れ、未だ至らずして至ると為す也。甲子を得るを以って、天未だ温和ならざるは、此れ、至りて至らざると為す也。甲子を得るを以って、天の大寒解せざるは、此れ、至りて去らざると為す也。甲子を得るを以って、天温きこと、盛夏五六月の時の如くなるは、此れ、至りて大だ過ぎたりと為す也。

臓1(8)【解釈】未だ気候が来ていないのに来ているとか、来ているのに来ていないとか、来たのに来過ぎてしまっているというのはどういうことでしょうか。それは、1年24節は、立春から始まり、雨水、驚蟄、春令、晴明、穀雨、立夏、小満、芒種、夏至、小暑、大暑、立秋、処暑、白露、秋分、寒路、霜降、立冬、小雪、大雪、冬至、小寒、大雪がある。冬至とは、昼の一番短い時、すなわち陽気が少ない時であり、冬至の後、甲子の夜半に、少陽の時期になるのである。甲子といって十干十二支の組み合わせによって60通りできていて、日に当てはめて行く。甲子に始まって発亥に終る。従って甲子は60日に1回来ることになる。60日で季節は変わる。つまり1年は甲子の日が来ると、少陽の時季は、雨水の前後から晴明の後2月10日前後より、4月11日前後までの60日間を指す。そして甲子が来て、陽明の時期となり、太陽の季節、夏至の前の6月11日頃から、立秋の後の8月8日頃までがその時期にあたる。そして甲子が来ると、太陰の時期となり、少陰、厥陰の時期となって、1年は終わるのであるから、甲子はその時期の第一日目という事になる。その時に始めて陽が生ずるのである。そして天候が温暖になるのであるが、甲子がまだ来ていないのに、天候が温暖になったものを、まだ至っていないのに至るとするのである。従って大過であり有余であるということになる。甲子が来て少陽の時期に入り、陽が生じて来たのに天候が未だ温暖にならないのを、至って至らずとするのである。すなわち不足であり、不及であるとするのである。甲子が来て季節が変わったのに、天候が大変に寒い時があり、これを至りて去らざるとするのである。つまりこれも不及であり、不足である。甲子が来たのに天候が真夏で、太陰暦で五, 六月は、現在の六、七月にあたるが、このような気候のようであるのは、至りて大過とするのである。本条を考えても、気候に大過不及があり、虚実があることになる。甲子は1年の間に6回、もしくは7回あるが、その時期に人体に及ぼす影響も非常に多いということになるのである。

臓1(9) 師の曰く、病人、脈、浮なる者、前に在りて、其の病、表に在り。浮なる者、後に在

りて、其の病、裏に在り。腰痛み背強り、行なう能はず、必ず短気して極まる也り。

臓1(9)【解釈】病人の脈状が、寸口の脈が浮いている場合には、昼間は、陽気が身体の外にあり、その病が体表にあるのである。脈の浮つまり尺中の脈が浮いている場合には、夜は、陽気が内に入るので、その病が身体の裏にあるのである。この脈が現れている病人は、腰が痛み、背中が強ばって、動作がし難く、夜になると、必ず呼吸が速く、ひどくなるのである。

臓1(10) 問うて曰く、経に云う厥陽独り行くとは、何の謂いぞや。師の日く、此れを陽有りて陰無しと為す。故に、厥陽と称す。

臓1(10)【解釈】経という医書に云われている陰が尽きてしまう状態の厥陽だけがひとり巡るとは、どういうことでしょうか。それは、厥陽というのは、陰が厥して陽だけがあるとするのである。だからこういう状態を厥陽と称するのである。

臓1(11) 問うて日く、寸脈、沈大にして滑、沈は、則ち実と為し、滑は、則ち気と為す。実と気と相搏ち、血気、臓に入れば、即ち死し、腑に入れば即ち癒ゆ。此れ、卒厥と為すとは何の謂いぞ也。師の日く、唇口青く、身冷ゆを、臓に入ると為す、即ち死す。身和するが如く、汗自から出づるを腑に入ると為す、即ち癒ゆ。

臓1(11)【解釈】寸口の脈が、沈んでいて、大きく、滑らかな打ち方をしている場合、その沈の脈は、実から来ているのであるし、滑らかな脈は気から来ているのである。大は血が多く、滑は気が盛んなのである。その実と気とが互いにぶつかり合っている。その血気が臓に入ると死ぬのである。血気が腑に入ると、すぐに治るのである。このように急に倒れる病状を卒厥とするのであるが、それはどういう訳でしょうか。それは、唇口や歯ぐきが青くて、身体が冷えている状態なのは、血気が臓に入ったのである。すぐに死ぬのである。唇口は青く縮んだ様子がない場合で、自然と汗が出て来る場合は、血気が腑に入ったので次第に治るのである。

臓1(12) 問うて曰く、脈脱し臓に入れば、即ち死し、腑に入れば、即ち癒ゆとは何の謂いぞ也。師の日く、一病為る爾に非ず、百病皆然り。譬へば、浸淫瘡口従り起こり流れて四肢に向かう者は、治す可し。四肢従り流れ来たり口に入る者は、治す可からざるが如し。病、外に在る者は、治す可し。裏に入る者は、即ち死す。

臓1(12)【解釈】血気が脈から外れて、臓に入れば死に、腑に入れば治るというのは、どういうことでしょうか。それは、一つの病気だけではなく、全ての病気に通ずるものである。例えば、皮膚病の浸淫瘡のように、口から病状を発して、手足の方に、または腑に、または上から下に向かって拡がって行く場合は治せる。また手足から拡がって口に入るまたは臓に向かって下から上に行く場合は治せない。病が表にある間は治せるけれども、裏の方に入ってしまうと治せないという事である。

臓1(13) 問うて曰く、陽病に十八ありとは、何の謂いぞ也。師の日く、頭痛、項腰、脊、脅、脚の掣痛。陰病に十八ありとは、何の謂いぞ也。師の日く、咳上、気喘、噎咽、腸鳴脹満、心痛拘急、五臓の病各十八有り、合せて九十九病と為す。人に又六微有り、微に十八病有り、合せて一百八病と為す。五労七傷六極婦人三十六病は、其の中に在らず。清邪は上に居り、濁邪は下に居る。大邪は表に中り、小邪は裏に中る。穀飪の邪、口従り入る者は、宿食也り。五邪は人に中る。各法度有り。風は前に中り、寒は暮に中る。

湿は下を傷り、霧は上を傷なう。風は脈をして浮ならしめ、寒は脈をして急ならしめ、霧は皮膜を傷め、湿は関節に流れ、食は脾胃を傷り、極寒は経を傷ない、極熱は絡を傷つく。

臓1(13)【解訳】陽病に１８種類あるというが、それは何を言っているのでしょうか。それは、頭痛、項、背中、腰、腕、足などが引き攣れるように痛む６種の症状である。陽病は、太陽、陽明、少陽、の三経の３種であり１８種である。陰病に１８種類あるというが、それはどういうことでしょうか。それは、咳、咳が出て込み上げてくる上気、ゼイゼイする喘、シャックリ、むせる咽、腹が鳴ってお腹が張る、心臓のあたりが刺し込んで痛む６種の症状である。陰病は、太陰、少陰、厥陰の三経の３種があるので、各々十八種になる。また五臓の虚実によって病を発するので、各々十八病になり、合わせて九十種類の病があることになる。人にはまた６つの軽い病と、他に合わせて１８病あり、合計で１０８病の種類があることになる。しかし五臓の疲れでいわゆる身体的な労れの五労、精神的な労れの七傷をいっている。六極とは、六種類の天候が人体に及ぼす病状で、風、熱、暑、湿、乾、寒の６種類ある。婦人病の３６種類の病の十二綴、九痛、七害、五傷、三痼などは百八病の中に入っていない。軽い病の清邪は、上半身を傷つける。湿のような重い病の濁邪は、下半身を傷つける。風の大邪は、体表を傷なう。寒の病の小邪は、裏を傷なって病を起こす。食物の邪は、口から入って腹の中に不消化物を溜めてしまい、病を起こすのである。五邪が、人を傷めて病を起こすのには法則がある。風は前で午前中とか朝に人を傷つけるし、寒は後で日暮れや夜に人を傷つける。また湿邪は下半身を傷つけ、霧邪は上半身を傷つける。風邪は脈を浮にさせ、寒邪は脈を緊張する急にさせ、霧邪は皮膚を傷つけ、湿邪は関節を巡って病を起こし、食邪は脾胃を傷つけ、ひどい寒は経を傷つけ、ひどい熱は絡脈を傷つけるのである。

五労		七傷	
	久臥は気労に而して肺傷る		思の大過は脾を傷る
	久視は血労に而して心傷る		喜の大過は心を傷る
	久坐は肌肉労に而して脾傷る		憂の大過は肺を傷る
	久行は筋労に而して肝傷る		怒の大過は肝を傷る
	久立は骨労に而して腎傷る		悲・恐・驚の大過は腎を傷る

臓1(14) 問うて曰く、病、急に、富に、裏を救い、表を救う者有りとは何の謂いぞ也。師の曰く、病、医、之を下し、続いて下痢を得て清穀止まず、身體疼痛する者は、急に、富に、裏を救う。後に身體疼痛すれども清便自から調う者は、急に、富に、表を救う可き也り。

臓1(14)【解訳】発病して、直ぐに裏を治し、次に表を治してやるべきであるという場合があるが、それはどういうことですか。それは、病人の表證を治そうと医者が間違えて下してしまった為に、身体が疼き痛み、治らず、下痢が止まらなくなってしまった場合は、大急ぎで裏を治してやりなさい。その後に、身体は疼き痛むが、下痢が自然に止まった場合には、大急ぎで表を治してやりなさい。病が表と裏に及んでいて、裏が虚している場合には、順序として先に裏を治療する可きである。

臓1(15) 夫れ、痼疾を病み、加ふるに、卒病を以ってすれば、富に、先ず、其の卒病を治し、後、乃ち、其の痼疾を治す可き也り。

129

臓1(15)【解訳】一般に病人が慢性病を持っている時に、その上に急性病にかかった場合には、先ず、その急性病を治してやりなさい。急性病が治った後で、慢性病を治してやりなさい。

臓1(16) 師の曰く、五臓の病、各々得る者有るは癒ゆ。五臓の病、各々悪む所有り、各々其の喜ばざる所に随ふ者は病を為す。病む者、素、食すに応ぜず、反って、暴に、之を思えば、必ず熱を発す也。

臓1(16)【解訳】五臓の病というものは足りない所があった場合に病を起こすのですから、それを得られれば自然に治るのである。五臓の病に各々弱い所があり、各自に好ましくない所があってそれに因って病を引き起こすのである。例えば病人が食べられないはずであるのに、逆に食欲が出て来た場合は必ず発熱するのである。食欲のないということは、胃に冷えがある為であるのに、急に食欲が出て来たということは、急に胃に熱を持って来たということで、そうなると余分な熱が発生したという状態になるのである。

臓1(17) 夫れ、諸病、臓に有り、之を攻めんと欲すれば、當に、其の得る所に随ひて之を攻む可し。渇する者には、猪苓湯を与ふるが如く、皆、此に倣へ。

臓1(17)【解訳】一般に、様々な病が臓に発症していて、これを治そうとする場合は、病によって脈状や起きる症状に合わせて治療してやりなさい。例えば、咽の渇いている場合に猪苓湯を飲ませてやるように、他もすべて之に準じて治療をしてやりなさい。

痙濕暍病脈證併治第二

血虚からくる痙病と、湿気からくる濕病と、夏の熱や暑さに中てられた暍病。
これらの病状がよく似ている為、ここにまとめている。

湿2(1) 太陽病、発熱、汗無く、反って悪寒する者は、名づけて剛痙と曰う。

湿2(1)【解訳】太陽病を病んで、発熱し、汗はなく、寒けがする場合を、剛痙というのである。

湿2(2) 太陽病、発熱、汗出で、悪寒せざる者は、名づけて柔痙と曰う。

湿2(2)【解訳】太陽病を病んで、発熱し、汗が出て、寒けがしない場合を、柔痙というのである。

湿2(3) 太陽病、発熱、脈、沈にして細なる者は、名づけて痙と曰う。治し難しと為す。

湿2(3)【解訳】太陽病を病んで、発熱して、脈が沈んで細い場合を、痙病というのである。痙病は治り難い病である。

湿2(4) 太陽病、汗を発すこと太だ多ければ、因って痙を致す。

湿2(4)【解訳】太陽病を病んで、発汗をさせ過ぎると、熱がこもってしまい、痙病になるのである。

湿2(5) 夫れ、風病、之を下せば、則ち痙す。復た、発汗すれば、必ず拘急す。

湿2(5)【解訳】一般に、風に中てられた病で、下剤を飲ませて下すと痙病になるのである。更に発汗をさせると、必ず身体が曲がって伸びなくなってしまう。

湿2(6) 瘡家、身、疼痛すると雖も、汗を発すべからず。汗出づれば、則ち痙す。
湿2(6)【解訳】大怪我をした場合は、身が疼き痛むなど、表証があっても、発汗をさせてはならない。発汗をさせると痙病になるのである。
湿2(7) 病者、身熱し、足寒え、頸項強り、急り、悪寒、時に頭熱、面赤く、目赤く、独り頭を揺動かし、卒に口噤、背反張する者は、痙病也。若し、其の汗を発する者は、寒と湿と相得、其の表益ます虚し、即ち、悪寒甚しく、其の汗を発し已れば、其の脈、蛇の如し。
湿2(7)【解訳】身体は、熱がって、足が凍え、首筋や項が強ばり、詰まり、悪寒がして、時には発熱し、顔が赤く、目も赤くなり、頭だけが揺れ動いて、突然に歯を食い縛って背中が弓なりに反り返ってしまう場合は、痙病である。もし、痙病で、発汗させた場合は、寒と湿とが一緒に動きだして、その体表が益々虚し、そうなると悪寒がひどくなるのである。発汗が終わって、その脈状を触ると、蛇のように動くような感じがするのである。
湿2(8) 暴に、腹脹大なる者は、解せんと欲すと為す。其の脈、故の如く、反って伏し、弦なる者は、痙と為す。
湿2(8)【解訳】急に腹が張って大きくなる場合は、痙病が治ろうとしているのである。しかし、腹が張って来ても、腹が張る前と同じ脈をしていて、逆に隠れ、弦の脈をしている場合は、痙病は治っていないのである。
湿2(9) 夫れ、痙の脈、之を按ずれば、緊で弦の如く、直上下行す。
湿2(9)【解訳】一般に、痙病の脈状とは、これを押さえると、緊で弦の脈のように真っ直ぐ上下に脈を打っているのである。
湿2(10) 痙病に、灸の瘡有るは、治し難し。
湿2(10)【解訳】痙病を病んで、灸をしてキズができた場合や、灸をして痙病になった場合などは、治療が困難である。これは気が侵されて痙となった場合は治せるが、血が侵されて痙となった場合は、治り難いのである。
湿2(11) 太陽病、其の證備わり、身體強ばり、几几然として、脈、反って沈遅、此れ、痙と為す。括蔞桂枝湯、之を主る。
湿2(11)【解訳】太陽病を病んで、その病證が備わっていて、身体が全体に弓なりに反り返って強ばり、脈が、逆に沈んで遅い場合は、痙病である。括楼桂枝湯が主治する。
湿2(12) 太陽病、汗無く、小便反って少なく、気上って胸を衝き、口噤語るを得ず、剛痙を作さんと欲すは、葛根湯、之を主る。
湿2(12)【解訳】太陽病を病んで、汗が出ず、小便が出れば気の上衝はないのだが逆に少なく、熱気が上って来て胸の方に衝き上げて出る所がない。衝き上げがひどい為に目を開くことができず、話すこともできないような場合は、剛痙を起こそうとしているのである。それには、葛根湯が主治する。
湿2(13) 痙の病為る、胸満、口噤、臥して席に着かず、脚攣急、必ず齘歯す。大承気湯を興ふ可し。
湿2(13)【解訳】痙の病とは、胸が張って苦しく、口を閉じたままで、身体が弓なりに反って寝床に付けず、横になっていられない。これは一種の煩燥の状態であり、足が引き攣れて、胃に内熱があると、必ず歯ぎしりをするようになるのである。それには、大承気湯

131

を服用させてやりなさい。

湿2(14) 太陽病、関節疼痛、煩し、脈、沈にして細なる者は、此れ、濕痺と名づく。濕痺の候、其の人、小便利せず、大便反って快よきは、但だ、當に、其の小便を利す可し。

湿2(14)【解訳】太陽病を病んで、身体の節々が疼き病み、悶え苦しんで、脈が沈んで細い場合を、濕痺の病というのである。湿痺の病の症状は、小便の出が悪くて、大便は普通よりも気持ち良く出る場合は、当然、利尿してやるべきである。

湿2(15) 濕家の病為る、病、一身盡く疼み、発熱、身色薫黄の如く也り。

湿2(15)【解訳】湿の病をよく起こす人は、身体全体が疼き痛み、発熱し、身体の色が燻したような黄色になっている。黄疸は湿より起きることもある。

湿2(16) 濕家、其の人、但だ、頭汗出で、背強ばり、被覆を得て火に向はんと欲す。若し、之を下すこと早ければ、則ち噦し、或は胸満し、小便不利す。舌上苔の如き者は、丹田に熱あり、胸上に寒あるを以って、渇し、飲を得んと欲すれども、而して飲む能はず。則ち、口燥煩する也り。

湿2(16)【解訳】湿の病をよく起こす人は、ただ頭だけに汗が出て、背中が強ばって、厚着をして火にあたりたがるのである。もし湿を病んで、下剤を飲ませて下す治療が早すぎると、下した為に寒が中に入って胃を冷やし、それでシャックリが出るようになり、または下した為に、胸が一杯に張って苦しくなり、小便の出が悪くなる。この場合に、舌の上に何かくっついている感じがする場合は、ヘソ下2寸の穴で任脈にある丹田辺りの下腹に熱があり、胸に寒がある為に、咽が渇いて水を飲みたくなるが飲めないのである。その為に口の中がはしゃいで苦しむ。湿の病がある場合は、一般に寒症状を呈するのである。また寒と熱との存在する場所によって、違った症状を呈するのである。

湿2(17) 濕家、之を下し、額上に汗出で、微喘、小便利する者は、死す。若しくは、下痢し止まざる者も、亦た、死す。

湿2(17)【解訳】湿の病をよく起こす人は、下剤で下した為に身体の水分が少なくなっているはずなのに、額だけ汗が出て、少しゼイゼイいって、小便は普通に出る場合は、死ぬのである。病状と現状が反対である為、危険なのである。もし、黄疸病は、中に熱がこもった為に起きるのであるが、これを間違えて下した為に、その下痢が止まらなくなってしまった場合も治療をしないと危険なのである。

湿2(18) 風濕相搏てば、一身盡く疼痛す。法、當に、汗出で解す可し。天陰り雨止まざるに値ふ。医、此れ、汗を発す可しと云う。之を汗し、病、癒えざる者は何ぞ也。蓋し、其の汗を発し、汗大いに出づる者は、但だ、風気去り、濕気在り。是れ、故に、癒えざる也り。若し、風濕を治せんとする者は、其の汗を発すに、但だ、微微として汗を出ださんと欲す者は、以って、風濕、倶に去る也り。

湿2(18)【解訳】濕を病んで、風に中てられると、風と湿が互いにぶつかり合った為に全身が疼き痛むのである。当然、表證と同じと考えて発汗をさせて治してやるのであるが、折からの悪天候にぶつかって雨が続いた為に発汗が十分に行われず、全身の疼痛が治らない。こういう病状を見て、医者が発汗をさせてやれば治るというので、言う通りに発汗をさせたが、病は一向に治らないのはどういうわけでしょうか。それは、発汗をさせたけれども、その汗の発し方が強すぎて一度にどっと汗を出した為に、但だ、軽い風邪が

去って、重い湿邪だけが残ってしまっている。それで治らないのである。もし、風邪と湿邪の両方を治そうとするには、汗が微かに出たかなと思われる程度に少しずつ汗をかかせてやれば、両者が一緒に取り除かれるのである。

湿2(19) 濕家の病、身疼き、発熱、面黄、喘し、頭痛、鼻塞、煩し、其の脈、大、自から能く飲食し、腹中和して病なく、病、頭中に寒濕在り。故に、鼻塞す。薬、鼻中に內れば、則ち癒ゆ。

湿2(19)【解訳】湿邪をよく病む人は、身体が疼き痛み、発熱し、顔が黄色くなり、ゼイゼイといって、頭痛がして、鼻が詰まり、悶え苦しみ、脈は大きく、食欲は平常と変わりなくよく食べられる場合は、腹中が調和していて病状はなく、病は頭部が寒と湿に侵された事が原因で鼻が詰まるのである。服用した処方が鼻の方に届けば治るのである。

湿2(20) 濕家、身煩疼するは、麻黄加朮湯を興ふ可し。其の汗を発すに宜しと為す。慎んで、火を以って之を攻むべからず。

湿2(20)【解訳】湿邪を病んで、身体が疼き痛み、苦しんでいる場合には、麻黄加朮湯を飲ませてやるべきである。発汗をさせることが一番宜しい。決して、火熱療法で発汗をさせてはならないのである。

湿2(21) 病者、一身盡く疼み、発熱、日晡所、劇しき者は、風湿と名づく。此の病、汗出づるに、風に中りて傷られ、或は久しく冷を取りて傷られ致す所也り。麻黄杏仁薏苡甘草湯を興ふ可し。

湿2(21)【解訳】身体中が疼き痛み、発熱し、午後3時から5時頃の間に、特に症状が激しい場合を、風湿の病というのである。発症の原因は、発汗をして表が開いた状態で、風に中たって表が冷えた為、又は、永い間冷やされ続けた為である。それには、麻黄杏仁薏苡甘草湯を飲ませてやりなさい。

湿2(22) 風湿、脈、浮、身重く、汗出で、悪風する者は、防己黄耆湯、之を主る。

湿2(22)【解訳】風湿を病んで、脈が浮いて、身体が重くだるく、汗が出て、悪風がある場合には、防己黄耆湯が主治する。

湿2(23) 傷寒、八九日、風湿相搏ち、身体疼み、煩し、自から転側する能はず。嘔せず、渇せず、脈、浮虚にして濇る者は、桂枝附子湯、之を主る。若し、大便堅く、小便自利する者は、去桂枝加白朮湯、之を主る。

湿2(23)【解訳】傷寒を病んで、八、九日目になって、風邪と湿邪とがぶつかり合って、身体が疼き痛み、火照り苦しみ、寝返りをすることができず、嘔かず、咽も渇かず、裏證はなく、陽気が虚して、特に寸口の脈は、浮いているが渋っていてうつろで力のない場合には、桂枝附子湯が主治する。もし、大便が堅く、小便が良く出る場合には、桂枝附子去桂枝加白朮湯（白朮附子湯）が主治する。

湿2(24) 風湿相搏ち、骨節疼煩、掣痛屈伸するを得ず。之に近づけば、則ち痛み劇しく、汗出で、短気、小便利せず、悪風し、衣を去るを欲せず、或は身微に腫るる者は、甘草附子湯、之を主る。

湿2(24)【解訳】風邪と湿邪とがぶつかり合うと、営衛を侵し、骨の節々が疼き痛み苦しむようになり、引き攣られるような痛み方をして、屈伸することができなくなる。その痛む部位を触ったり、病人の側に居たり、歩く振動が伝わるだけでひどく痛み、汗が出て、

息切れして、小便の出が悪く、ゾクゾクと寒気がして着ているものを脱ぎたがらず、あるいは、身体が微かに浮腫んでいて膿汁が出るような場合には、甘草附子湯が主治する。

湿2(25) 太陽の中暍の者は、発熱、悪寒、身重くして疼痛す。其の脈、弦細芤遅。小便已れば、洒洒然として毛聳ち、手足逆冷す。小しく労有るも、身即ち熱し、口開き、前板歯燥く。若し、其の汗を発すれば、則ち其の悪寒甚し。温針を加ふれば、則ち発熱甚だし。数ば、之を下せば、則ち淋甚し。（宜、白虎加人参湯。）

湿2(25)【解釈】太陽病を病んで、夏の熱や暑さに中てられたものが暍病で、発熱し、悪寒し、身体が重くだるく、疼き痛み、その脈を診ると弓の弦のようにピンと張っている余裕のない弦で、細い脈で、ねぎの葉の青い所を押すとベコッと潰れてしまうような感触の血虚の芤の脈で、遅い脈をしている。そして小便が出終わると手足の先から冷えて来て、総毛立ってゾクゾクとして来る。仕事や運動などで少し身体を動かすと疲れてしまい、身体が熱くなり、ひとりでに口が開き前歯が乾いてしまう。表證を治そうと発汗をさせると、悪寒がひどくなり、陽気を補って発汗をさせようと温針をすると、発熱が益々ひどくなり、内熱ではないかと度々下してやると、下した為に下焦の水が少なくなって小便の出が悪くなってしまうのである。

湿2(26) 太陽の中熱の者は、暍、是れ也り。汗出で、悪寒、身熱し、渇すは、白虎加人参湯、之を主る。

湿2(26)【解釈】太陽病を病んで、夏の熱や暑さに中てられたものが暍病で、汗が出て、寒気があって、身体を非常に熱がって、水を飲みたがる場合には、白虎加人参湯が主治する。この処方の渇とは、大煩渇で、いくら水を飲んでも飲み足りなくなり、夜は特に陽気が中に入るので、寝てからヤカン一杯の水を飲むような渇が起きるのである。汗が出て悪寒がするが、非常に熱がって水を呑むのが特徴である。本方の證は渇である。

湿2(27) 太陽の中暍の者は、身熱疼重、脈、微弱なるは、是れ、夏月冷水に傷られ、水、皮中に行るを以って致す所也り。一物瓜蒂湯、之を主る。

湿2(27)【解釈】太陽病を病んで、夏の熱や暑さに中てられたものが暍病で、身体が熱く、疼き痛んで、身体が重くだるく、そして脈は微かで弱い場合は、これは夏の六、七月頃に冷たい水を飲み過ぎたのが原因で、水が皮膚の中に流れた為である。それには、一物瓜蒂湯が主治する。

百合狐惑陰陽毒病脈證治第三
　色々な脈が現れる百合病。
　喉を蝕まれ、どうして良いか分からない惑と、陰部をおかされた狐の狐惑病。
　顔にまだらの斑ができ、咽喉痛、膿、膿痰や血の混じった痰を吐く陽毒の病。

百3(1) 論じて曰く。百合病なる者は、百脈を一宗し、悉く其の病を致すなりと。意食せんと欲し、復た食す能はず。常に黙然たり。臥せんと欲し、臥す能はず。行らんと欲し、行る能はず。飲食或は美なる時あり、或は食臭を聞くを用いざる時有り。寒の如くして

寒なく、熱の如くして熱なく、口苦く、小便赤し。諸薬治す能はず。薬を得れば、則ち激しく吐痢し、神霊ある者の如し。身形和するが如く、其脈、微数。溺する時毎に頭痛する者は、六十日にして乃ち癒ゆ。若し、溺する時、頭痛まず、漸然たる者は、四十日に癒ゆ。若し、溺、快然として、但だ、頭眩する者は、二十日に癒ゆ。其の證、或は、未だ病まずして預じめ見れ、或は、病、四五日にして出で、或は、病むこと二十日、或は、一月、微に見るる者は、各々證に随ひ之を治せ。

百3⑴【解訳】百合病を病んでいる場合は、様々な脈を現していても、区別なく全てこの病とするのである。食べようと思っても、食べることができない。常に黙り込んでいる。横になって寝ようと思っても横になっていることができない。何かしようと思ってもすることができない。飲食しても美味しいと感じる時があるかと思えば、食べ物の臭いをかぐことさえいやな時もある。悪寒があるようであっても実際には悪寒はなく、熱があるようであっても、触って見ると熱はなく、口が苦く、小便は濃い黄色である。どんな薬を飲んでも治すことができない。薬を飲むと吐いたり下痢が劇しくなったり、丁度その様子が何かに憑かれたようである。身体の様子は普段と変わりはない。その脈は微かで少し速い。もし、小便をする度に頭痛がする場合は60日で治る。もし、小便をする時に頭痛はなく、ブルブルと震える場合は40日で治る。もし、小便の出はとても良く、ただ小便する時に頭がクラクラする場合は20日で治る。このような症状は百合病とはいえず、前から出ているか、病んでから20日から1カ月過ぎて微かに現れたり、或いは45日目に現れたりする場合もある。各々その證に随って治療しなさい。

百3⑵ 百合病、汗を発したる後の者は、百合知母湯、之を主る。

百3⑵【解訳】 百合病を病んで、表熱があり、発汗をさせても治らない場合には、百合知母湯が主治する。

百3⑶ 百合病、之を下したる後の者は、滑石代赭湯、之を主る。

百3⑶【解訳】 百合病を病んで、内熱があると考えて之を下したところ、小便の出が大変悪くなった場合には、滑石代赭湯が主治する。

百3⑷ 百合病、之を吐して後の者は、後方(即、百合鶏子湯)を用い、之を主る。

百3⑷【解訳】百合病を病んで、吐かせても治らない場合には、この百合鶏子湯が主治する。

百3⑸ 百合病、吐下発汗を経ず、病、形初めの如き者は、百合地黄湯、之を主る。

百3⑸【解訳】 百合病を病んで、未だ吐かせたり下したり発汗などの治療を加えないで、病の容態が今も初めの症状と同じ場合には、百合地黄湯が主治する。

百3⑹ 百合病、一月、解せず、変じて渇となった者は、百合洗の方、之を主る。

百3⑹【解訳】 百合病を病んで、1カ月も症状が治らず、病変して、咽が渇いてしきりに水を飲みたがるようになり、身体に熱を持っている場合には、百合洗方が主治する。

百3⑺ 百合病、渇し、瘥えざる者は、後方を用ひ、之を主る。

百3⑺【解訳】 百合病を病んで、咽が渇いて、治り難い場合には、括楼牡蛎散が主治する。

百3⑻ 百合病、変じて発熱する者は、百合滑石散、之を主る。

百3⑻【解訳】百合病を病んで、病変して発熱した場合には、百合滑石散が主治する。

百3⑼ 百合病、陰に見れたる者は、陽法を以って之を救い、陽に見れたる者は、陰法を以って之を救う。陽に見れたるに陰を攻め、復た其の汗を発すは、此れ、逆と為す。陰に

見れたるに陽を攻め、乃ち復た之を下せば、此れも、亦た逆と為す。

百3(9)【解訳】百合病を病んで、裏の證が現れた場合は、陽を養って裏證を治してやりなさい。表證が現れた場合は、陰を養って陽證を治してやりなさい。陽病の證が現れている場合に陰を攻めて下し、更に表證があるからといって発汗をさせるのは逆治である。陰病の證が現れている場合に陽を攻めて発汗をさせ、更に裏證があるからといって下すのもまた逆治である。

百3(10) 狐惑の病為る、状ち傷寒の如し。黙黙と眠らんと欲すれども、目閉づるを得ず。臥起安からず。喉を蝕すれば惑を為し、陰を蝕すれば狐を為す。飲食するを欲せず、食臭を聞くを悪む。其の面目乍ち赤く、乍ち黒く、乍ち白し。上部を蝕すれば則ち声喝る。甘草瀉心湯、之を主る。

百3(10)【解訳】狐惑の病とは、病状は傷寒のように熱が出ることもあり、寒けがすることもある。そして黙って寝ようとしても、落ち着かずに寝ることができず、寝るのも起きるのも辛い。表である喉を侵された場合は惑であり、裏の方である陰部を侵された場合は狐である。食慾がなく、食べ物の臭いさえ嫌う。顔色は、急に赤くなったものが、急に黒くなり、また急に白く変化する。狐惑の病にかかって、身体の上部を侵された場合は、声が枯れるのである。それには、甘草瀉心湯が主治する。

百3(11) 下部を蝕すれば、則ち咽渇くは、苦参湯にて、之を洗え。(宜、五苓散。)

百3(11)【解訳】狐惑の病を病んで、陰部を侵され、咽が渇く場合は、苦参湯で患部の発赤や爛れを洗ってやりなさい。

百3(12) 肛に蝕する者は、雄黄にて、之を熏ぜよ。脈経に云う、病人、或いは呼吸に従り、上は其の咽に触れ、或いは下焦に従り其の肛陰に触れる。上に触れるは惑と為し、下に触れるは狐と為す。狐惑の病の者は、猪苓散(即、五苓散)、之を主る。

百3(12)【解訳】狐惑の病を病んで、肛門が発赤や爛れて傷になった場合には、雄黄の燻法を用いるのが宜しい。脈経に云うには、病人は呼吸の状態によって咽が侵され、或いは下焦の状態によって肛門や陰部が侵される。上焦が侵される場合は、惑の病であり、下焦が侵される場合は、狐の病である。それには、猪苓散が主治する。

百3(13) 病む者、脈、数、熱無く、微煩し、黙黙と、但だ、臥せんと欲し、汗出づ。初め之を得、三四日、目赤きこと、鳩眼の如く、七八日、目の四眦黒く、若し、能く食す者は、膿已に成る也。赤小豆当帰散、之を主る。

百3(13)【解訳】百合病を病んで、脈が速く、熱はなく、少し落ち着きがなく、人と話すのをいやがり、ただ静かにして寝ようと横になりたがり、汗が出る。発症してから3、4日目に、目が鳩の目のように赤くなり、7、8日目に、目元や目尻が黒くなり、もし、それでも食欲があって食べられる場合は、膿がすっかりうみ切っているのである。それには、赤小豆当帰散が主治する。

百3(14) 陽毒の病為る、面赤斑斑、錦文の如く、咽喉痛み、膿血を唾すは、五日に治す可し。七日に治すべからざるは、升麻鼈甲湯、之を主る。

百3(14)【解訳】陽毒の病とは、顔に美しい錦の織物の模様のような赤いまだらの斑点ができ、食道や気管が痛み、膿または血液の混じった痰を吐く場合は、発病から五日目に治るのである。七日目を過ぎて治らない場合には、升麻鼈甲湯が主治する。

百3⑴5） 陰毒の病為る、面目青く、身痛み、杖を被るが如く、咽喉痛むは、五日に治す可し。
七日に治すべからざるは、升麻鼈甲湯去雄黄蜀椒湯、之を主る。

百3⑴5）【解訳】 陰毒の病とは、顔や目の中が青くなり、特に背中から腰にかけて激しく痛
み、食道や気管が痛む場合は、五日目には治るである。七日目を過ぎて治らない場合に
は、升麻鼈甲湯去雄黄蜀椒湯が主治する。

瘧病脈證併治第四

初めに悪寒戦慄し、腰、背等が痛み、その後に発熱に変わり、頭が大変痛み渇する症候が
一定時間または一定の日数をおいて繰り返し発する病。全て弦の脈を表す。

瘧4⑴ 師の曰く、瘧は、脈、自から弦、弦数なる者は、熱多く、弦遅なる者は、寒多し。
弦小緊なる者は、之を下せば瘥ゆ。弦遅なる者は、之を温む可し。弦緊なる者は、汗を
発し、針灸す可き也。浮大なる者は、之を吐す可し。弦数なる者は、風発也。飲食
を以って消息して之を止む。

瘧4⑴【解訳】 瘧病の脈状は、元々弦であり、弦で数の脈の場合は、熱症状が多く、弦で遅
の脈の場合は、寒の症状が多い。弦で少し緊の脈の場合は、裏に寒が入っているので発
汗させず、下剤で下してやれば治るのである。弦で遅い脈の場合は、温薬で温めてやり
なさい。弦で緊の脈の場合は、発汗をさせるか針灸をしてやりなさい。浮で大の脈の場
合は、吐かせてやりなさい。弦で数の脈の場合は、風が原因である。飲食物に注意して
治してやりなさい。

瘧4⑵ 瘧を病んで、月の一日を以って発すれば、当に、十五日を以って癒ゆ可し。設し、瘥
えざれば、当に、月、盡し、解す可し。其の瘥えざる如きは、当に、何と云ふ。師の曰
く、此れ、結して癥瘕と為す。名づけて瘧母と曰う。急に之を治せ。鼈甲煎丸に宜し。

瘧4⑵【解訳】 瘧を病んで、月初めの１日に発病すると陽気が一番強くなる15日に治る。も
し15日で治らない場合には、月の末日になったら治るはずである。もし、それでも治ら
ない場合はどういうわけでしょうか。それは、病邪が脇腹に結ばれて、痼りができた為
である。これを瘧母というのである。直ぐに之を治してやりなさい。それには、鼈甲煎
丸が宜しい。

瘧4⑶ 師の日く、陰気孤り絶し、陽気独り発すれば、則ち熱し、少気煩冤し、手足熱し、嘔
せんと欲す。名づけて癉瘧と日う。若し、但だ、熱し、寒がらざる者は、邪気内にあり、
心に蔵る。外は分肉の間に舎まり、人をして消鑠脱肉せしむ。（宜、白虎加桂枝湯。）

瘧4⑶【解訳】 陰気が少なくなり、陽気だけ多くなった場合は、身体が熱くなり、呼吸に力
がなく弱く、やるせなく、悶え苦しみ、手足が火照って、嘔き気が起こるような状態を
疸瘧というのである。もし熱がるだけで、寒がらない場合には、邪気は内の方にあり、
心に隠れ、外の方では肉と肉または筋肉の間に宿り、病人は痩せ衰えてしまうのである。

瘧4⑷ 温瘧の者は、其の脈、平の如く、身に寒無く、但だ、熱し、骨節疼煩し、時に嘔す。
白虎加桂枝湯、之を主る。

瘧4(4)【解釈】温瘧を病み、脈は平常と変わりはなく、身体に悪寒はなく、但だ熱がって、身体の節々が疼き痛み、苦しみ、時折、嘔く場合には、白虎加桂枝湯が主治する。

瘧4(5) 瘧、寒多き者は、名づけて牡瘧と曰う。蜀漆散、之を主る。

瘧4(5)【解釈】瘧病を病んで、悪寒がひどい場合を牡瘧という。それには、蜀漆散が主治する。

瘧4(6) 牡蛎湯、牡瘧を治す。

瘧4(6)【解釈】牡蛎湯は、寒が強い牡瘧を治す。

瘧4(7) 柴胡去半夏加括蔞湯、瘧病、渇を発す者を治し、亦労瘧を治す。

瘧4(7)【解釈】柴胡去半夏加括楼湯は、瘧病を病んで、咽の渇きがひどく、盛んに水を飲みたがる場合を治す。その他、汗をかき易く、熱が起こり、熱が下がると咽の渇きが出る場合や、胸中や脇の下から横腹にかけて苦しむ場合などを治す。

瘧4(8) 柴胡桂姜湯、瘧寒多く、微に熱有り、或は、但だ、寒して熱せざるを治す。

瘧4(8)【解釈】柴胡桂枝乾姜湯は、瘧病を病んで、悪寒が強く、微かに熱がある場合や、または、但だ悪寒がして熱がらない病状を治す。

中風歴節病脈證併治第五

中風は、中気を病んで、脈は、微で数、腕手首から上が不自由になり、半身が効かなくなり半身不随。歴節は、片側の関節から関節へ病が伝わって痛む病。

風5(1) 夫れ、風の病為る、當に、半身不遂す可し。或は、但だ、臂、遂げざる者は、此れ、痺となす。脈、微にして数、中風然らしむ。

風5(1)【解釈】 一般に、中風の病状とは、脈は微数で、当然半身が効かなくなるのである。或るいは、手首から上の管で腕が不自由になる場合を、痺というのである。脈が微かで速い場合は、中風によるものである。

風5(2) 寸口の脈、浮にして緊。緊は、則ち寒となし、浮は、則ち虚となし、寒虚相搏ち、邪、皮膚に在り。浮なる者は、血虚す。絡脈は空虚し、賊邪は写せず。或は左に、或は右に、邪気反って緩く、正気、即ち急。正気邪を引き、喎僻遂げず。邪、絡に在れば、肌膚不仁す。邪、経に在れば、即ち重ねて勝えず。邪、腑に入れば、即ち人を識らず。邪、臟に入れば、即ち舌、即ち言い難く、口、涎を吐く。

風5(2)【解釈】中風の病を病んで、寸口の脈は浮いて緊の場合、浮の脈は虚が原因であり、緊の脈は寒が原因である。その寒と虚とがぶつかり合うと、邪が皮膚に溜まるのである。浮の脈の場合は血虚になり、絡脈の場合は空虚になって、外から入って来た賊邪を追い出すことができない。場合によっては左の脈に現れたり右の脈に現れたりする。邪気は緩やかであるのに、身体を正常に働かせる正気が緊張してしまい邪気を引っぱり込む為に、顔がゆがんで半身が効かなくなってしまう。邪が絡脈にあると、皮膚が感覚麻痺し、邪が経脈にあると、身体がだるくて我慢ができなくなる。邪が腑に入ると、意識不明になる。邪が臟に入ると、舌がもつれて言葉が出なくなり、口から涎が出るようになるの

である。
風5(3) 侯氏黒散、大風、四肢煩し、重く、心中悪寒し、不足するを治す。
風5(3)【解訳】侯氏黒散は、大風つまり表に病状を起こしていて、皮膚が痺れて、手足が重くだるくて置き場がなく、半身が利かず、胸の中がスウスウし、頼りなく感じてたまらない場合を治す。
風5(4) 寸口の脈、遅にして緩、遅は則ち寒と為し、緩は則ち虚と為す。栄、緩なれば、則ち亡血と為し、衛、緩なれば則ち中風と為す。邪気、経に中れば、則ち身痒く、癮疹し、心気足らず。邪気中に入れば、則ち胸満し短気す。(宜、瀉心湯。)
風5(4)【解訳】 中風の病を病んで、寸口の脈は、遅くて緩やかである。遅の脈は寒が原因であり、緩の脈は虚が原因である。栄気が虚して緩やかである場合は、貧血となるのである。衛気が虚して緩やかな場合は、中風を病むのである。衛気が虚して、邪気が経に中たると身体が痒くなって、隠れた湿疹ができる。そして心気が不足して邪気が中に入ると、胸が一杯になって苦しく、呼吸が速くなるのである。
風5(5) 風引湯、熱、癱癇を除く。
風5(5)【解訳】風引湯は、半身不随等の癱と、急に引きつけを起こす癇の熱を除くのである。
風5(6) 防巳地黄湯、病、狂へる状ちの如く、妄行独語休まず、寒熱無く、其の脈、浮なるを治す。
風5(6)【解訳】防巳地黄湯は、中風の病を病んで、気が狂ったように変な行動をとるなど落着かず、独り言でつまらない事を喋り続けたり、悪寒や発熱はなく、ただ脈が浮の症状を治療する。
風5(7) 頭風摩散の方
風5(7)【解訳】前条の防己地黄湯服用後に、未だに狂状の如く妄行独語休まずという状態があるような場合には、頭風摩散を用いるのである。
風5(8) 寸口の脈、沈にして弱、沈は、即ち骨を主り、弱は、即ち筋を主る。沈は、即ち腎と為し、弱は、即ち肝と為す。汗出づるに水中に入り、如し、水が心を傷れば、歴節より黄汗出づ。故に、歴節と曰う。
風5(8)【解訳】 歴節の病を病んで、寸口の脈は、沈んで弱い場合は、沈んでいる脈は骨に関係があり、弱い脈は筋肉に関係がある。そして沈は腎であるから骨に関係がある。弱は肝であるから筋肉に関係がある。腎と肝にトラブルがあって、汗が出ている時に、水の中に入って汗腺から水が入り込んだ為に、血が侵されて気血の巡りが悪くなり、身体の節々が次々と痛くなって、黄色い汗が出るようになってしまう。こういう原因による病状を、歴節病というのである。
風5(9) 趺陽の脈、浮にして滑、滑は、則ち穀気実し、浮は、則ち汗自から出づ。
風5(9)【解訳】歴節の病を病んで、足の陽明胃経の胃の気を伺う趺陽の脈が、浮いて力があってクリクリとした滑の脈である。趺陽の脈の滑は、穀気が実しているのである。趺陽の脈が浮いている場合は、胃が実していて胃の力によって生じたものが穀気であり、汗が自然と出るのである。
風5(10) 少陰の脈、浮にして弱、弱は、則ち血足らず、浮は、則ち風と為す。風血相搏てば、即ち疼痛擎すが如し。

139

風5(10)【解釈】腎の働きを伺う足の少陰腎経の脈が、浮いていて弱い場合は、少陰の弱い脈は血液の不足が原因であり、浮の脈は風が原因である。風と血がぶつかり合うと筋骨が引っ張られるように疼痛するのである。

風5(11) 盛人の脈、濇、小、短気、自から汗出で、歴節疼み、屈伸す可からざるは、此れ、皆、酒を飲みて汗出づるに、風に当り致す所。

風5(11)【解釈】体格のよい人の脈が、渋って、小さく、呼吸が速くて、自然と汗が出て、身体の節々が疼き痛み、手足を縮めたり伸ばしたりすることが出来なくなってしまう場合は、全て酒を飲んで汗をかいて、熱がって風に中った為に発症したのである。

風5(12) 諸の肢節疼痛、身體尫羸、脚腫脱するが如く、頭眩短気、温温として吐せんと欲すは、桂枝芍薬知母湯、之を主る。

風5(12)【解釈】手足の節々が疼き痛み、疲れ衰え身体がネコの背のように丸まって、足が浮腫んで脱けそうに重く、頭がフラフラして呼吸が速くなり、胸の中がムカムカとして嘔気を催す場合には、桂枝芍薬知母湯が主治する。

風5(13) 味、酸なれば、則ち筋を傷る。筋傷らるれば、則ち緩む。名づけて泄と曰う。鹹なれば、則ち骨を傷る。骨傷らるれば、則ち痿す。名づけて枯と曰う。枯泄相搏つを名づけて断泄と曰う。栄気通ぜざれば、衛、独り行らず。栄衛俱に微なれば、三焦御す所無く、四属断絶す。身體羸痩、独り足爾腫大、黄汗出で、脛冷ゆ。仮令ば、発熱すれば、便ち歴節と為す也。

風5(13)【解釈】味の酸のものを摂り過ぎると、筋を傷つける。筋が傷められると筋肉が緩んでしまう。これを泄るという。味の鹹のものを摂り過ぎると骨を傷つける。骨が傷められると痿えてしまう。水気がなくなってしまうのでこれを枯れるという。骨に水気がなくなったのと、肝気が泄れてしまうことが、ぶつかり合うことを断泄という。脈中、脈外を巡り、血行を良くしている衛気の巡りが悪くなると、栄気の血は単独では巡らない。このように栄衛の巡りが微かになると、三焦の働きが鈍ってしまい、皮、肉、脂、髄の四属が離ればなれになってしまって、身体が疲れ、痩せて、足だけが浮腫んで太くなり、黄色い汗が出て、脛が冷えるようになってしまう。もし、発熱すれば、これは歴節病である。

風5(14) 病、歴節、屈伸す可からず、疼痛するは、烏頭湯、之を主る。

風5(14)【解釈】歴節病を病んで、足を曲げ伸ばしすることが出来ず、疼き痛む場合には、烏頭湯が主治する。

風5(15) 烏頭湯の方、脚気、疼痛し、屈伸す可からざるを治す。

風5(15)【解釈】烏頭湯は、脚気で足に水気があって、疼き痛み、曲げたり伸ばしたりすることが出来ない場合を治す。

風5(16) 礬石湯、脚気の衝心を治す。

風5(16)【解釈】 礬石湯は、脚の陽気が上昇して、心臓を衝き上げるような場合を治す。

風5(17) 古今録験、続命湯は、中風痱、身體を自から収む能はず、口言う能はず、冒昧にして痛む処を知らず、或は拘急し、転側するを得ざるを治す。姚、云う、大続命（即、続命湯）を興へ、同じく兼ねて、婦人産後虚血の者及び老人小児を治す。

風5(17)【解釈】古今録験という医書に出ている続命湯は、半身不随の中風の病で、身体が疼

き痛んで動かすことが出来ず、顔がゆがんで口が引き攣り話すことが出来ず痛み、または寝ているが、頭がはっきりしない様子で、何を聞かれても要領を得ず、痛みを感じない場合や、手足が痺れて寝返りを打てず、自由の利かない場合などに良い。姚という人が云うには、このような症状に大続命湯を飲ませると良い、また婦人の産後の貧血、また老人や小児の貧血も同様に治す、と。

風5(18) 千金、三黄湯、中風、手足拘急、百節疼痛、煩熱、心乱、悪寒、日を経て飲食を欲せざるを治す。（宜、三黄治之。）

風5(18)【解訳】 千金方の三黄湯は、中風の病で、手足が引き攣り、身体中の節々が疼き痛み、熱がってイライラして、悪寒がして、日に日に食欲がなくなっていく場合を治すのである。

風5(19) 近効方、朮附湯、風虚、頭重く、眩苦極まり、食味を知らざるを治す。肌を暖め、中を補ない、精気を益す。

風5(19)【解訳】近効方の桂附子湯去桂加白朮湯は、痙湿暍病にある白朮附子湯であるが、風による冷えで起きた虚で、頭が重く、めまいをひどく苦しみ、食べ物の味が分からず、食が進まない場合を治す。肌の緊張を緩め、身体の中の不足を補い、良い血である精気を益す働きがある。

風5(20) 崔氏、八味丸、脚気上りて入り、少腹不仁するを治す。

風5(20)【解訳】崔氏の八味丸は、足より起こる腎の脈である不自由な気の脚気が上って来て下腹部に入り、痺れて力が入らない感覚麻痺の症状を治す。

風5(21) 千金方、越婢加朮湯、肉極、熱すれば、即ち、身體の津脱し、腠理開き、汗大いに灌れ、属風気下焦脚弱を治す。

風5(21)【解訳】千金方の越婢加朮湯は、皮膚が爛れる肉極を治す。熱が出ると毛穴が開いて、身体の水分や汗が漏れるように押し出されて、皮膚病の属風気によって、下焦の足が弱くなるような影響が及ぶ場合を治すのである。

血痺虚労詠證併治第六
　見かけは立派だが、過度な運動で汗をかき過ぎたり、無駄に動き過ぎたりして風邪の気を受けて起こす病。疲労で発汗したり、その上に軽く風に中たり、自然に寸口の脈が微でで渋り、関上の脈が少し緊となる。

血6(1) 問うて曰く、血痺の病、何に従りて之を得るか。師の曰く、夫れ、尊栄の人、骨弱、肌膚盛重なるに、疲労し、汗を出だし、臥して不時に動揺し、加ふるに微風を被るに因り、遂に之を得る。但だ、脈、自から微濇、寸口関上、小緊在るを以って、宜しく、鍼し、陽気を引き、脈をして和せしめ、緊去れば、則ち癒ゆ。

血6(1)【解訳】 血痺の病とは、どのような原因によってなるのでしょうか。それは、一般に、富貴や金持ちの尊栄の人は、骨がか細くて、栄養過多で、油ぎって、太っていて、疲れ過ぎたり、汗をかいたり、性行為で身体を疲れさせ、汗をかいた上に軽く風に中たった

事が原因で血痺の病になるのである。血痺の病は、元々は、寸口の脈が微かで渋っていて、関上の脈は小さく緊であるので、針を刺して偏った陽気を引き戻してやると良い。脈を調和して、緊が除けば、それで治るのである。

血6(2) 血痺、陰陽倶に微、寸口関上、微、尺中、小緊、外證、身體不仁、風痺状の如きは、黄耆桂枝五物湯、之を主る。

血6(2)【解訳】金持ちが無理をして身体を疲れさせて起こすのが血痺の病で、陽の気、つまり寸口と関上の脈が倶に微かで、陰の気、つまり尺中の脈は、小さくて緊で、容態は中風の病のように身体が自由にならず、風が原因で中風や痺を生じた風痺の病の症状をしている場合は、黄耆桂枝五物湯が主治する。

血6(3) 夫れ、男子平人、脈、大なるを労と為す。極虚も亦た労と為す。（宜、小建中湯。）

血6(3)【解訳】一般に、普通の体格の男性で、気の病があり、脈が大きい場合は、労が原因である。また、脈が極めて虚している場合も労が原因である。

血6(4) 男子、面色薄き者は、渇及び亡血を主る。卒に喘悸し、脈、浮の者は、裏、虚す也り。（宜、小建中湯。）

血6(4)【解訳】男性の顔色が悪い場合は、体液が枯渇しているか、貧血が原因である。その上に急にゼイゼイと咳をしたり、ドキドキと動悸がして、脈が浮いている場合は、裏つまり腹の中が虚しているのである。

血6(5) 男子、脈、虚沈弦、寒熱無く、短気裏急、小便不利、面色白く、時に目瞑、衄を兼ね、少腹満するは、此れ、労をして之を然らしむと為す。（宜、小建中湯。）（宜、八味丸。）

血6(5)【解訳】男性の脈が虚して、沈んでいて、弦で、悪寒も発熱もなく、呼吸が速く、胸が苦しく、小便が思うように出ず、顔色は白く血色なく、時々目がくらみ、鼻血が出たり、下腹部が詰って張って苦しくなる場合は、労が原因である。

血6(6) 労の病為る、其の脈、浮大、手足煩、春夏に劇しく、秋冬に瘥え、陰寒え、精自から出で、酸削行ふ能はず。（宜、小建中湯。）（宜、桂枝加竜骨牡蛎湯。）（宜、八味丸。）

血6(6)【解訳】労の病とは、脈が浮いて大きく、手や足が火照って苦しく、その病状が春や夏には激しくなり、秋や冬になると一時的になくなり、具合が悪くなると足や陰部が冷えて、精液が自然に漏れ出てしまい、痺れ、痩せて歩くことが出来なくなってしまうのである。

血6(7) 男子、脈、浮弱にして濇は、子なしと為す。精気清冷す。（宜、小建中湯。）（宜、桂枝加竜骨牡蛎湯。）

血6(7)【解訳】男性で脈が浮いて弱く、打って来方が渋っている場合は、精子がないのである。俗に子種がないということである。それは精気が冷えきっているからである。

血6(8) 夫れ、失精家は、少腹弦急、陰頭寒、目眩、髪落す。脈、極虚芤遅は、清穀亡血失精と為す。（桂枝加竜骨牡蛎湯、主之。）（宜、八味丸。）脈を得るに、諸の芤動微緊、男子失精、女子夢交は、桂枝加竜骨牡蛎湯、之を主る。（宜、天雄散。）

血6(8)【解訳】一般に、精を失うと、下腹部が引っ張られ詰まって、陰部の先が冷たくなり、目まいがし、毛髪が抜けるようになる。脈がひどく虚していて、ねぎの青い葉を押すとへこんで分からなくなってしまうような血虚の芤の脈で遅い脈である。ひどい下痢をし、貧血もあり、失精もする。こういう症状で、脈が芤、動、微、緊などの様々な打ち方が

現れる場合は、男性は精をもらし、女性は夢に交わるようになる。それには、桂枝加竜骨牡蛎湯が主治する。

血6(9) 男子、平人、脈、虚弱細微の者は、喜(しばしば)盗汗(とうかん)する也り。（宜、小建中湯。）

血6(9)【解訳】体調は平常と変わりない男性で、脈が虚、弱、細、微を現す場合は、よく寝汗をかくのである。

血6(10) 人、年、五六十、其の病、脈、大なる者は、痺侠背行し、腸鳴を苦しみ、馬刀侠瘻(ばとうきょうえい)の者は、皆、労に之を得ると為す。（宜、小建中湯。）

血6(10)【解訳】陽気が衰えてくる五、六十才位になって起こした病で、脈が大きい場合は、背骨の両脇が痺れ、年中腹がゴロゴロと鳴って苦しみ、耳の前から首にかけてグリグリができる場合は、これは全て労が原因で起こした症状である。

血6(11) 脈、沈小遅(ちんしょうち)は、脱気と名づく。其の人、疾行(しっこう)すれば、則ち喘喝(ぜんあい)、手足逆寒(しゅそくぎゃくかん)、甚(はなは)だしければ唐泄(とうせつ)し、食は消化せざる也り。（宜、小建中湯。）

血6(11)【解訳】脈が沈んで小さくて遅い病状を脱気というのである。脱気とは気が脱することで、駆けたりするとゼイゼイと咳をして悶えたり、手足の先から冷えて来て、食べた物が消化されなくなり、ひどければアヒルの便のようにベタベタの泥状便になる。

血6(12) 脈、弦にして大、弦は、則ち減と為し、大は、則ち芤と為す。減は、則ち寒と為し、芤は、則ち虚と為す。虚寒相搏(あいう)つは、此れ、名づけて革と為す。婦人は、則ち半産漏下(はんざんろうげ)し、男子は、則ち亡血失精す。（宜、小建中湯。）（宜、桂枝加竜骨牡蛎湯。）

血6(12)【解訳】脈が弦で大きい場合は、弦の脈は寒が原因で陽気が減じたのであり、大の脈は血虚が原因で芤となるのである。血虚と寒とがぶつかり合う状態を革というのである。この革脈が腹に現れると、婦人であれば流産、おりもの、下血し、男性であれば貧血や失精をするのである。

血6(13) 虚労、裏急悸衄(きゅうきぢく)、中(なか)痛み、夢に失精し、四肢痠疼(さんとう)、手足煩熱(しゅそくはんねつ)、咽乾口燥(いんかんこうそう)するは、小建中湯、之を主る。千金に男女積冷気滞(さんとう)するに因りて、或は大病後、常に復せず、四肢沈重、骨肉酸疼を苦しみ、吸吸として少気し、行動すれば喘乏し。胸満気急、腰脊強痛、心中、虚して悸(どき)、咽乾唇燥、面体に色少なく、或は、飲食に味なく、脇肋腹脹(いんかんしんそう)し、頭重くして挙らず、臥すること多く、起きること少なし。甚だしき者は、積年、軽き者は、百日、漸(ようや)く瘦弱(そうじゃく)を致し、五臓の気竭(つ)くれば、則ち常に復すべきこと難く、六脈、倶に不足、虚寒し、気乏す。少腹拘急、羸瘦百病(るいそうひゃくびょう)を療(りょう)す。

血6(13)【解訳】病的で休んでも治らない虚労は、身体の内が詰まって引き攣り、動悸し、鼻血が出たり、腹が痛み、夢を見て失精し、手足に力がなく痺れて痛み、手のひら、足の裏が火照って気持ちが悪く、咽が渇いて口がはしゃぐような場合には、小建中湯が主治する。千金方には、男女倶に長期間の冷えが重なり、気が停滞することによって、または大病の後でなかなか平常に回復せず、手足が重く苦しくて上がらず、骨や肉が痺れて痛み苦しみ、呼吸が浅くて苦しく、身体を動かしたり仕事をするとゼイゼイいって辛く、胸が一杯に詰まったようになり、腰や背中が強ばり、心中が弱って動悸し、咽が渇いて唇がはしゃぎ、顔や身体は血色が悪く、或は飲んだり食べたりしても味が判らず、脇腹、肋骨、腹が張って、頭が重くて上げられず、寝ていることが多く、起きていることが少ない。症状がひどい場合は数年も続き、軽い場合は百日程も続き、痩せて衰弱してしま

う。五臓を動かす気が少なくなってしまうと、回復することが難しくなってしまう。左右の、寸口、関上、尺中の六つの脈が不足をして、身体は虚して冷え、陽気が乏しくなり、下腹部が強ばり詰まり、身体は痩せ、衰弱して起こる様々な病を治療する。

血6(14) 虚労、裏急、諸の不足は、黄耆建中湯、之を主る。

血6(14)【解訳】虚労を病んで、腹が詰まって痛み、気血の不足によって起こる病には、黄耆建中湯が主治する。

血6(15) 虚労、腰痛、少腹拘急、小便不利の者は、八味腎気丸、之を主る。

血6(15)【解訳】虚労が原因で、腰が痛み、下腹が詰まって苦しみ、小便の出が良くない場合には、八味腎気丸が主治する。

血6(16) 虚労、諸の不足、風気百疾、薯預丸、之を主る。

血6(16)【解訳】虚労が原因で、様々な不足の症状があり、外気の邪から受けた様々な疾病には、薯預丸が主治する。

血6(17) 虚労、虚煩、眠るを得ざるは、酸棗仁湯、之を主る。

血6(17)【解訳】虚労が原因で、痛い所はなく、何となく気が落ち着かず、眠むれない場合には、酸棗仁湯が主治する。

血6(18) 五労、虚極、羸痩、腹満、食飲する能はず。食傷、憂傷、飲傷、房室傷、傷饑、傷労、傷経路、栄衛気傷、内に乾血有り、肌膚甲錯、両目黯黒するは、中を緩め、虚を補へ。大黄䗪蟲丸、之を主る。

血6(18)【解訳】五臓の疲れがあって、大変虚して痩せていて、腹が張って、飲んだり食べたり出来ない。大食になると脾胃を傷め、気苦労すると心を傷め、酒を呑みすぎると陽を亡ぼし、性行為が過度になると陰を亡ぼし、腹が減り過ぎたり、疲れ過ぎたり、運動や仕事で身体を動かし過ぎたりした事が原因で、体内に滞った血があり、肌がガサガサになり、両眼の視力が衰えて見えなくなる場合には、中を緩めて虚を補う、大黄䗪蟲丸が主治する。

血6(19) 千金翼、炙甘草湯、復脈湯と云うは、虚労不足、汗出で、悶脉結悸を治す。行動常の如きは、百日を出でずして危うく、急なる者は、十一日に死す。

血6(19)【解訳】附方千金翼にある炙甘草湯は、虚労で気血が不足し、汗が出て胸苦しくなり、脈が時々途中で止まったりゆっくり打ったりする結の脈で、動悸する場合を治す。行動は普段と同じような状態ではあるが、脈の結が始まってから、百日経たない間は危険で、体調変化があれば、11日目に死ぬのである。

血6(20) 肘後、獺肝散、冷労を治す。また、鬼疰一門相染むるを主る。

血6(20)【解訳】肘後という書物にある獺肝散は、疲れた病で、身体の冷えを苦しむ場合、または冷えが原因で起こした労病、または経過が緩慢な悪性の伝染病にかかって、一族にまで伝染する場合を主治する。獺肝はカワウソ1匹分の胆嚢で、炙って乾かし、これを粉末として2g宛、1日3回服用する。

肺痿肺癰欬嗽上気病脈證治第七

肺痿とは、熱が上焦の胸にあり、寸口の脈が数で虚、咳をすると泡に膿や血の混じった涎が出る病。肺癰とは、脈は反ってクリクリした滑、数で実になり、口の中がカラカラに乾いて咳をすると同時に胸の中がこもっているような感じで痛む。

肺7(1) 問うて曰く、熱上焦にある者、因りて咳すを肺痿と為す。肺痿の病は何に従り之を得る也。師の曰く、或いは汗出づるに従り、或いは嘔吐に従り、或いは消渇小便利数に従り、或いは便難きに従り、又快薬下痢を被り、重ねて津液を亡ぼす故に、之を得る。

肺7(1)【解釈】熱が上焦の胸にあって、咳が出る場合を肺痿という。その肺痿の病はどういう原因から起こるのでしょうか。それは、汗が出たり、嘔吐をしたり、咽がやたらに渇いた上に小便の回数が多くなったり、或いは、熱が中にあり、大便の出が悪い為に緩下剤を飲み下痢をした為など、また、これらの原因が重なって体液のムラを生じ、肺痿の病を起こしたのである。

肺7(2) 問うて曰く、寸口の脈、数、その人咳し、口中反って濁唾涎沫ある者は何んぞ也。師の曰く、肺痿の病と為す。若し、口中辟辟として燥き、咳すれば即ち胸中隠隠として痛み、脈、反って滑数なれば、此れ、肺癰と為す。欬唾、膿血、脈、数虚なる者は、肺痿と為し、数実なる者は、肺癰と為す。

肺7(2)【解釈】寸口の脈が速く、咳をすると、普通は口の中が乾くが、逆に濁った唾や、泡の混じった涎が出る場合は、どういうわけでしょうか。それは肺痿の病である。もし、口の中がカラカラに渇いて、咳をすると胸の中がこもっているような感じがして痛み、脈は、逆にクリクリとしている滑で速い脈状を現している場合は、これを肺癰とするのである。また咳や唾の中に、膿や血液が混じっていて、脈が数で虚の場合は肺痿とし、数で実の場合は肺癰とするのである。

肺7(3) 問うて曰く、欬逆を病み、脈の何を以って、此れ、肺癰と為すを知る也。当に、膿血有りて、之を吐すれば、則ち死すを知る。其の脈、何に類する也。師の曰く、寸口の脈、微にして数、微は、則ち風と為し、数は、則ち熱と為す。微は、則ち汗出で、数は、則ち悪寒す。風、衛に中れば呼気入らず。熱、栄を過ぐれば、吸して出でず。風は皮毛を傷り、熱は血脈を傷る。風、肺に舎れば、其の人、則ち咳し、口乾喘満、咽燥、渇せず、多く濁沫を唾はき、時時振寒す。熱の過ぐる所、血、之が為めに凝滞し、蓄膿を畜結し、米粥の如きを吐す。始萌は救う可し。膿成れば、則ち死す。

肺7(3)【解釈】欬逆を病んで、咳が込み上げてくる脈を診て、どういうわけでその病が肺癰と判別し、当然、膿や血が唾液に混じり、これを吐くと死ぬということが判るのでしょうか。また、そのような病状の脈は、どういうものでしょうか。それは、寸口の脈が微かで遅いのである。微かな脈は風が原因であり、汗が出るのである。外を守る衛気が風に中てられると、吐く気が多くて吸う気が入らない。風は皮毛を傷つけ、熱は血脈を傷つける。風が肺を侵すと、咳をして、口が乾き、ゼイゼイとして胸が一杯になって苦しく、咽が渇いて水を飲みたがらず、濁った泡のような唾を沢山吐き、時々ガタガタと震えが来る。速い脈は熱が原因であり、悪寒がするのである。熱が内を巡らす気を傷つけると、吸う気が多くて、吐く気が少なくなってしまう。熱を強く持っている所には、血が寄って固まり、結ばれて膿を持った腫れ物を生ずるのである。そしてお粥粒くらいの

膿の固まりを吐くようになってしまう。このようなごく最初のうちは助けることが出来るが、すっかり膿が大きくなってしまうと、助けることが出来なくなり、死ぬのである。

肺7(4) 上気、面浮腫、肩息し、其の脈、浮大なるは治せず。又、痢を加えたるは尤も甚だし。

肺7(4)【解訳】気が上へ上り、咳が出て、顔が浮腫み、肩で息をして、脈が、浮で大の場合は治らない。その上に下痢をしている場合は、一番ひどい状態である。

肺7(5) 上気、喘而て躁する者は、肺脹に属す。風水を作さんと欲す。汗を発すれば則ち癒ゆ。（宜、小青竜湯。）（宜、小青竜加石膏湯。）

肺7(5)【解訳】気が上へ上っている為に咳が出てゼイゼイいって苦しがる場合は、肺脹に分類される。そのままにしておくと風水を起こすのである。発汗をしてやれば治るのである。

肺7(6) 肺痿、涎沫を吐し、咳せざる者、其の人、渇せず、必ず遺尿、小便数し。然る所以の者、上虚し、下を制す能はざるを以っての故也り。此れ、肺中冷ゆと為す。必ず、眩し、涎唾多し。甘草乾姜湯、以って、之を温む。若し、湯を服し已わり、渇す者は、消渇に属す。

肺7(6)【解訳】肺痿の病を病んで、涎や泡のような唾を吐いて、咳は出ず、咽は渇かず、必ず尿を漏らし、小便が近くなる。その理由は、上焦の肺が虚して、下焦の腎の働きを抑えることが出来ない為である。これを肺中冷とするのである。肺が冷えると必ず目がクラクラして、涎や唾が多くなるのである。甘草乾姜湯で温めてやりなさい。もし湯を飲み終わって咽が渇く場合は、消渇病に分類されるのである。

肺7(7) 咳而て上気し、喉中水鶏声なるは、射干麻黄湯、之を主る。

肺7(7)【解訳】咳をして顔が赤くなり、気管の辺りで蛙の鳴き声のようにゴロゴロと音がする場合には、射干麻黄湯が主治する。

肺7(8) 欬逆上気、時時、唾濁、但、坐して眠るを得ざるは、皀莢丸之を主る。

肺7(8)【解訳】咳がひどく込み上げて来て、時々発作的に濁った痰を唾吐き、苦しい為に横になって眠れず、ただ坐っているような場合には、皀莢丸が主治する。

肺7(9) 咳而て、脈、浮なる者は、厚朴麻黄湯、之を主る。

肺7(9)【解訳】咳が出て、脈が浮いている場合には、厚朴麻黄湯が主治する。

肺7(10) 脈、沈の者、澤漆湯、之を主る。

肺7(10)【解訳】咳が出て、脈が沈んでいる場合には、澤漆湯が主治する。

肺7(11) 大逆上気、咽喉不利、逆を止め気を下す者は、麦門冬湯、之を主る。

肺7(11)【解訳】咳がひどく込み上げて来て、上気して顔が赤くなり、食道も気管支も通りが悪くなるような場合に、そのひどい症状を止め、上気した気を下げるには、麦門冬湯が主治する。

肺7(12) 肺癰、喘し、臥するを得ざるは、葶藶大棗瀉肺湯、之を主る。

肺7(12)【解訳】肺擁の病を病んで、ゼイゼイとして苦しく、横になることが出来ない場合には、葶藶大棗瀉肺湯が主治する。

肺7(13) 咳而て、胸満、振寒、脈、数、咽乾渇せず、時に濁唾腥臭を出だし、久久として、膿を吐すこと米粥の如き者は、肺癰と為す。桔梗湯、之を主る。

肺7(13)【解訳】咳が出て、胸が一杯になって苦しく、寒気がしてガタガタと震え、脈は数であり、咽がカラカラになるけれども水は飲みたがらず、時には生臭い濁った唾を吐き出す。長くこのような状態が続き、痰の中に米粒くらいの膿の固まりが混じって出る場合は、肺癰である。それには、桔梗湯が主治する。

肺7(14) 欬而て上気、此れ、肺脹と為す。その人喘し、目脱状の如く、脈、浮大の者、越婢加半夏湯、之を主る。（厚朴麻黄湯、亦主之。）

肺7(14)【解訳】咳が出ると止まらなくなり、顔が赤くなってしまうような症状を肺脹という。ゼイゼイとして、目が自覚的にも他覚的にも飛び出ているような感じがあり、脈が浮いて大きい場合には、越婢加半夏湯が主治する。

肺7(15) 肺脹、欬而て上気、煩燥而て喘、脈、浮なる者、心下に水有り。小青竜加石膏湯、之を主る。（厚朴麻黄湯、亦主之。）

肺7(15)【解訳】肺脹の病を病んで、咳が出ると止まらなくなり顔が赤くなってしまい、胸が苦しくて悶え、ゼイゼイとして、脈が浮いている場合は、心下に水がある。それには、小青竜加石膏が主治する。

肺7(16) 附方外台、灸甘草湯、肺痿、涎唾多く、心中温温液液なる者を治す。

肺7(16)【解訳】外台の灸甘草湯は、肺痿の病を病んで、泡の混じったヌラヌラした涎や唾が多く、胸の中がポカポカとして来て、何ともいえず不安で気持ちが悪い場合を治す。

肺7(17) 千金、生姜甘草湯は、肺痿、欬唾涎沫止まず、咽燥而て渇を治す。

肺7(17)【解訳】千金の生姜甘草湯は、肺痿の病を病んで、咳が出る度に唾が出て泡の混じったヌラヌラした涎が出て止まらず、咽が乾燥してはしゃぎ落ち着かず、水を飲みたがる状態を治す。

肺7(18) 千金、桂枝去芍薬加皁莢湯は、肺痿、涎沫を吐くを治す。

肺7(18)【解訳】千金の桂枝去芍薬加皁莢湯は、肺痿の病を病んで、涎や、泡のような唾を吐く場合を治す。

肺7(19) 外台、桔梗白散は、咳し、胸満、振寒、脈、数、咽乾、渇せず、時に濁唾膿臭を出だすを治す。久久として、米粥の如き膿を吐く者を、肺癰となす。

肺7(19)【解訳】外台の梗桔白散は、咳が出ると胸が一杯になって苦しく、悪寒がしてブルブル震え、脈は、数で、咽が乾燥するが水を飲みたがらず、時々濁った痰や、臭気のある痰を吐く。このような病状が永く続き、米粒位の膿の固まりが混ざった痰を吐くような場合は、肺癰である。

肺7(20) 千金、葦茎湯は、咳して微熱あり、煩満胸中甲錯するを治す。是れ、肺癰と為す。

肺7(20)【解訳】千金の葦茎湯は、咳があり、少し熱があり、胸が張って苦しみ、爛れて染み入るように痛む場合を治す。これは肺癰である。

肺7(21) 肺癰にして胸満脹し、一身面目、浮腫、鼻塞、清涕出で、香臭酸辛を聞かず、咳逆上気、喘鳴迫塞するは、葶藶大棗瀉肺湯、之を主る。

肺7(21)【解訳】肺癰の病を病んで、胸が一杯になって張り、全身と顔と目も浮腫み、鼻が詰まり澄んだ水鼻汁が出て、香りや臭うもの、酸っぱいものや、辛いもの臭気が判らず、咳が込み上げて来て顔が赤くなり、ゼイゼイとして呼吸が苦しい場合には、葶藶大棗肺瀉湯が主治する。

奔豚気病脈證併治第八
　　奔豚の病は、悲しんで発する病。吐膿により発する病。恐怖により発する病。火邪により発する病。症状は下腹部より胸の方に気が突き上げて来たかと思えばまた下に降りていく。

奔8(1)　師の曰く、病に奔豚在り、吐膿在り、驚怖有り、火邪有り、此の四部の病は、皆、驚より発し、之を得る。

奔8(1)【解訳】奔豚という病があり、吐膿という病があり、驚怖という病があり、火邪という病がある。この四つの病は、全て、ひどく驚いたという原因で起きた病である。

奔8(2)　師の曰く、奔豚病は、少腹従り起こり、上りて咽喉を衝き、発作すれば死せんと欲すれども、復還り止む。皆、驚恐従り之を得る。

奔8(2)【解訳】奔豚病とは、下腹部で動悸が起こり、その気が上焦の方に上って喉に衝き上げてくる。それが発作で死ぬのではないかと思う程になると、また下に降りて来るのである。全て、極度の驚きや怖れが奔豚病を誘発するのである。

奔8(3)　奔豚気、上りて胸を衝き、腹痛み、往来寒熱するは、奔豚湯、之を主る。之を取り、温めて一升を服す。日に三、夜に一服す。

奔8(3)【解訳】奔豚病の気が上焦に衝き上げて来て、胸や腹が痛み、悪寒や発熱が交互に起こる場合には、奔豚湯が主治する。温めて、朝昼夕と夜の4回服用する。

奔8(4)　汗を発し、後に焼針し、其の汗をせしめ、針処、寒を被り、核起こり、赤き者は、必ず奔豚を発す。気、少腹従り上りて心に至るは、其の核上に灸する。各 一壮、桂枝加桂湯を與へ、之を主る。

奔8(4)【解訳】発汗をさせたが、まだ発汗が充分でないと考え、焼針を刺して汗をかかせたところが、その針を刺した部位に寒を生じ、腫れて赤いシコリになった場合は、必ず奔豚気を起こすのである。そして気が下腹部の方から上って来て心臓に達すると、胸が苦しくなり、息もつけなくなるかと思えば、また忽ち落ち着き、暫くしてまた同じような症状を起こす場合は、その全ての赤いシコリの上に一粒ずつ灸を据えて、桂枝加桂湯を飲ませてやりなさい。本方は桂枝湯の證より、更に一段階強い頭痛やのぼせに宜しい。

奔8(5)　汗を発し、後に臍下悸す者は、奔豚を作さんと欲す。茯苓桂枝甘草大棗湯、之を主る。

奔8(5)【解訳】発汗をした後に、臍の下に激しい動悸が起きる場合は、奔豚気を起こそうとしているのである。それには、茯苓桂枝甘草大棗湯が主治する。

胸痺心痛短気病脈證併治第九
　　胸の病は、胸の中の気血の通りが悪くなった為に胸に痛みや痺れや息切れが起こった状態。陽気または熱気が衰え、胸中がむかつく。痺の病は、特に夜中に激しい発作を起こす。

胸9(1) 師の曰く、其れ、脈、當に、太過不及に取る可し。陽、微、陰、弦なれば、即ち、胸痺而て痛む。然る所以の者は、其の極虚を責むる也。今、陽虚、上焦に在るを知る。胸痺心痛する所以の者は、其の陰、弦なるを以っての故也り。

胸9(1)【解訳】脈は、太過と不及に分けて過不足の有無を考えなさい。太過は、陽の寸口の脈の浮の脈を強く触れると微かであり、不及は、陰の尺中の脈の沈の脈を軽く触れると弓の弦のように張っていて、胸が痺れて痛みが起こるのである。それに因って、今、上焦は陽が虚していることが判るのである。胸が痺れ、心臓が痛む理由は、その陰脈が弦である為である。

胸9(2) 平人、寒熱無く、短気、以って息するに足らざる者は、実也り。

胸9(2)【解訳】体力は普通程度で、悪寒も発熱もなく、呼吸が速くて呼吸が十分に出来ていない場合は、内が実しているのである。これは胸痺の病ではない。胸痺の病とは、胸中がむかつき、陽気または熱気が衰えて血の循りが悪くなる病で、特に夜中に激しくなるのである。

胸9(3) 胸痺の病、喘息、咳唾、胸背痛、短気、寸口の脈、沈にして遅、関上、小緊数なるは、括蔞薤白白酒湯、之を主る。

胸9(3)【解訳】胸痺の病を病んで、喘息が起こり、咳が出て痰や唾を吐き、胸中や背中に痛みを感じ、呼吸が速く、寸口の脈が沈で遅く、関上の脈が少し緊で速い場合には、括蔞薤白白酒湯が主治する。

胸9(4) 胸痺、臥するを得ず、心痛背に徹する者は、括蔞薤白半夏湯、之を主る。

胸9(4)【解訳】胸痺の病を病んで、病状が激しく、横になることが出来ず、胸中が痛み、背中まで通じるような場合には、括蔞薤白半夏湯が主治する。

胸9(5) 胸痺、心中痞留、気結ぼれて胸に在り、胸満し、脇下より心を逆搶するは、枳實括蔞薤白桂枝湯、之を主る。人参湯、亦之を主る。

胸9(5)【解訳】胸痺の病を病んで、気の流通が上手くいかず、中焦に熱を持って胸に溜まって痞えているような感じがして、胸が苦しく、左の脇腹から右の胸中肩にかけて、槍で衝き上げられるように痛み、特に夜間に激しい病状を起こすことが多い場合には、枳実薤白桂枝湯が主治する。また中焦の裏寒によって、胸痺の病を起こす場合には、人参湯もまた主治する。

胸9(6) 胸痺、胸中気塞短気するは、茯苓杏仁甘草湯、之を主る。橘皮枳実生姜湯、亦た之を主る。

胸9(6)【解訳】胸痺の病を病んで、胸中に気が塞がったような気がして、呼吸が速く、息苦しくなる場合には、茯苓杏仁甘草湯が主治する。橘皮枳実生姜湯もまた主治する。

胸9(7) 胸痺、緩急なる者は、薏苡附子散、之を主る。

胸9(7)【解訳】胸痺の病を病んで、胸中に痛みがあって、息苦しい状態が時々発作のように起こる場合には、薏苡附子散が主治する。

胸9(8) 心中痞え、諸逆、心懸痛するは、桂枝生姜枳実湯、之を主る。

胸9(8)【解訳】心臓の中の方が痞えて、胸苦しさや胸痛があって、吐きっぽくなったり、動悸がしたりすることがあって、心臓の辺りが引っぱられるように頼りなく痛む場合には、桂枝生姜枳実湯が主治する。

胸9(9) 心痛、背に徹し、背痛、心に徹するは、烏頭赤石脂丸、之を主る。
胸9(9)【解釈】胸中や心臓の痛みが激しく、背中の方まで突き抜ける程に痛む場合や、背中の方に在る痛みが心臓の方まで浸み通るような場合には、烏頭赤石脂丸が主治する。
胸9(10) 九痛丸、九種の心痛を治す。
胸9(10)【解釈】九痛丸は、様々な胸痛、心臓の痛みを治す。

腹満寒疝宿食病脈證併治第十
　手足や腹の中が冷えて腹が強く痛む病。
　こなれず腹の中に溜まっている食物により腹が張る、趺陽の脈が微かで弦。

腹10(1) 趺陽の脈、微弦なれば、法、當に、腹満す可し。満さざる者、必ず便難く、両胠疼痛す。此れ、虚寒、下従り上る也。當に、温薬を以って之を服す可し。
腹10(1)【解釈】足の陽明胃経の趺陽の脈が、微かで弦の場合には、原則、当然腹が張るはずである。ところが腹満しない場合は、必ず大便の出が悪くて、両脇が疼痛するのである。これは虚寒が下の方から上って来た為である。当然、温める薬を服用して治療すべきである。
腹10(2) 病者、腹満、之を按じ、痛まざるを虚と為す。痛む者を実と為し、之を下す可し。舌黄し、未だ下らざる者は、之を下せば、黄、自から去る。
腹10(2)【解釈】腹が張って、腹を押しても痛まない場合は、虚である。痛む場合は実であり、この場合は下してやるべきである。舌が黄色くなっている実満で、まだ下痢をしていない場合は、下してやれば、黄苔は自然に消えるのである。
腹10(3) 腹満、時に減じ、復た故の如きは、此れ、寒と為す。當に、温薬を興ふ可し。
腹10(3)【解釈】腹が張って、ある時、腹の張りがなくなったかと思うと、また元のように腹が張ってくる場合は、寒が原因である。それには、当然、温薬を飲ませて治してやりなさい。
腹10(4) 病者、痿黄、躁而て渇せず、胸中寒実而て痢止まざる者は、死す。
腹10(4)【解釈】皮膚の色が、艶のない黄色になり、口がはしゃぎ渇いて苦しいけれど水は飲みたがらず、胸の中が冷えて詰まったような自覚症状があり、腹が張り、下痢が止まらない場合は、死ぬのである。
腹10(5) 寸口の脈、弦なる者は、即ち、脇下拘急して痛み、其の人、嗇嗇として悪寒する也り。
腹10(5)【解釈】寸口の脈が、弦の場合は、脇下が引き攣れて強ばり、腹が張って痛み、ゾクゾクと悪寒がするのである。
腹10(6) 夫れ、中寒家、喜 欠し、其の人、清涕出で、発熱、色和す者は、善く嚔す。(宜、小青竜湯。)(宜、小青竜湯加石膏湯。)(宜、人参湯。)
腹10(6)【解釈】一般に、よく中寒を病む場合は、顔色が悪く、度々生あくびをし、水鼻汁が出て、発熱し、顔色は普通で、よくクシャミをするのである。

腹10(7) 中寒、其の人、下痢するは、裏、虚すを以って也。嚔せんと欲して能はず。此の人、肚中寒ゆ。（宜、人参湯。）

腹10(7)【解訳】中寒を病んで、下痢をする場合は、裏が虚した為である。裏虚になるとクシャミが出そうになって出ないのである。これは、腹の中が冷えている為である。

腹10(8) 夫れ、痩人、臍を続りて痛めば、必ず風冷あり、穀気行らず。而して、反って之を下せば、其の気必ず衝す。衝せざる者は、心下、則ち痞す。（宜、人参湯。）

腹10(8)【解訳】一般に、腹満があって特に痩せている人で、臍の周りが痛む場合は、風に中たり冷えた為に、必ず穀気が巡らなくなって痛むのである。しかし、逆に間違えて下してしまうと気が下から衝き上げてくるようになる。もし衝き上げが起こらない場合は、心下に痞えを生じているのである。

腹10(9) 病、腹満、発熱十日、脈、浮にして数、飲食故の如きは、厚朴七物湯、之を主る。

腹10(9)【解訳】腹満と発熱が10日も続き、脈は浮いて速いが、飲んだり食べたりすることは、発病する前と変わりない場合には、厚朴七物湯が主治する。

腹10(10) 腹中寒気、雷鳴切痛、胸脇逆満、嘔吐するは、附子粳米湯、之を主る。

腹10(10)【解訳】腹中が寒気に中てられ、腹が張りゴロゴロ鳴って腸が切られる程に痛み、脇腹から胸中に押し上げて来て張って苦しく、嘔吐する場合には、附子粳米湯が主治する。

腹10(11) 痛みて、閉ずる者は、厚朴三物湯、之を主る。

腹10(11)【解訳】腹が張って痛み、大小便も屁も出ない場合には、厚朴三物湯が主治する。

腹10(12) 之を按じ、心下満痛する者は、此れ、実と為す也。當に、之を下す可し。大柴胡湯に宜し。

腹10(12)【解訳】みぞおちの辺りを手で押さえると、腹全体が張って腹痛で苦しむ場合は、内が実している為である。当然、下してやるべきである。それには、大柴胡湯が主治する。

腹10(13) 腹満、減ぜず、減ずも言うに足らざれば、當に須らく之を下す可し。大承気湯に宜し。

腹10(13)【解訳】腹が張って腹満が除かれず、また、少し楽になったがほとんど変わりない場合は、当然、直ぐに下してやりなさい。それには、大承気湯が宜しい。（宜、大柴胡湯。）（cf.陽77）

腹10(14) 心胸中、大いに寒痛し、嘔し、飲食する能はず。腹中寒え、上りて皮を衝き、起こり出で見れ、頭足上下に痛み有りて、触れ近づく可からざるは、大建中湯、之を主る。

腹10(14)【解訳】心中や胸中が大変に冷えてひどく痛み、嘔いて、飲んだり食べたりできず、腹を触ってみると腹中が冷たく、腹の中で生きものが暴れ動き、外の皮膚の方に出たり引っ込んだり衝き上げて来るように腹が痛み、その為に腹を触らせたがらないような場合には、大建中湯が主治する。

腹10(15) 脇下偏痛、発熱し、其の脈、緊弦なるは、此れ、寒也り。温薬を以って之を下せ。大黄附子湯に宜し。

腹10(15)【解訳】脇腹の多くは左側が痛み、発熱し、脈が、緊で弦の場合は、寒から来ているのである。温める薬で下してやりなさい。それには、大黄附子湯が宜しい。

腹10(16) 寒気、厥逆するは、赤丸、之を主る。

腹10(16)【解訳】外気の寒によって手足の先から冷えて来る場合には、赤丸が主治する。

腹10(17) 腹痛、脈、弦にして緊、弦は、則ち衛気行らず、即ち悪寒す。緊は、則ち食を欲せず。邪正相搏ち、即ち寒疝を為す。寒疝、臍を繞りて痛み、若し、発すれば、則ち、白汗出で、手足厥冷、其の脈、緊弦なる者は、大烏頭煎、之を主る。

腹10(17)【解訳】腹痛があり、脈が弦で緊である場合は、弦の脈は、外を守る衛気が巡らない為に悪寒がするのである。緊の脈は寒の為であるから、食欲が出ない。衛気は正で寒は邪であるから、ぶつかり合うと、寒疝を起こすのである。臍の周りが寒疝を起こして腹中が痛み、もし痛みの発作が起きると、自然に油汗が出て、手足の先から冷えて来るようになり、脈が緊で弦の場合には、大烏頭煎が主治する。

腹10(18) 寒疝、腹中痛み、及び脇痛裏急する者は、当帰生姜羊肉湯、之を主る。

腹10(18)【解訳】寒疝を病んで、腹の中が痛み、脇腹が痛んでキューッと引き攣る場合には、当帰生姜羊肉湯が主治する。

腹10(19) 寒疝、腹中痛み、逆冷、手足不仁、若くは、身疼痛し、灸刺、諸薬にて治す能はざるは、抵当烏頭桂枝湯、之を主る。

腹10(19)【解訳】寒疝を病んで、腹が痛み、手足の先から冷えて来て、手足が動かなくなる、または身体が疼き痛み、冷えに苦しみ、灸や鍼や様々な薬などで治すことが出来ず、増々ひどくなるような場合には、烏頭桂枝湯が主治する。

腹10(20) 其の脈、数に而て緊、乃ち弦、状ち弓弦の如く、之を按じて移らず。脈、数弦なる者は、當に、其の寒を下す可し。脈、緊大に而て遅なる者は、必ず心下堅し。脈、大に而て緊の者は、陽中に陰有り。之を下す可し。

腹10(20)【解訳】脈が速くて緊である場合は、弦の脈であり、その脈は、弓の弦のようにピンと張っていて、押さえても移動しない。脈が数で弦である場合は、当然、その寒を下すべきである。脈が緊で大で遅である場合は、必ず心下が堅いのである。脈が大で緊である場合は、陽中に陰がある。これは下すべきである。

腹10(21) 外臺、烏頭湯、寒疝、腹中絞痛、賊風入りて五臓を攻め、拘急し、転側するを得ず。発作時有り、人をして陰縮まり、手足厥逆せしむを治す。

腹10(21)【解訳】処方外台の後に加えた烏頭桂枝湯は、寒疝の病を病んで、腹中が絞られるように痛み、外邪が侵入して五臓を脅かし、寒気の為に身体が反り返り、寝返りを打つことが出来ず、時々発作的に陰部が縮まり苦しがり、手足の先から冷えて来る場合を治すのである。

腹10(22) 外臺、柴胡桂枝湯は、心腹卒中痛の者を治す。

腹10(22)【解訳】外台にある柴胡桂枝湯は、胸や腹が急に痛む場合を治すのである。

腹10(23) 外臺、走馬湯は、中りて悪心痛、腹脹、大便通ぜざるを治す。

腹10(23)【解訳】外台にある走馬湯は、毒に当たったようにみぞおちの辺りが痛み、腹が張って苦しく、大便が出ない場合を治すのである。

腹10(24) 問うて曰く、人病んで宿食有るは、何を以って之を別たん。師の曰く、寸口の脈、浮に而て大、之を按ずれば反って濇、尺中も亦た微に而て濇、故に、宿食有るを知る。大承気湯、之を主る。

腹10(24)【解訳】腹満や腹痛の症状があって、宿食が有るか無いかはどうやって判別したらよいでしょうか。それは、寸口の脈が浮いて大きいが、これを強く押さえてみると逆に渋

っていて、尺中の脈もまた微かで渋っていたら、宿食があるということが判るのでる。それには、大承気湯が主治する。

腹10(25) 脈、数に而て滑なる者は実なり。此れ、宿食あり。之れを下せば癒ゆ。大承気湯に宜し。

腹10(25)【解訳】腹満腹痛を病んで、脈が速くてクリクリとしている滑脈の場合は、実である。これは宿食が有るので下してやれば治るのである。それには、大承気湯が宜しい。

腹10(26) 下痢、食を欲せざる者は、宿食有る也り。當に、之を下す可し。大承気湯に宜し。

腹10(26)【解訳】腹満腹痛を病んで、下痢をして食欲がない場合には、宿食があるので、当然、下してやるべきである。それには、大承気湯が宜しい。

腹10(27) 宿食、上脘にあるは、當に、之を吐す可し。瓜蒂散に宜し。

腹10(27)【解訳】宿食が胃の上部にある場合は、吐かせるべきである。それには、瓜蒂散が宜しい。

腹10(28) 脈、緊、転索、常無き如き者は、宿食有る也り。

腹10(28)【解訳】脈が、緊で腹満腹痛があり、太い網のような脈で、触れると一定していない脈状の場合は、宿食があるのである。

腹10(29) 脈、緊、頭痛、風寒するは、腹中に宿食有り、化せざる也り。（宜、大承気湯。）

腹10(29)【解訳】脈が、緊で、よく頭痛があり、悪寒がする場合は、大便が出ないで宿食が有る為に消化できないのである。

五臓風寒積聚病脈證併治第十一
　　五臓の各々が、風に侵されて発する病。

五11(1) 肺の中風者は、口燥ぎ、喘し、身を運ぶに重く、冒して、腫脹す。（宜、小青竜加石膏湯。）

五11(1)【解訳】肺が風に中てられた場合は、口が燥いてゼイゼイし、身体を動かすと重く感じ、頭に何かが被さったようにボーッとして、身体が浮腫んで張るのである。

五11(2) 肺の寒に中るは、濁涕を吐す。

五11(2)【解訳】肺が寒に中てられた場合は、濁った水鼻のような唾を吐くのである。

五11(3) 肺の死臓は、之、浮にして虚、之を按ずれば弱きこと葱葉の如く、下に根なき者は死す。

五11(3)【解訳】肺の働きが弱くなった場合は、脈は浮いて虚の脈であり、強く押さえてみると弱く、その様子は葱の葉を押した感じで、底に根のないような脈の場合は死ぬのである。

五11(4) 肝の中風者は、頭目瞤、両脇痛み、行、常に傴み、人をして甘きを嗜ましむ。

五11(4)【解訳】肝が風に中てられた場合は、頭や目がピクピク動き、両脇が痛み、姿勢が、いつもせむしのように縮こまり、甘い物を欲しがるようになる。

五11(5) 肝の中寒者は、両臂挙がらず、舌本はしゃぎ、喜、太息し、胸中痛み、転側するを

得ず。食すれば、則ち吐て汗出づる也り。

五11(5)【解訳】肝が寒に中てられた場合は、両脇が挙がらず、舌の付け根の奥の方がはしゃいで、度々ため息をもらし、胸が痛み、寝返りを打つことが出来ない。食事をすると吐き、その後に汗が出るのである。

五11(6) 肝の死臓は、之、浮にして弱、之を按ずれば、索の如く来たらず、或いは曲がること蛇の行の如き者は、死す。

五11(6)【解訳】肝臓の働きが弱くなった場合は、脈は浮いて弱く、強く押さえると太い綱のようで弾力がなく、或は、その曲り具合が蛇が動いているような感じがする脈の場合は、死ぬのである。

五11(7) 肝著、其の人、常に其の胸上を踏まれんと欲し、先に、未だ、苦しまざる時、但だ、熱きを飲まんと欲すは、旋覆花湯、之を主る。

五11(7)【解訳】肝臓が病に侵されると、いつでも胸の上を踏んでもらいたいと思うほど辛い症状になり、苦しい症状が現れる前に、やたらと熱いものばかりを欲しがるような状態を起こした場合には、旋覆花湯が主治する。

五11(8) 心の中風者は、翕翕として熱を発し、起きる能はず。心中飢え、食すれば、則ち嘔吐す。

五11(8)【解訳】心が風に中てられた場合は、ポッポとして発熱し、起き上がることが出来ない。胸の辺りがひもじく感じるけれども、食事をすると嘔吐してしまうのである。

五11(9) 心の中寒者は、其の人、病を苦しむこと、心嗷蒜状の如し。劇しき者は、心痛背に徹し、背痛心に徹す。譬えば蠱注の如し。その脈、浮なる者は、自から吐し、乃ち癒ゆ。

五11(9)【解訳】心が寒に中てられた場合は、胸が、生ニンニクを噛むと辛く胸の辺りが熱くなるような感じがして、更に激しい場合は、心臓の痛みが背中の方まで及び、又、逆に、背中の痛みが心臓まで響いてくるような感じがするのである。その様子は虫から起こる心痛のようである。その脈が浮いている場合は、自然に吐いて、苦しみが楽になり、治るのである。

五11(10) 心傷らるる者は、其の人、労倦すれば、即ち、頭面赤く、下重く、心中痛み、自煩発熱、臍にあたりて跳し、其の脈、弦、此れ、心の臓傷られ、致す所と為す也り。

五11(10)【解訳】心が侵された場合は、少しでも身体を疲れさせると、頭や顔が赤くなり、腰から下が重くなり、胸の辺りが痛くなり、自然に苦しくなり、発熱したり、臍のところがピクピクとしたり、脈が弦である場合は、胸の辺りが侵された為である。

五11(11) 心の死臓、浮の実は、麻豆の如く、之を按ずれば、益々躁疾する者は、死す。

五11(11)【解訳】心臓の働きが弱くなった場合は、脈が浮いて、実している様子が麻豆のようで、強く押してみると、益々動き回る場合は、死ぬのである。

五11(12) 邪哭、魂魄、安からざらしむ者は、血気少なき也り。血気少なき者は、心に属す。心気虚す者は、其の人、則ち畏る。目を合わせ、眠らんと欲すれば、夢に遠くに行きて、精神離散し、魂魄妄行す。陰気衰ふは、癲を為し、陽気衰ふ者は、狂を為す。

五11(12)【解訳】やたらに大きな声で泣いたり、ピクピクして落ち着かない場合は、血の気が少ないのである。血の気の少ない場合は、心に原因を生じている。心を働かせる気が虚している場合は、怖がるのである。目を閉じて寝ようとすると、いやな夢を見て気がお

かしくなってしまい、訳の分からない行動をするようになる。もし陰気が弱っている場合は、頭に症状が起き、陽気が弱っている場合は、気が狂うのである。

五11(13) 脾の中風の者は、翕翕として発熱し、形酔人の如く、腹中煩重し、皮目瞤瞤として短気す。

五11(13)【解訳】脾が風に中てられた場合は、ポッポと熱が出て、その状態は酒に酔ったように顔が赤くなり、腹の中が重く苦しく感じ、皮ふや目がピクピクと痙攣をして呼吸が速くなる。

五11(14) 脾の死臓、浮の大堅。之を按ずれば覆杯の如く、潔潔として状揺ぐが如き者は、死す。

五11(14)【解訳】脾臓の働きが弱くなった場合は、脈は浮いて太くて堅い。脈を強く押さえてみると、伏せた盃のようにクリクリとして、揺れ動くような脈の場合は、死ぬのである。

五11(15) 趺陽の脈、浮に而て濇。浮は、則ち胃気強く、濇は、則ち小便数。浮濇相搏ち、大便、則ち堅く、其の脾、約を為す。麻子仁丸、之を主る。

五11(15)【解訳】趺陽の脈は、浮いて渋っている場合、浮いている脈は、胃の気が強い証拠であり、渋っている脈の場合は、小便の回数が多いのである。その胃気強と、小便数とがぶつかり合うと、大便は硬くなってくる。これは脾の働きが結ばれてしまっている為である。それには、麻子仁丸が主治する。

五11(16) 腎著の病、其の人、身體重く、腰中冷え、水中に坐するが如く、形水状の如く、反って渇せず、小便自利し、飲食は故の如し。病、下焦に属す。身労るれば、汗出で、衣の裏、冷湿す。久久として、之を得る。腰以下、冷痛し、腰重きこと五千銭を帯ぶるが如し。甘姜苓朮湯、之を主る。

五11(16)【解訳】腎が病に侵された場合は、身体が重く、腰の中が冷えている様子が丁度水の中に座っているようで、病状が水気病のようであっても逆に咽は渇かず、やたらに小便が出るが、食欲は発病する前と同じようである。この病は下焦に分類されるのである。これは、身体が疲れると、汗が出て、下着が冷たく湿って身体を冷やし、それを長期間繰り返して発病したのである。それで腰より下が冷えて痛み、腰が重く、その感じが丁度5貫目ぐらいの重りを腰に付けているような感じがする場合には、甘草乾姜茯苓白朮湯が主治する。

五11(17) 腎の死臓、浮の堅。之を按ずれば、乱るること転丸の如し。益下りて尺中に入る者は、死す。

五11(17)【解訳】腎臓の働きが一時的に弱くなった場合は、脈は浮いて堅くなり、強く押してみると、乱れる様子が、ころがっている球体のように一定の方向がなく、その脈が尺中の方に及んで行く場合は、死ぬのである。

五11(18) 問うて曰く、三焦の端部、上焦端すれば、善噫すとは何の謂いぞ也。師の曰く、上焦は中焦を受け、気未だ和せず、消穀する能はず。故に、能く噫す爾。下焦端すれば、即ち遺溺失便す。其の気和せず、自から禁制する能はず。治を須いずとも、久くして、則ち癒ゆ。

五11(18)【解訳】三焦の気の働きが鈍る場合は、上焦の働きが鈍ると、度々ゲップが出るというのはどういうわけでしょうか。それは、上焦の働きは中焦の気を受けていて、上焦と

155

中焦との気が調和していなければ食物を消化できないから、ゲップがよく出るようになるのである。下焦の気の働きが鈍ってしまうと、知らずに小便大便を漏らしてしまうようになる。それは、その気の働きが調和しない為に、催しても我慢することが出来ない為である。治療をしなくても、下焦の気が調和されて、しばらくすれば自然に治るのである。

五11(19) 師の曰く、熱、上焦にある者は、因りて欬するを、肺痿と為す。熱、中焦に在る者は、則ち堅を為す。熱、下焦に在る者は、則ち尿血す。亦た、淋祕通せざらしむ。大腸に寒ある者は、多く鶩溏す。熱有る者は、腸垢を便す。小腸に寒有る者は、其の人、下重便血し、熱有る者は、必ず痔す。

五11(19)【解訳】熱が上焦にあって、それが原因で咳が出る場合を、肺痿の病とするのである。熱が中焦にある場合は、胸の辺りが堅くなる。熱が下焦にある場合は、尿に血液が混じるようになる。その上に小便の出が非常に悪くなるのである。下焦の大腸に寒がある場合は、多くはアヒル便のようにドロドロ便を排便する。大腸に熱がある場合は、粘液だけを排便をする。小腸に寒がある場合は、腹が渋って血液が混じった大便を排便する。小腸に熱がある場合は、血液だけを排便する。

五11(20) 問うて曰く、病に癥あり、聚あり、穀気ありとは何の謂いぞ也。師の曰く、癥なる者、臟病也。終に移らず。聚なる者、腑病也。発作、時あり、展轉と痛み移る。治す可しと為す。穀気なる者、脇下痛み、之を按ずれば、則ち癒え、復た発すを穀気と為す。諸の癥の大法、脈来たること細にして、骨に附く者は、乃ち癥也。寸口の癥は、胸中に在り、微に出づる寸口の癥は、喉中に在り。関上の癥は、臍傍の上に在り。関上の癥は、心下に在り。関の微に下の癥は、少腹に在り。尺中の癥は、気衝に在り。脈、左に出づれば、癥、左に在り。脈、右に出づれば、癥、右に在り。脈、両に出づれば、癥は中央に在り。各 其の部を以って之を処せ。

五11(20)【解訳】癥と聚と穀気といわれる病があるが、どういうものでしょうか。それは、癥という病は、臟が侵される病で、発症した部位は変移しない。聚という病は、腑が侵される病で、時々発作を起こし、その痛みは転々として他部へ移るのである。聚という病の場合は治すことが出来る。穀気という病は、脇腹が痛み、横腹を押すと一時的に収まるが、また痛くなるのである。一般的に癥を病んでいる脈状は、脈の打って来方が細くて、骨についているように沈んでいる。寸口の脈に癥の脈が現れている場合には、胸中に原因がある。寸口の脈より少し上に癥が現れている場合は、喉中に原因がある。関上の脈に癥が現れている場合は、臍のまわりに原因がある。関上の脈より少し上に癥が現れている場合は、心下、胃部の辺りに原因がある。関上の脈より少し下に癥が現れる場合は、下腹に原因がある。尺中の脈に癥が現れている場合は、気衝の穴のある下腹部に原因がある。脈に癥が左側に現れている場合は、病は左に原因があり、脈に癥が右側に現れている場合は、病は右に原因がある。脈に癥が両方に現れている場合は、中央に原因がある。癥とは、ガンとか、悪性腫瘍、その他、寒熱の結などをいうのではなかろうか。各々、脈や、癥の所在によって、病を治しなさい。

痰飲欬嗽病脈證并治第十二
　痰飲、懸飲、溢飲、支飲により咳が出る病。

痰12(1)　問うて曰く、夫れ、飲に四つ有りとは何の謂ぞ也。師の曰く、痰飲有り、懸飲有り、溢飲有り、支飲有り。

痰12(1)【解釈】飲の病に４種類あるとは、どういうものでしょうか。それには、痰飲、懸飲、溢飲、支飲がある。

痰12(2)　問うて曰く、四飲、何を以って異なると為す也。師の曰く、其の人、素盛今痩せ、水腸間を走り、瀝瀝と聲有り。之を痰飲と謂う。飲後、水流れ、脇下に在り、咳唾引痛す。之を懸飲と謂う。飲後水流れ行り、四肢に帰し、當に、汗出づ可く而て汗出でず、身体疼重す。之を溢飲と謂う。欬逆倚息、短気、臥するを得ず、其の形腫れたるが如し。之を支飲と謂う。（宜、大青竜湯。）（宜、小青竜湯。）（宜、小青竜湯加石膏湯。）

痰12(2)【解釈】四飲はどういう点が違うのでしょうか。それは、以前は丈夫で強健であったが、今は痩せて活気がなくなり、水を飲むと水が腹の中でピチャピチャと滴る音を感じる場合を、痰飲と云う。水を飲んだ後、水が脇腹の下の方に流れて行って滞り、咳をしたり唾を吐く時に腹に力を入れると、脇腹の方にまで痛みが及んでくる場合を懸飲と云う。水を飲んだ後、水が手足の方に及んで来て、当然、汗が出そうで出ない為に、身体が疼き痛んで重くなる場合を溢飲という。咳が込み上げ、呼吸が速く、息づかいが苦しく、物に寄りかかり、横になって休むことが出来ず、身体が浮腫んでいるような場合を支飲と云う。

痰12(3)　水、心に在れば、心下堅築、短気、水を悪み、飲むを欲せず。

痰12(3)【解釈】心臓の辺りに飲んだ水が滞っていると、みぞおちの辺りが堅くて、たえず押さえられているようで、呼吸が速くて苦しく、水をいやがって飲みたがらないのである。

痰12(4)　水、肺に在れば、涎沫を吐し、水を飲むを欲す。（宜、小青竜湯。）（宜、小青竜湯加石膏湯。）

痰12(4)【解釈】肺の辺りに飲んだ水が溜まっていると、涎や泡のような唾を吐いて、咽が渇いて水を飲みたがるのである。

痰12(5)　水、脾に在れば、少気し身重し。

痰12(5)【解釈】脾の辺りに飲んだ水が溜まっていると、呼吸が浅くなり、身体が重くて動かせなくなるのである。

痰12(6)　水、肝に在れば、脇下支満、嚏而て痛む。

痰12(6)【解釈】肝の辺りに飲んだ水が溜まっていると、脇腹が痞えて棒を入れられたようになって張り、脇腹に痛みを感じるようになるのである。

痰12(7)　水、腎に在れば、心下悸す。

痰12(7)【解釈】腎の辺りに飲んだ水が溜まっていると、みぞおちの辺りに動悸がするようになるのである。

痰12(8)　夫れ、心下に溜飲有れば、其の人、背寒冷なること手大の如し。（宜、小青竜湯。）（宜、小青竜湯加石膏湯。）

痰12(8)【解訳】一般に、みぞおちの辺りに水が溜まっていると、背中に手のひら大の部分が凍えて冷たくなるのである。

痰12(9) 溜飲の者は、脇下痛み、缺盆に引き、欬嗽すれば、則ち、輒ち已む。（宜、小青竜湯。）（宜、小青竜湯加石膏湯。）

痰12(9)【解訳】溜飲を病んで、みぞおちの辺りに水が溜まっていると、脇の下が痛み、その痛みが鎖骨の上にある缺盆の所にまで及んで来る。咳込むと缺盆にまで及んでいた痛みは、たちまち止まるのである。

痰12(10) 胸中に溜飲あり、其の人、短気而て渇し、四肢歷節痛む。脈、沈なる者は、溜飲あり。（宜、大青竜湯。）（宜、小青竜湯。）（宜、小青竜湯加石膏湯。）

痰12(10)【解訳】みぞおちの辺りに水が溜まっていると、呼吸が速くなり、咽が渇き、手足の節々が順々に痛くなり、脈が沈んでいる場合は、溜飲があることが判るのである。

痰12(11) 隔上に痰を病み、満喘咳吐、発すれば、則ち寒熱、背痛、腰疼、目泣、自から出で、其の人、振振と身瞤劇しきは、必ず伏飲有り。（宜、小青竜湯。）（宜、小青竜湯加石膏湯。）

痰12(11)【解訳】横隔膜の上で胸中の一番下のところに痰がからみ、発作的に胸が一杯になってゼイゼイと咳をして吐くような症状が起きると、悪寒や発熱を生じたり、背中が痛んだり、腰が疼き痛んだり、涙がひとりでに出たり、身体がフラフラしたり、激しく身体を震わせて苦しむような場合は、横隔膜の上で胸中の一番下のところに、必ず水が隠れて溜まっているのである。

痰12(12) 夫れ、病人、水を飲むこと多ければ、必ず暴に喘満す。凡そ、食すること少なく、飲むこと多ければ、水、心下に停る。甚しき者は、則ち悸し、微なる者は、短気す。

痰12(12)【解訳】一般に、水を飲み過ぎると、必ず直ぐにゼイゼイとして胸が一杯になる。一般に、少ししか食べず、水ばかり飲んでいると、水は一時的にみぞおちの辺りに溜るのである。水の飲み方が著しく多い場合は、動悸がするようになり、水の飲み方が少ない場合は、呼吸が速く苦しくなる。

痰12(13) 脈、雙弦の者は、寒也り。皆、大いに下し、後、裏虚す。脈、偏弦の者は、飲也り。

痰12(13)【解訳】脈が左右とも弦を現している場合は、寒が原因なのである。これは全てひどく下した後に、裏が虚したのである。片方の脈だけが弦を現す場合は、飲が原因なのである。

痰12(14) 肺飲は弦ならず。但だ、喘、短気を苦しむ。

痰12(14)【解訳】肺からの飲は、脈弦ではない。ただゼイゼイとして呼吸が速くて苦しいのである。

痰12(15) 支飲も赤た、喘而て臥する能はず。加ふるに短気す。其の脈、平也り。

痰12(15)【解訳】支飲もまたゼイゼイとして横になることが出来ない。その上に呼吸が速くて息苦しいが、脈は普段と変わりない。

痰12(16) 病、痰飲の者は、當に、温薬を以って之を和す可し。

痰12(16)【解訳】痰飲を病んで、当然、温める薬で身体の内の寒を調和してやるべきである。

痰12(17) 心下に痰飲あり、胸脇支満、目眩するは、苓桂朮甘湯、之を主る。

痰12(17)【解訳】みぞおちの辺りに痰飲があって、胸や脇腹が張って痞え、目まいでクラクラする場合には、苓桂朮甘湯が主治する。

痰12(18) 夫れ、短気、微飲有り。當に、小便より之を去る可し。苓桂朮甘湯、之を主る。腎気丸、亦た、之を主る。

痰12(18)【解訳】一般に、呼吸が速くて息苦しい場合は、少し飲があるのである。当然、利尿して、その微飲を除いてやるべきである。それには、苓桂朮甘湯が主治する。腎気丸もまた主治する。

痰12(19) 病者、脈、伏し、其の人、自利せんと欲するに、利は反って快く利すると雖も、心下続いて堅満なるは、此れ、溜飲去らんと欲すが故と為す也り。甘遂半夏湯、之を主る。

痰12(19)【解訳】脈が隠れていて、小便を催して、気持ちよく小便が出たとしても、次にはみぞおちの辺りが堅く張って治らない場合は、溜飲が治ろうとしている為に起きる症状である。それには、甘遂半夏湯が主治する。

痰12(20) 脈、浮に而て細滑なるは、飲に傷らる。

痰12(20)【解訳】脈が、軽く触れる浮で細くてクリクリとしている滑の場合は、飲に侵されているのである。

痰12(21) 脈、弦数なるは、寒飲あり。冬夏は、治し難し。

痰12(21)【解訳】脈が弦で数である場合は、冷たい水を飲んだ為に寒飲があるのである。冬や夏には、治り難いのである。

痰12(22) 脈、沈にして弦なる者は、懸飲内痛す。

痰12(22)【解訳】脈が、沈んで弦の場合は、懸飲があって身体の内が痛むのである。

痰12(23) 病、懸飲の者は、十棗湯、之を主る。

痰12(23)【解訳】懸飲を病んでいる場合には、十棗湯が主治する。

痰12(24) 病、溢飲の者は、當に、其の汗を発す可し。大青竜湯、之を主る。小青竜湯、亦た之を主る。

痰12(24)【解訳】溢飲を病んでいる場合は、当然、発汗をして治すべきである。それには、大青竜湯が主治する。小青竜湯もまた主治する。

痰12(25) 膈間支飲、其の人、喘満、心下痞堅、面色黧黒、其の脈、沈緊。之を得て数十日、医、之を吐下し、癒えざる者は、木防巳湯、之を主る。虚なる者は、即ち癒ゆ。実なる者は、三日に復た発す。復た興えて癒えざる者は、木防巳湯去石膏加茯苓芒硝湯、之を主る。

痰12(25)【解訳】横隔膜のあたりに支飲がある場合は、胸が張ってゼイゼイとして、みぞおちの辺りが痞えて堅く、顔色は何んとなく黒くてまだらである。脈は沈んでいて緊である。発病してから数十日になり、吐かせたり下したりしたが病状が治らない場合には、木防巳湯が主治する。支飲で虚している場合は直ぐに治るが、支飲が実している場合は、三日すると復た再発する。もう一度木防巳湯を飲ませても治らない場合には、木防巳湯去石膏加茯苓芒硝湯が主治する。

痰12(26) 心下に支飲あり、其の人、冒眩を苦しむは、澤瀉湯、之を主る。

痰12(26)【解訳】みぞおちの辺りに支飲がある為に、年中頭に何かが被さっているようにボーッとしたり、フラフラしてはっきりせずに苦しんでいる場合には、澤瀉湯が主治する。

痰12(27) 支飲、胸満する者は、厚朴大黄湯、之を主る。

痰12(27)【解釈】みぞおちの辺りに支飲がある為に、胸が張って息苦しい場合には、厚朴大黄湯が主治する。

痰12(28) 支飲、息するを得ざるは、葶藶大棗瀉肺湯、之を主る。

痰12(28)【解釈】支飲を病んで、みぞおちの辺りの胸が一杯に張って呼吸をすることが出来ない場合には、葶藶大棗瀉肺湯が主治する。

痰12(29) 嘔家、本、渇す。渇す者は、解せんと欲すと為す。今、反って渇せざるは、心下に支飲有るが故也り。小半夏湯、之を主る。(亦、小半夏加茯苓湯、主之。)

痰12(29)【解釈】嘔をよく病んで、元々咽が渇く場合は、病が治ろうとしているのである。それは咽が渇く病が、今、逆に咽が渇かない場合は、みぞおちの辺りに支飲を生じている為である。その場合には、小半夏湯が主治する。

痰12(30) 腹満、口舌乾燥するは、此れ、腸間に水気あり。已椒藶黄丸、之を主る。

痰12(30)【解釈】腹が張って、口中や舌が渇いて苦しい場合は、腸間に水気がある為である。それには、已椒藶黄丸が主治する。

痰12(31) 卒に嘔吐し、心下痞、隔間に水有り、眩悸する者は、小半夏加茯苓湯、之を主る。

痰12(31)【解釈】突然に嘔き気がして嘔吐し、みぞおちの辺りが痞え、横隔膜の辺りに水が有って、めまいや動悸がする場合には、小半夏加茯苓湯が主治する。

痰12(32) 假令ば、痩人、臍下に悸あり、涎沫を吐而て癲眩するは、此れ、水也。五苓散、之を主る。

痰12(32)【解釈】もし、痩せていて下腹の臍のあたりに動悸があり、涎や泡のような唾を吐いて、ひっくり返る程の激しいめまいがする場合は、水が原因なのである。それには、五苓散が主治する。

痰12(33) 外臺、茯苓飲、心胸中に停痰宿水有り、自から水を吐出し、後、心胸の間、虚し、気満し、食す能はざるを治す。痰気を消し、能く食せしむ。

痰12(33)【解釈】附方の外台という書物にある茯苓飲は、心臓の辺りや胸中に平常から一時的に溜まっている痰や、何日も溜まっている水があって、自然に水を吐いた後に、心胸中の辺りが虚しく、痰の気だけで一杯に満ちて食事をすることが出来ない場合を治す。痰気を消して、食べられるようにするのである。

痰12(34) 欬家、其の脈、弦なるは、水有りと為す。十棗湯、之を主る。

痰12(34)【解釈】咳の持病があって、脈が弦である場合は、脇下に水がある為である。それには、十棗湯が主治する。

痰12(35) 夫れ、支飲家、欬煩し、胸中痛む者有り。卒に死せず、一百日、或いは一歳に至る。十棗湯に宜し。(宜、小青竜湯。)

痰12(35)【解釈】一般に、支飲の持病があって、咳をして苦しがり、胸中が痛んでいても、直ぐには死ぬことはなく、症状が3カ月余りから1年位も長引くような場合もある。それには、十棗湯が宜しい。

痰12(36) 久欬数歳、其の脈、弱き者は、治す可し。実大数なる者は、死す。其の脈、虚なる者は、必ず冒を苦しむ。其の人、本、支飲、胸中に在るが故也り。治は飲家に属す。

痰12(36)【解釈】何年もの間、咳が出ていて、脈が弱い場合は、治療してやりなさい。脈が堅い、大きい、速いなどの場合は、そのままにしておくと死ぬのである。脈が虚している

場合は、必ず頭がボーッとして、何かがかぶさったようになって苦しむのである。それは以前から胸中に支飲がある為である。この場合の治療方法は、飲家に従いなさい。

痰12(37) 欬逆倚息、臥するを得ざるは、小青竜湯、之を主る。

痰12(37)【解訳】咳込みが続き、苦しくて寄りかかって呼吸をして、横になることが出来ずにいる場合には、小青竜湯が主治する。

痰12(38) 青竜湯、下し已り、多唾口燥、寸脈、沈、尺脈、微、手足厥逆、気小腹従り上り、胸咽を衝き、手足痺、其の面、翕然として酔状の如し。復た下り、陰股に流る。因って小便難く、時に復、冒する者には、茯苓桂枝五味甘草湯を興へ、其の気衝を治せ。

痰12(38)【解訳】青竜湯を服用して下痢した後に、唾きが多くなって口が渇いて辛く、寸口の脈が沈んでしまい、尺中の脈は微かになって、手足の先から冷えて来て、気が下腹から胸や喉の方にまで衝き上げて来て、手足が痺れるようになり、顔は酒に酔ったようにポーッとして赤く火照り、更に上って来た気が次には降りて来て下腹部に入った為に、小便が出難くなり、時々復た気が上って何かがかぶさったように頭がボーッとなる場合には、苓桂味甘湯を飲ませて、その気の衝き上げを治してやりなさい。

痰12(39) 衝気、即ち低れ、而るに反って更に欬し、胸満する者には、桂苓五味甘草湯去桂加乾姜細辛湯を用い、以ってその咳満を治せ。

痰12(39)【解訳】衝き上げてくる気が治まり、そのまま服用していたら、反って更に咳がひどくなり胸が一杯に張って苦しい場合には、桂苓五味甘草湯の中から桂枝を去って、乾姜細辛を加えた湯剤を飲ませてその咳満を治してやりなさい。

痰12(40) 欬満、即ち止み、而るに更に復た渇し、衝気、復た発す者は、細辛、乾姜、熱薬を以って為す也。之を服すれば、當に、遂に、渇す可し。而るに、渇、反って止む者は、支飲と為す也。支飲の者は、法、富に、冒ある可し。冒の者は必ず嘔す。嘔す者は、復た半夏を内れ、以って其の水を去る。（苓甘姜味辛夏湯、主之。）

痰12(40)【解訳】咳満は止まったが、更にまた咽が渇いて、気が上に衝き上げるようになってしまった場合は、熱薬の細辛と乾姜で温め過ぎた為である。それには、苓桂五味甘草湯を服ませなさい。桂苓五味甘草湯去桂加乾姜細辛湯を続けて飲んでいると、当然、徐々に咽が渇いてくるはずである。ところが飲んでいても咽が渇いて来ない場合は、支飲がある為である。支飲がある場合は、必ず冒があるはずである。冒のある場合は必ず吐くのである。吐く場合には、苓桂五味甘草湯に半夏を入れてみぞおちの辺りの水を除いてやりなさい。

痰12(41) 水去り、嘔止み、其の人、形腫れたる者は、加杏仁(苓甘姜味辛夏仁湯)、之を主る。其の證、麻黄を内るるに応ずれども、其の人、遂に痺するを以っての故に、之を内れず。若し、逆に之を内るれば、必ず厥す。然る所以の者は、其の人、血虚するに、麻黄、其の陽を発すが故也り。

痰12(41)【解訳】水が除かれて嘔吐は止まったが、全身に浮腫みを現している場合には、前条の苓桂五味甘草湯に杏仁を加えた処方が主治する。その證は、麻黄を入れて表の水を発散してやれば浮腫みが治りそうであるが、既に陽気が不足して痺れているから、これを入れてはならない。もし間違えて麻黄を入れると、必ず手足の先から冷えて来て痺れてくるのである。その理由は、血が虚して弱くなっている状態を、更に麻黄でその陽気を

発散させ過ぎた為である。

痰12(42) 若し、面、熱すること酔へるが如きは、此れ、胃熱上衝し、其の面を薫ずと為す。大黄を加へ、(苓甘姜味辛夏仁黄湯、)以って之を痢せ。

痰12(42)【解訳】もし、酒に酔ったように顔がポッポとして火照って真赤になる場合は、胃の熱が上衝して、顔を赤く染めているのである。前条痰41条の苓桂五味甘草湯に大黄を加えて下して胃熱を除いてやりなさい。

痰12(43) 先ず、渇し、後に、嘔すは、水、心下に停まると為す。此れ、飲家に属す。小半夏加茯苓湯、之を主る。

痰12(43)【解訳】最初に咽が渇いて水を飲むと、その後で吐く場合は、みぞおちの辺りに水が溜まってさばけない為である。この症状は、飲家と同じである。それには、小半夏加茯苓湯が主治する。

消渇小便利淋病脈證併治第十三

やたらと咽が乾く消渇病。小便を通じさせて排泄する小便利の病。排尿する時に、もみ殻が尿道を通るような痛みを感じ、小便の出は悪く、下腹部がひきつれて痛み、臍の下まで響いてくる淋の病。

消13(1) 厥陰の病為る、消渇、気上りて心を衝き、心中疼熱、飢えて食を欲せず、食すれば即ち蚘を吐し、之を下せば止むを肯はず。(厥1)

消13(1)【解訳】厥陰の病とは、やたらに咽が渇いて、腹の方から気が上って来て胸を衝き上げ、胸のあたりが痛く熱いように感じて、ひもじい思いがするけれども食欲がなく、無理に食べると蛔虫を吐く程にひどく吐き、この状態で下しをかけると、下痢が止まらなくなってしまう。冷えから来る病である。

消13(2) 寸口の脈、浮にして遅、浮は、即ち虚と為し、遅は、即ち労と為す。虚は、則ち衛気不足し、労は、則ち栄気竭す。

消13(2)【解訳】寸口の脈が、浮いて遅い場合は、浮の原因は虚であり、遅の原因は労である。虚は表を守る気の衛気が不足して、脈が浮になっているのであり、労は内を守る気の栄気が少なくなって、脈が遅くなっているのである。労から来る病である。

消13(3) 趺陽の脈、浮にして数、浮は、即ち気と為し、数は、即ち消穀し、大いに堅し。気盛なれば、則ち溲数し、溲数なれば、即ち堅し。堅数相搏てば、即ち消渇を為す。

消13(3)【解訳】足の陽明胃経の脈で胃の働きを見る所の趺陽の脈が、浮いて速い脈を現している場合に、浮は働きが盛んで、数はよく食べて消化して、大便が堅い。胃の働きが盛んであると、小便の回数が多くなり、小便の回数が多いと、大便は堅くなる。大便が堅くなる原因である気と、数である熱とがぶつかり合うと、消渇という症状になるのである。胃の熱から来る病である。

消13(4) 男子、消渇、小便反って多く、飲一斗を以って、小便一斗なるは、腎気丸(即、八味丸)、之を主る。

消13(4)【解訳】男性で、消渇を病んで、逆に小便の量が多く、水を飲んだだけ小便の量も出る場合には、腎気丸が主治する。

消13(5) 脈浮、小便不利、微熱、消渇する者は、宜しく、小便を利し、汗を発す可し。五苓散、之を主る。

消13(5)【解訳】脈が浮いて、小便は出難く、身体に少し熱があって、やたらと咽が渇く場合は、小便を通じさせて発汗をしてやるのが宜しい。それには、五苓散が主治する。

消13(6) 渇し、水を飲まんと欲し、水入れば、則ち吐す者は、名づけて水逆と曰う。五苓散、之を主る。

消13(6)【解訳】咽が渇いて水を飲みたがり、水を飲み込むとすぐに吐いてしまう病状を、水逆というのである。それには、五苓散が主治する。

消13(7) 渇し、水を飲まんと欲し、止まざる者は、文蛤散、之を主る。

消13(7)【解訳】咽が渇いて水を飲みたがり、水を飲んで渇きが止まらない場合には、文蛤散が主治する。

消13(8) 淋の病為る、小便粟状の如く、小腹弦急、痛み臍中に引く。

消13(8)【解訳】淋の病は、排尿をする時に尿道をもみが通るような痛みを感じ、尿の出が悪く、下腹部が引き攣れて痛み、その痛みは臍の中まで響いてくる。

消13(9) 趺陽の脈、数は、胃中に熱あり。即ち、消穀引食し、大便必ず堅く、小便即ち数し。

消13(9)【解訳】趺陽の脈が速ければ、胃の中に熱があるのである。胃に熱があれば消化がよく、食欲が旺盛であり、大便は必ず堅くなり、小便の回数は多くなる。

消13(10) 淋家、汗を発す可からず。汗を発すれば、則ち必ず便血す。

消13(10)【解訳】淋の病を病んでいる場合は、発汗をさせてはならない。無理に発汗をさせると、必ず血尿が出るようになる。

消13(11) 小便利せざる者は、水気有り。其の人、渇を苦しむは、括蔞瞿麦丸、之を主る。

消13(11)【解訳】小便の出が良くない場合は、浮腫があるのである。ひどく咽が渇く場合には、括蔞瞿麦丸が主治する。

消13(12) 小便不利は、蒲灰散、之を主る。滑石白魚散、茯苓戎鹽湯も並びに、之を主る。

消13(12)【解訳】小便の出が悪い場合には、蒲灰散が主治する。滑石白魚散、茯苓戎鹽湯も同様に主治する。

消13(13) 渇し、水を飲まんと欲し、口乾舌燥する者は、白虎加人参湯、之を主る。

消13(13)【解訳】中焦に熱がある為に、やたらに咽が渇いて水を飲みたがり、水を飲んでも口がカラカラに渇いて、舌も熱くて辛い場合には、白虎加人参湯が主治する。

消13(14) 脈浮、発熱、渇し、水を飲まんと欲し、小便利せざる者は、猪苓湯、之を主る。

消13(14)【解訳】下焦に熱がある為に、脈が浮いて、発熱し、咽が渇いて水を飲みたがるが、水を飲んでも小便の出が悪く、ひどい時には血尿が出る場合には、猪苓湯が主治する。

水気病脈證併治第十四
　水が溜まっていて起きる病。いくら水を飲んでもやたらと水を飲みたがる。

水14(1) 師の曰く、病に風水有り、皮水有り、正水有り、石水有り、黄汗有り。風水、其の脈、自から浮、外證は骨節疼痛し、悪風す。（宜、小青竜湯。）皮水は、其の脈、亦た浮、外證は浮腫、之を按ずれば指を没し、悪風せず、其の腹は鼓の如し。渇せざるは、宜に、其の汗を発す可し。正水、其の脈、沈遅、外證は自から喘す。石水は、其の脈、自から沈、外證は腹満し喘せず。黄汗は、其の脈、沈遅、身発熱、胸満し、四肢頭面腫れ、久しく癒えざれば必ず癰膿を致す。（宜、桂枝加黄耆湯。）

水14(1)【解訳】水気病には、風水、皮水、正水、石水、黄汗の五つに分類している。風水の病證は、自然と浮の脈を現し、外證の症状は骨の節々が疼き痛み悪風するのである。皮水の病證は、脈は浮いている。外證は身体が浮腫み、これを指で押さえると指の形に沈む位にへこんでしまう。悪風はしない。腹は太鼓のように張り、喉は乾かない。いずれも治方は発汗をさせるべきである。正水の病證は、脈は沈んで遅く、外證は自然にゼイゼイと咳が出る喘息症状を起こすのである。石水の病證は、脈は自然と沈んでいて、外證は腹満があって、喘息症状を起こさない。黄汗の病症は、脈は沈んで遅い。身体に熱があり、胸が張っていて手足や頭、顔が腫れて、このような症状が長い間続くと、必ず膿のある吹出物を生ずるようになる。

水14(2) 脈、浮にして洪、浮は、則ち風と為し、洪は、則ち気と為す。風気相搏ち、風強ければ、則ち隱疹を為し、身體、痒を為す。痒は泄風と為す。久しく痂癩を為す。気強ければ、則ち水を為し、以って挽仰し難し。風気相撃ち、身體洪腫するは、汗出づれば、乃ち癒ゆ。悪風するは則ち虚す。此れ、風水と為す。悪風せざる者は、小便通利し、上焦に寒有り、其の口、涎多し。此れ、黄汗と為す。（宜、桂枝加黄耆湯。）（宜、小青竜湯。）

水14(2)【解訳】脈が浮いて洪の場合は、浮は風が原因であり、洪は気が原因である。その風と気とがぶつかり合った場合に、気より風の方が強ければ、隠れた吹出物が出来て、身体が痒くなる。痒い状態を泄風というのである。そのような状態が長く続くと、かさぶたのあるジクジクした皮膚病になるのである。風より気の方が強ければ、水気病になる。その為に身体をかがめることも仰向けに反らすことも出来なくなってしまう。風と気とがぶつかり合い、身体がひどく浮腫む場合には、発汗をさせれば治るのである。悪風がある場合は、表が虚しているのである。この状態を風水というのである。悪風がない場合は、小便がよく出て、上焦に寒があって、口から涎れが多く出る。この状態を、黄汗の病というのである。

水14(3) 寸口の脈、沈滑の者は、中に水気有り、面目腫大、熱有るは、名づけて風水という。人の目裏の上を視るに、微に蚕の新に臥より起たるが如き状を擁し、其の頚の脈動じ、時々欬し、其の手足の上を按ずるに、陥みて起きざる者は、風水と為す。

水14(3)【解訳】寸口の脈が沈んでクリクリとしている場合は、身体の内に水気があり、顔や目が浮腫んで大きくなり、熱がある場合を風水というのである。目の裏の上の方を注意して見ていると、横になっていた蚕が新たに微かに起き上がったように見え、頚動脈が時々ピクピクと動いて、時々咳をして、手足の皮膚を押してみると、窪んですぐに戻らない場合を風水というのである。

水14(4) 太陽病、脈、浮にして緊なれば、法、當に、骨節疼痛す可し。反って疼まず、身體反

って重く而て酸く、其の人、渇せざるは、汗出づれば、即ち癒ゆ。此れ、風水と為す。悪寒する者は、此れ、極虚と為す。汗を発するに之を得たり。渇して悪寒せざる者は、此れ、皮水と為す。身腫而て冷え、状周痺の如く、胸中窒がり、食す能はず、反って聚痛し、暮躁眠るを得ざるは、此れ、黄汗と為す。（宜、桂枝加黄耆湯。）痛み骨節に在り、欬而て喘し、渇せざる者は、此れ、脾脹と為す。其の状腫れたるが如き者は、汗を発すれば、即ち癒ゆ。然も、諸病、此の如き者は、渇して下痢。小便数なる者は、皆、汗を発す可からず。（宜、小青竜湯。）

水14(4)【解訳】太陽病を病んで、脈が浮いて緊である場合は、原則として、当然、身体の節々が疼き痛むはずである。逆に痛むことなく、身体は重く動かし難く、咽が渇かない場合は、汗が出ればそれで治るのである。この状態を風水というのである。悪寒がする場合は、ひどく衰弱しているのである。これは発汗した為にそうなったのである。咽が渇いて、悪寒はしない状態を皮水というのである。身体が浮腫んで冷たくなっていて、その様子が周痺のようであり、胸の内が詰ったように塞がって食欲が出ない。風水や皮水とは違って痛みが出てきて、日暮れになると身体が落ち着かず、じっとして居られず、眠ることも出来ない状態を黄汗というのである。骨の節々が痛んで、咳が出てゼイゼイとなり、喉は乾かない状態を脾脹というのである。身体が浮腫んでいるような病状の場合は、発汗させれば治るのである。また、このような病状の場合は、咽が渇いて下痢をするのである。但し、小便の回数が多い様々な症状では、全て発汗をさせてはならないのである。

水14(5) 裏水の者は、一身面目黄腫し、其の脈、沈、小便不利、故に、水を病ま令む。例し、小便自利すれば、此れ、津液を亡う。故に、渇せ令む也り。越婢加朮湯、之を主る。

水14(5)【解訳】体表の裏に水気がある場合は、全身や顔や目に黄ばんだような浮腫ができ、その脈は沈んでいて、小便は出難く、それが原因で水気病を起こしているのである。もし、小便が自然に出てその量が多ければ、体液が少なくなり、その為に咽が渇くようになるのである。それには、越婢加朮湯が主治する。

水14(6) 趺陽の脈、当に、伏す可くして、今、反って緊なるは、本、自から寒有り。疝瘕、腹中痛むに、医、反って之を下す。之を下せば、即ち胸満短気す。

水14(6)【解訳】水気病を病むと、趺陽の脈は、当然隠れるはずであるのに、今は逆に脈が緊である場合は、以前から腹の中に寒があって、腹中が痛んでいる状態を、医者が間違えて下したのである。その為に、胸が張って、呼吸が速くなったのである。

水14(7) 趺陽の脈、当に、伏す可くして、今、反って数なるは、本、自から熱有り。消穀し、小便数かるに、今、反って利せざるは、此れ、水を作さんと欲す。

水14(7)【解訳】水気病を病むと、趺陽の脈は、当然隠れるはずであるのに、今は逆に、脈が数である場合は、以前から自然に熱があった為である。熱があれば食欲があって、食べた物を消化し、小便の回数も多いはずであるのに、逆に小便が少ない場合は、これは水気病を起こそうとしているのである。

水14(8) 寸口の脈、浮にして遅、浮脈、則ち熱、遅脈、則ち潜、熱潜相搏つを、名づけて沈と曰う。趺陽の脈、浮にして数、浮脈、即ち熱、数脈、即ち止、熱止相搏つを、名づけて伏という。沈伏相搏つを、名づけて水という。沈は、則ち絡脈虚し、伏は、則ち小便難

し。虚難相搏ち、水、皮膚に走れば即ち水を為す。

水14(8)【解訳】寸口の脈が浮いて遅い場合は、浮いている脈は熱であり、遅い脈は脈が潜んでいるのである。その熱と潜とがぶつかり合っている状態を沈というのである。趺陽の脈が浮いて速い場合は、浮いている脈は熱で、速い脈は止であり、止は溜まっているということである。熱と止とがぶつかり合っている状態を伏というのである。沈と伏とがぶつかり合っている状態を水というのである。沈はつまり絡脈が虚しているのであり、伏はつまり小便が出難いのである。絡脈の虚と小便の難とがぶつかり合うと、水が皮膚の中を巡る為に、水気病となるのである。

水14(9) 寸口の脈、弦にして緊、弦は則ち衛気行らず、即ち悪寒す。水沾流せず腸間に走る。

水14(9)【解訳】寸口の脈が弦で緊を現す場合は、弦の脈は、外を守る気の衛気が上手く巡ることができない為に悪寒がするのである。水は、腸間のみに流れ、上手く身体を流れて潤せない為である。

水14(10) 少陰の脈、緊にして沈、緊は、則ち痛みを為し、沈は、則ち水を為す。小便即ち難。

水14(10)【解訳】足の少陰腎経の脈が、緊で沈んでいる場合には、緊の脈は、痛みの原因となり、沈は水の原因となるのである。それで小便が出難くなるのである。

水14(11) 脈、諸の沈に得れば、当に、責め、水有る可し。身體腫れ重く、水病の脈出づる者は、死す。

水14(11)【解訳】脈を診た時に様々な沈になっている場合は、よく調べれば、その原因は水にあるはずである。身体が浮腫んで重だるく、水気病の脈が出ている場合は、死ぬのである。

水14(12) 夫れ、水病人、目下に臥蠶有り。面目鮮澤、脉伏し、其の人、消渇し、病、水、腹大、小便不利、其の脈、沈絶なる者は、水有り。之を下す可し。（宜、八味丸。）

水14(12)【解訳】一般に、水気病を病んで、目の下にあたかも蚕が横になっているように見え、浮腫んで透き通っていて顔色が良く艶があり、脈を診るとはっきりせず、いくら水を飲んでも足りなくてもっと飲みたがるようになり、水の飲みすぎで腹が大きく膨らんで、小便が出難く、脈が沈んで途絶えそうな脈状の場合は、水気が原因である。この水を下しなさい。

水14(13) 問うて曰く、下痢を病みて後ち、渇して水を飲み、小便不利、腹満、因て腫るる者は何ぞ也。答へて曰く、此れ、法、当に、水を病む可し。（宜、小青竜湯。）若し、小便自利、及び汗出づる者は、自から、当に、癒ゆ可し。

水14(13)【解訳】下痢をした後で、咽が渇いて水を飲んで、小便は出難く、腹満し、全身が浮腫んで来るのは、どういうわけでしょうか。それは、当然、水気病を起こしているのである。もし、小便が出て、更に汗が出る場合は、自然に治るのである。

水14(14) 心水の者は、其の身重くして、少気し、臥するを得ず。煩而て躁し、其の人、陰腫る。（宜、小青竜加石膏湯。）（宜、八味丸。）

水14(14)【解訳】心臓に水気病を病むと、身体が重くだるく、呼吸が微かで浅く苦しく、横になることが出来なくなる。身体の内側が火照って苦しく、じっとしていられない。そして陰部が浮腫むのである。

水14(15) 肝水の者は、其の腹大きく、自から転側する能はず、脇下腹痛、時時、津液微に

166

生じ、小便続通す。

水14(15)【解釈】肝臓に水気病を病むと、腹が大きく張って寝返りをすることができず、脇腹から腹あたりが痛み、時々口の中に唾が湧いてきて、小便が続けてよく出るのである。

水14(16) 肺水の者は、其の身腫れ、小便難く、時時鴨溏す。

水14(16)【解釈】肺に水気病を病むと、身体が浮腫んで、小便が出難く、時々泥状便を下痢する。

水14(17) 脾水の者は、其の腹大きく、四肢重きを苦しみ、津液生ぜず。但だ、少気を苦しみ、小便難し。

水14(17)【解釈】脾臓に水気病を病むと、腹が大きく膨れ、手足が重くだるく苦しく、口の中に唾液が出なくなり、但だ、呼吸が苦しく、小便が出難くなるのである。

水14(18) 腎水の者は、其の腹大、臍腫れ、腰痛みて、溺するを得ず、陰下湿ること牛鼻上の汗の如く、其の足逆冷、面反って痩す。(宜、苓姜朮甘湯。)

水14(18)【解釈】腎臓に水気病を病むと、腹が大きく膨れて、臍が腫れ、腰が痛み、小便が出難く、陰部が丁度牛の鼻に汗をかいているようにヌラヌラとして湿って、足先の方から冷えて来て、腹が大きく膨れるのとは逆に、顔が痩せてくるのである。

水14(19) 師の曰く、諸の水有る者は、腰以下の腫れたるは、當に、小便を利す可し。腰以上腫れたるは、當に、汗を発す可し。乃ち癒ゆ。

水14(19)【解釈】水気病を病むと、様々な症状が起こるが、腰から下が浮腫む場合は、当然、小便を出してやると良い。腰より上が浮腫む場合は、当然、発汗をさせてやると良い。そうすれば治るのである。

水14(20) 師の曰く、寸口の脈、沈にして遅、沈は、則ち水と為し、遅は、則ち寒と為す。寒水相搏ち、趺陽の脈、伏し、水穀化せず。脾気衰うれば、則ち鶩溏し、胃気衰うれば、則ち身腫る。少陽の脈、革、少陰の脈、細なれば、男子は則ち小便利せず、婦人は、則ち経水通ぜず。経を血と為す。血、利せざるは、則ち水と為す。名づけて血分という。

水14(20)【解釈】寸口の脈が沈んで遅い場合は、沈脈は水が原因であり、遅脈は寒が原因である。その寒と水とがぶつかり合うと、趺陽の脈が隠れるのである。そうすると脾胃の働きが弱くなり、飲食物の消化が悪くなる。脾の気が衰えると、ドロドロした大便を下痢するようになり、胃の気が衰えると、身体が浮腫むようになるのである。足の少陽胆経の脈が、堅くて大きい脈を現し、手の少陰腎経の脈が細を現すと、男性の場合は小便が出難くなり、婦人の場合は、経水が通じなくなってしまう。経を血とするのである。血液が通じなくなる場合は、水気病が原因である。これを血分と云うのである。つまり血から来て月経が止まって水気病を起こしたものが血分である。

水14(21) 問うて曰く、病者、水を苦しみ、面目身体四肢、皆腫れ、小便利せざるを、之を脈し、水を言わず、反って胸中痛み、気上りて咽を衝き、状炙肉の如く、當に、微に欬喘す可し。審らかに師の言の如し。其の脈、何に類するか。師の曰く、寸口の脈、沈にして緊、沈は水と為し、緊は寒と為す。沈緊相搏ち、結ぼれて関元に在り。始時、當に、微なれば年盛にして覚えず。陽衰うるの後、栄衛相干し、陽損陰盛、結寒微動、腎気上衝、咽喉塞噎し、脇下急痛す。医、以って溜飲と為し、而して大いに之を下し、気撃去らず、其の病除かれず、後重て之を吐す。胃家、虚煩し、咽りて燥し、水を飲まん

167

と欲し、小便不利、水穀化せず、面目、手足浮腫す。又、葶藶丸を興へ、水を下せば、当時小差の如きも、飲食度に過ぐれば、腫、復、前の如く、胸脇苦痛、象奔豚の若く、其の水、揚溢すれば、則ち浮、咳喘逆す。當に、先ず攻撃の衝気を止む令め、乃ち咳するを治す可し。咳、止めば、其の喘、自から瘥ゆ。先ず、新病を治し、病は、當に、後に在る可し。（宜、苓桂味甘湯。）（宜、小青竜湯。）（宜、半夏厚朴湯。）

水14(21)【解訳】水気病を病んで、苦しんで、顔、目、身体、手足の全てが浮腫み、小便が出難い状態で、脈に触れてみると、水を飲みたがらず、逆に胸の中が痛み、気が咽まで衝き上げ、その様子が丁度炙った肉が咽に引っ掛かったような脈の状態であり、当然、少し咳が出てゼイゼイするはずであるという。よく観察していると、明らかに先生が言われた通りであった。これは一体どのような脈なのでしょうか。それは、寸口の脈は、沈んで緊である。沈の脈は、水が原因である。緊の脈は、寒が原因である。その水と寒とがぶつかり合って、それが関元に結ばれている。一番最初の病状は、当然、脈は微かである。成人では身体が強壮なので気が付かないが、歳をとり陽気が衰えると、栄と衛の気はぶつかり合い、陽が少なくなって陰が多くなって来ると、関元に結ばれていた寒が少しずつ動き始めて、腎気が関元から上の方に衝き上げて来て咽が塞がって、むせて、脇の下が引き攣れて痛むのである。医者はこの状態が判らず、溜飲から来ているのであろうと強く下した為に、その状態は変わらず、その病は治らない。その後に更に吐かせた為、胃が疲れて、火照り苦しくなり、水を飲みたがるようになるが、水を飲んでも小便は出難く、飲食物も消化されず、顔や目や手足に水が溜まって浮腫んでしまう。それで、葶藶丸を飲ませて水を下すと、最初は少し良かったが、飲食を続けていると、浮腫は元の通りになってしまい、胸や脇が苦しく痛くなり、その様子は奔豚気病のようである。関元にある滞水が上の方に溢れると、それで軽い咳が出て、ゼイゼイいって止まらなくなるのである。当然、今までの治療で起こした衝気つまり咳を治してやるべきである。咳が止まればその喘も自然に治るのである。先に新しい病気を治し、その後に以前からある水気病の治療に当たりなさい。

水14(22) 風水、脈、浮、身重、汗出で悪風の者は、防己黄耆湯、之を主る。腹痛する者は、芍薬を加ふ。

水14(22)【解訳】風水を病んで、脈が浮いて、身体が重くだるくて、汗が出て、悪風する場合には、防己黄耆湯が主治する。腹が痛む場合には芍薬を加える。

水14(23) 風水、悪風し、一身悉く腫れ、脈、浮、渇せず、続いて汗出で、大熱無きは、越婢湯、之を主る。

水14(23)【解訳】風水を病んで、悪風し、全身が浮腫み、脈は浮いて、咽の乾きはなく、常時汗がジトジトと出て、身体の表面には高い熱がない場合には、越婢湯が主治する。

水14(24) 皮水の病為る、四肢腫れ、水気皮膚中に在り、聶聶として動ずる者は、防己茯苓湯、之を主る。

水14(24)【解訳】皮水の病とは、皮膚中に水気がある為、手足が浮腫み、木の葉が揺れ動くようにプルプルと震える場合には、防己茯苓湯が主治する。

水14(25) 裏水、越婢加朮湯、之を主る。甘草麻黄湯、亦た之を主る。

水14(25)【解訳】裏水の病を病んで、表の裏の部分に発症した場合には、越婢加朮湯が主治

する。また、甘草麻黄湯も主治する。

水14(26) 水の病為る、其の脈、沈小なるは少陰に属す。浮なる者は、風と為し、水無く虚脹する者は、気水と為す。其の汗を発すれば、即ち已ゆ。脈、沈なる者は、麻黄附子湯に宜し。浮なる者は、杏子湯に宜し。未だ見ず。恐らくは、是れ、麻黄杏仁甘草石膏湯ならん。

水14(26)【解訳】水気の病とは、その脈が沈んで小さい場合は、少陰病に分類される。その脈が浮いている場合は、風水病である。水気がなくて、腫れぼったく、浮腫んでいる場合は、気から来ている水気病である。風水も気水も発汗をしてやれば治るのである。脈が沈んでいる場合には、麻黄附子湯が宜しい。脈が浮いている場合には、杏子湯が宜しい。杏子湯は、未だ判っていないが、恐らく、麻黄杏仁甘草石膏湯であろう。

水14(27) 厥而て皮水の者は、蒲灰散、之を主る。方、消渇小便利淋病にあり。

水14(27)【解訳】手足の先から冷えて来て、全身に浮腫みを生じて、小便が出難い場合には、蒲灰散が主治する。蒲灰散は、消渇小便利淋病にも出ており、小便の出が悪く、咽が渇いて小便する度に激しい痛みを伴う病である。

水14(28) 問うて曰く、黄汗の病為る、身体腫れ、発熱、汗出で、渇し、状風水の如く、汗、衣を沾し、色、正黄なること蘗汁の如く、脈、自から沈、何に従りて之を得る也。師の曰く、汗出づるに水中に入りて浴し、水、汗孔従り入るを以って、之を得たり。耆芍桂酒湯、宜しく、之を主る。

水14(28)【解訳】黄汗の病は、身体に浮腫があって、発熱して、汗が出て、咽が渇いている病状は、丁度風水のようで、着ている物が汗でぐっしょりとなり、その色が真黄色で、まるでキハダを煎じた薬汁のようであり、その脈は自然に沈んでくるというが、黄汗の病はどうしてこのようになるのでしょうか。それは、暑くて汗をかき、行水をした時に汚い水がエクリン腺から侵入した為に発病したのである。それには、黄耆芍薬桂枝苦酒湯が最も宜しい。

水14(29) 黄汗の病は、両脛、自から冷ゆ。もし発熱すれば、此れ、歴節に属す。食し已り、汗出で、又、身に常に暮に盗汗出づる者は、此れ、労気也。若し、汗出で已り、反って発熱する者は、久久として、其の身、必ず甲錯す。発熱止まざる者は、必ず悪瘡を生ず。若し、身重く汗出で已り、輒ち、軽き者は、久久として、必ず、身、瞤し、即ち、胸中痛み、又、腰従り上に必ず汗出で、下に汗無く、腰髖弛痛すること、物、有るが如く、皮中に在る状の、劇しき者は、食す能はず。身疼重、煩燥し、小便不利するは、此れ、黄汗と為す。桂枝加黄耆湯、之を主る。

水14(29)【解訳】黄汗の病とは、両足のすねから冷えが上がってくるのである。もし、発熱するのであれば、歴節病である。また食事が終わった時に汗が出たり、発病はしていないのに、夕方に寝汗をかく場合は、いずれも疲労から来ているのである。もし熱が出て汗が出てしまえば、普通は熱が下がって治るはずであるが、逆に発熱するような場合は、その状態が長く続くと、皮膚が荒れてザラザラになるのである。そして発熱が止まらない場合は、必ずたちの悪い吹出物を生ずるのである。もし身体が重くだるく、苦しくても、汗が出終わると症状がたちまち軽くなるような場合は、暫らくの間、必ず身体がピクピクと痙攣をするようになり、胸の中が痛み、また腰から上には必ず汗が出て、腰か

ら下には汗は出ずに、腰の骨が弛んで痛み、その症状がまるで生き物が皮膚の中に居るような感じがして、その皮膚の形がひどい場合は、食欲が出ず、食べることができないのである。身体が疼き痛み、重く、だるく、火照り、ひどく悶え苦しみ、小便の出具合が悪い場合を、黄汗の病という。それには、桂枝加黄耆湯が主治する。

水14(30) 師の曰く、寸口の脈、遅にして濇、遅は、則ち寒と為し、濇は、則ち血不足と為す。趺陽の脈、微にして遅、微は、則ち気と為し、遅は、則ち寒と為す。寒気不足すれば、則ち手足逆冷す。手足逆冷すれば、則ち栄衛利せず。栄衛利せざれば、則ち腹満脇鳴相逐い、気、膀胱に転じ、栄衛倶に労る。陽気通ぜざれば、則ち身冷え、陰気通ぜざれば、則ち骨疼む。陽前に通ずれば、則ち悪寒し、陰前に通ずれば、則ち痺不仁す。陰陽相得れば、其の気乃ち行り、大気一轉すれば、其の気乃ち散ず。実すれば、則ち失気し、虚なれば、則ち遺尿す。名づけて気分と曰う。（宜、桂枝去芍薬加麻黄細辛附子湯。）

水14(30)【解訳】寸口の脈が遅くて渋っている場合は、遅い脈は寒が原因であり、渋っている脈は血の不足が原因である。また、胃の気を伺う趺陽の脈が微かで遅い場合は、その微の脈は、気が原因であり、遅い脈は、寒が原因である。その寒と気が不足すると、手足の先から冷えて来るのである。栄気と衛気の流通が悪い為に生ずるのである。栄気と衛気の流通が上手くいかなければ、腹が張ったり、脇腹が鳴ったり、これが交互に起きると、気が膀胱の方にうずもれてしまう。栄衛の気が倶に疲れてしまうのである。陽気である衛気の流通が悪くなると身体は冷える。陰気である栄気の流通が悪くなると骨が疼き痛むようになるのである。陽気が陰気より先に通ずると悪寒が起こり、陰気が陽気より先に通ずると、痺れて身体を動かせなくなってしまう。陰陽の気が協力することによって、陰陽の気が巡るのであり、身体中の気が一転すると邪気を散じるのである。邪気に力がある場合には、おならが出るし、衰えている場合には、小便を洩らすようになるのである。この状態を気分というのである。

水14(31) 気分、心下堅く、大いさ盤の如く、邊旋杯の如きは、水飲の作す所。桂枝去芍薬加麻黄細辛附子湯、之を主る。

水14(31)【解訳】身体に寒と血の不足があり、胃に気と寒の不足があって生ずるのが気分であり、みぞおちの辺りが堅くて、その大きさが手掌大で周囲は丸く、盃を伏せたような感じがする場合は、飲んだ水が原因である。それには、桂枝去芍薬加麻黄細辛附子湯が主治する。

水14(32) 心下堅く、大いさ盤の如く、邊旋杯の如きは、水飲の作す所。枳朮湯、之を主る。

水14(32)【解訳】みぞおちの辺りが堅くて、その大きさが手掌大で周囲は丸く、盃を伏せたような感じがする場合は、飲んだ水が原因である。それには、枳実湯が主治する。

水14(33) 外台、防已黄耆湯は、風水、脈、浮は、表に在りと為す。其の人、或は頭汗出で、表に他病なし。病者、但だ、下重し、腰従り以上は和をなし、腰従り以下は、當に、腫れ陰に及び、以って屈伸し難かる可し。

水14(33)【解訳】外台にある防已黄耆湯は、風水の病を病んで、脈が浮いているのは、病が表にある為である。もし、頭だけに汗をかいて、体表には水気病以外に病状はなく、ただ下半身が重くだるいが、上半身は調和していて異常はない。そして下半身は、腫れていて、それが陰部にまで及んでいる為に、当然、足の屈伸ができない病状になるのである。

黄疸病脈證併治第十五
　初め湿より病を得て、全身に発熱し、顔色が黄色く腹が熱くなる病。

黄15(1)　寸口の脈、浮にして緩、浮は、則ち風と為し、緩は、則ち痺と為す。痺は中風に非ず。四肢苦煩、脾色、必ず黄。瘀熱、以って行る。

黄15(1)【解訳】黄疸病を病んで、寸口の脈が、浮いていて緩やかである場合は、その浮の脈は、風に中てられたのであり、緩の脈は、気の働きが鈍ったのである。この痺は中風の痺ではない。手足は火照って苦しくなり、必ず脾臓の黄色になる。それは身体の内で熱がうっ滞して、それが巡って来たのである。

黄15(2)　趺陽の脈、緊にして数、数は、則ち熱と為し、食すれば、熱は、則ち消穀す。緊は、則ち寒と為し、食すれば、即ち満と為す。尺脈、浮は、腎傷らるると為し、趺陽の脈、緊は、脾傷らるると為す。風寒相搏ち、穀を食すれば、即ち眩し、穀気消せず、胃中濁を苦しみ、濁気下流し、小便通ぜず、陰、其の寒を被り、熱、膀胱に流れ、身體盡く黄なるを、名づけて穀疸という。（宜、茵蔯蒿湯。）

黄15(2)【解訳】足の陽明胃経の趺陽の脈が、緊で数の場合は、緊の脈は、寒がある為、食物を食べると腹が張って来る。その数は胃に熱がある為、よく食物を消化するはずである。尺中の脈が浮いている場合は、腎が侵されているのであり、また趺陽の脈が緊である場合は、脾が侵されているのである。風と寒とがぶつかり合うと、食事をするとめまいを起こし、食物を消化できず、胃の中の食物の停滞によって不快感を生じ、濁った気が下の方に流れて小便の出が悪くなり、陰は寒の影響を受けてしまい、熱が膀胱に流れ、全身が黄色くなってしまうような症状を、穀疸というのである。

黄15(3)　額上黒く、微に汗出で、手足中熱、薄暮、即ち発し、膀胱急、小便自利するは、名づけて女労疸という。腹、水状の如きは治せず。

黄15(3)【解訳】額の上が特に黒くなり、微かに汗が出て、手足がポッポと火照って熱くなる症状が、夕暮れになると現れ、膀胱が引き攣り、小便の出が多くなる場合を、女労疸というのである。腹に水が溜ったような感じが水気病によく似ている場合は、治り難いのである。

黄15(4)　心中懊憹、熱し、食す能はず、時に吐せんと欲すは、名づけて酒疸と日う。（宜、梔子大黄湯。）

黄15(4)【解訳】胸の中がムカムカして、熱がり、食欲がなく食べられず、時折、吐き気が起こるような諸症状を、酒疸というのである。

黄15(5)　陽明病、脈、遅なる者は、食し難く、用ふれば飽き、飽くれば、則ち発煩、頭眩、小便必ず難きは、此れ、穀疸を作さんと欲す。之を下すと雖も、腹満ること故の如し。然る所以の者は、脈、遅なるが故也り。

黄15(5)【解訳】陽明病を病んで、脈が遅い場合は、食欲があっても食べられず、無理に食べさせると、すぐに腹が一杯になってしまい、腹が一杯になると、苦しくなって胃が火照

り、頭がクラクラして、小便が必ず出難くなってしまうのは、穀疸を起こそうとしているのである。熱が原因と考えて下しをかけても、腹満の症状は前と変わりない。その理由は、脈が遅い、つまり寒が原因なのである。

黄15(6) 夫れ、病、酒黄疸は、必ず小便利す。其の候は、心中熱し、足下熱す。是れ、其の證也り。(宜、梔子大黄湯。)

黄15(6)【解訳】一般に、酒黄疸を病むと、必ず小便の出が多くなるのである。その様子を見ると胸の辺りが熱いような感じがして、足の裏も熱くなる。それが酒黄疸の證である。

黄15(7) 酒黄疸の者、或は熱無く、靖言了かに、腹満、吐せんと欲し、鼻燥き、其の脈、浮なる者は、先ず、之を吐し、(宜、一物瓜蒂湯。)沈弦なる者は、先ず、之を下せ。(宜、梔子大黄湯。)

黄15(7)【解訳】酒黄疸を病んで、もしかすると胸に熱はないかもしれないが、言うことははっきりしていて、腹が張り、吐き気を催し、鼻が乾いて苦しく、その脈が浮いている場合は、先ず吐かせてやりなさい。脈が沈んでいて弦の場合は、先ず下してやりなさい。

黄15(8) 酒疸、心中熱し、嘔せんと欲す者は、之吐すれば癒ゆ。

黄15(8)【解訳】酒疸を病んで、胸の辺りが熱く、嘔気がある場合は、吐かせれば治るのである。

黄15(9) 酒疸、之を下せば、久久として、黒疸と為る。目青く、面黒く、心中は蒜薤を噉ひたる如きの状あり、大便は正黒、皮膚爪の不仁、其の脈、浮弱、黒しと雖も微黄、故に之を知る。

黄15(9)【解訳】酒疸を病んで、下しても治らず、長期化すると黒疸を病むようになる。黒疸は、目が青くなり、顔色が黒ずみ、胸の辺りがニンニクやナツナを噛んだ時のように熱く痛くなり、大便が真っ黒になり、皮ふを爪でつねっても感覚がなく、脈を診ると浮いて弱く、顔色は黒いけれども少し黄味を帯びているので、黒疸であるということが判るのである。

黄15(10) 師の曰く、病、黄疸、発熱、煩喘、胸満、口燥する者は、病、発時に火にて劫かし、其れを汗するを以て、両熱し、得る所。然も、黄家、得る所、湿従り之を得、一身盡く発熱し、面黄、腹、熱するは、熱、裏に在り。富に、之を下す可し。(宜、茵蔯蒿湯。)

黄15(10)【解訳】黄疸を病んで、発熱をして、ゼイゼイとして苦しく、胸が張って、口が渇いてやりきれない場合は、発病当初に、火熱療法で無理に発汗をさせた為に、身体の熱と火熱とが一緒になって、これらの症状を起こしたのである。しかも、黄疸病は、初めは湿が原因で発症したのであるから、全身に発熱し、顔色が黄色く、腹が熱ければ、身体の内に熱が入り込んでいるのである。当然、下すべきである。

黄15(11) 脈、沈、渇して水を飲まんと欲し、小便利せざる者は、黄を発す。(宜、茵蔯五苓散。)

黄15(11)【解訳】脈が沈んでいて、咽が渇いて水を飲みたがり、小便の出がよくない場合は、内に熱がこもっている為に身体が黄色くなるのである。

黄15(12) 腹満、舌痿黄、燥し、睡るを得ざるは、黄家に属す。

黄15(12)【解訳】腹が張って苦しく、舌が痿れて艶のない黄色を呈し、口の中が渇くために寝ることが出来ないのは、身体に黄色を発していなくても、黄疸病に分類されるのである。

黄15(13) 黄の病、富に、十八日を以って期と為す可し。之を治すに、十日以上瘥えず、反って劇しきは、治し難しと為す。
黄15(13)【解訳】黄疸病は、十八日を一区切りとしているのである。これを治療していて十日以上かかっても治らず、逆に病状がひどくなる場合は、治り難いのである。
黄15(14) 疸而て渇す者は、其の疸、治し難く、疸而て渇せざる者は、其の疸、治す可し。陰部に発すれば、其の人、必ず嘔し、陽部は、其の人、振寒し発熱する也り。
黄15(14)【解訳】黄疸病を病んで、咽が渇く場合は、治り難いのである。黄疸を病んで、咽が渇かない場合は、その黄疸は治り易いのである。身体の内部に黄疸を発した場合は、必ず嘔くのである。外部に発した場合は、ひどく振るえて悪寒し発熱するのである。
黄15(15) 穀疸の病為る、寒熱不食、食すれば、即ち頭眩し、心胸安からず、久久として、黄を発し、穀疸を為す。茵蔯蒿湯、之を主る。
黄15(15)【解訳】穀疸の病とは、悪寒、発熱し、食欲がなく、無理に食べさせると頭がクラクラとして目まいがして、心臓や胸中が気持ち悪く落ち着いていられなくなる。このような状態が長期間続くと、身体が黄色くなり、穀疸となるのである。それには、茵蔯蒿湯が主治する。
黄15(16) 黄家、日晡所、発熱、反って悪寒するは、此れ、女労に之を得たりと為す。膀胱急、少腹満、身盡く黄、額上黒く、足下熱し、因りて黒疸を作せば、其の腹脹ること水状の如く、大便必ず黒く時に溏す。此れ、女労の病、水に非ざる也り。腹満の者は治し難し。消石礬石散、之を主る。
黄15(16)【解訳】黄疸病を病むと、夕暮れになると発熱するはずであるのに、逆に悪寒する場合は、性行為の為に疲れたことによって発症したのである。膀胱が引き攣り、少し腹が張り、苦しく、全身が黄色く、額の上が黒く、足の裏が熱く、それで黒疸となると、その腹全体がブクブクと水気病のように張り、大便は必ず真っ黒で、時折、アヒルの便のようなドロドロの便になる。これは女労の病であって、水気病ではないのである。腹満がある場合は、治り難いのである。それには、消石礬石散が主治する。
黄15(17) 酒黄疸、心中懊憹、或は熱痛するは、梔子大黄湯、之を主る。
黄15(17)【解訳】酒黄疸を病んで、胸の辺りがムカムカして耐えられず、または胸の中が熱いような痛みがある場合には、梔子大黄湯が主治する。
黄15(18) 諸病、黄家は、但だ、其の小便を利す。仮令ば、脈、浮なるは、当に、汗を以って之を解す可し。宜しく、桂枝加黄耆湯、之を主る。
黄15(18)【解訳】黄疸病を病んで、様々な症状があるが、ただ利尿して内熱を取ってやりさえすれば良いのである。例えば、その脈が浮いていれば、当然、発汗をさせて治してやれば良いのである。それには、桂枝加黄耆湯が主治する。
黄15(19) 諸黄は、猪膏髪煎、之を主る。
黄15(19)【解訳】黄疸病を病んで、様々な症状があるが、これまで治療した処方で治らない場合には、猪膏髪煎が主治する。
黄15(20) 黄疸病は、茵蔯五苓散、之を主る
黄15(20)【解訳】黄疸病を病んで、脈浮、汗出、小便不利等の五苓散の證がある場合には、茵蔯五苓散が主治する。

黄15(21) 黄疸、腹満、小便利せずして赤く、自汗出づるは、此れ、表和し、裏実と為す。当に、之を下す可し。大黄消石湯に宜し。

黄15(21)【解訳】黄疸病を病んで、腹満があり、内熱の為に小便が出難く、濃い黄色になるが、汗は自然と出る場合は、表は調和していて、身体の内部の裏が熱実しているのである。当然、下して裏熱の実をとってやると良い。それには、大黄消石湯が宜しい。

黄15(22) 黄疸病、小便の色、変ぜず、自利せんと欲し、腹満而て喘するは、熱を除く可からず。熱、除けば、必ず噦す。噦する者は、小半夏湯、之を主る。

黄15(22)【解訳】黄疸病を病んで、内熱はないので小便の色は平常と変わりなく、小便はよく出ていて、腹が張ってゼイゼイいっている場合は、内寒より来ている為、熱を下してはならない。下しをかけて熱をとってしまうと、必ずシャックリをするようになってしまう。シャックリが出る場合には、小半夏湯が主治する。

黄15(23) 諸黄、（宜、一物瓜蒂湯。）腹痛而て嘔する者は、柴胡湯に宜し。（宜、小柴胡湯。）

黄15(23)【解訳】黄疸病を病んで、様々な症状があるが、腹の痛みが起こり、後に吐く場合には、柴胡湯類を飲ませるのが宜しい。

黄15(24) 男子、黄、小便自利するは、当に、虚労、小建中湯を興ふ可し。

黄15(24)【解訳】男性で、黄疸病を病んで、小便の出が良すぎる場合は、虚労から来ているのである。当然、虚労を治す、小建中湯を飲ませてやりなさい。

黄15(25) 附方、瓜蒂湯、諸の黄を治す。

黄15(25)【解訳】附方にある瓜蒂湯は、胸に寒がある様々な黄疸病を治す。

黄15(26) 千金、麻黄醇酒湯、黄疸を治す。

黄15(26)【解訳】千金にある麻黄醇酒湯は、表證あり、熱少なく、身体が重い黄疸病を治す。

驚悸吐衄下血胸満瘀血病脈證并治第十六

寸口の脈が、動の脈は時は驚きが原因であり、弱の脈の時は動悸や胸騒ぎが原因である。
脈沈弦は、鼻血、脈浮弱は下血、胸満があり、腹は張っていないのに腹満する病。

驚16(1) 寸口の脈、動にして弱、動は、即ち驚と為し、弱は、則ち悸と為す。

驚16(1)【解訳】衄を病んで、寸口の脈が動じて弱い脈を現している場合は、その動の脈は驚きが原因であり、弱の脈は、動悸や胸騒ぎが原因である。

驚16(2) 師の曰く、尺脈、浮、目晴暈黄なれば、衄、未だ止まず。暈黄去り、目晴慧了なれば、衄、今、止むを知る。

驚16(2)【解訳】衄を病んで、尺脈が浮いて、黒目の周りに黄色いカサがある場合は、鼻血がまだ止まらないのである。目の周りの黄色いカサがとれて、黒目がはっきりしてくると、鼻血は直ぐに止まるという事が判るのである。

驚16(3) 又、曰く、春従ひ夏に至り、衄する者は太陽。秋従ひ冬に至り、衄する者は陽明。

驚16(3)【解訳】また、春から夏にかけて鼻血が出る場合は、太陽の経に病がある為である。秋より冬にかけて鼻血が出る場合は、陽明の経に病がある為である。

驚16(4) 衄家、汗す可からず。汗出づれば、必ず額上陥り、脈、緊急、直視、眴する能はず、眠るを得ず。
驚16(4)【解訳】よく鼻血が出る場合は、発汗をさせてはならないのである。発汗をさせると必ず額が落ち窪んだようになり、脈が緊で引き攣り、目が座り、まばたきをすることも出来ず、瞼を閉じられなくなり、眠ることが出来なくなってしまう。
驚16(5) 病人、面に血色無く、寒熱無く、脈、沈弦の者は衄す。浮弱、手にて之を按ずるに、絶する者は、下血す。煩欬する者は、必ず吐血す。
驚16(5)【解訳】顔色は、血の気がなく青白く、悪寒も発熱もなく、脈が沈で弦の場合は、鼻血が出るのである。脈が浮いて弱く、手で脈を触れてみると判らなくなってしまう場合は、大便に血液が混じるのである。咳をして苦しがる場合は、必ず吐血するようになるのである。
驚16(6) 夫れ、吐血、欬逆、上気し、其の脈、数にして熱有り、臥するを得ざる者は、死す。
驚16(6)【解訳】一般に、吐血して、込み上げて咳が出て、気の衝き上げにより顔が赤くなり、脈が速く、熱があり、横になることが出来ない場合は、死ぬのである。
驚16(7) 夫れ、酒客、欬す者は、必ず吐血を致す。此れ、極飲過度に因り、致す所也り。
驚16(7)【解訳】一般に、酒をよく飲み、いつも咳をしている場合は、必ず吐血をするようになる。これは極度に酒を飲み過ぎた為にそうなったのである。
驚16(8) 寸口の脈、弦にして大、弦は、則ち減と為し、大は、則ち芤と為す。減は、則ち寒と為し、芤は、則ち虚と為す。寒虚相撃つは、此れ、名づけて革と日ふ。婦人は、則ち半産漏下し、男子は、則ち亡血す。
驚16(8)【解訳】寸口の脈は、弦で大で、その弦の脈は、減の脈が原因であり、大の脈は、芤の脈が原因である。陽である減の脈は、寒から来ている。芤の脈は、血の虚から来ているのである。弦の脈と芤の脈とが、ぶつかり合った時の脈を革脈というのである。革脈を現すと、婦人では、流産したり、血を漏らしたりし、男性では、貧血をするのである。
驚16(9) 亡血、其の表を発す可からず。汗出づれば、則ち寒慄而て振う。
驚16(9)【解訳】貧血をしている場合は、発汗をさせてはならないのである。無理に発汗をさせると、悪寒がするようになって、ブルブルと身体が震えるのである。
驚16(10) 病人、胸満、唇痿、舌青口燥、但だ、水を漱がんと欲し、嚥むを欲せず。寒熱無く、脈、微大にして、来たること遅く、腹満さざるに、其の人、我満を言うは、瘀血有りと為す。（宜、抵当湯。）
驚16(10)【解訳】胸が満ちて張って、唇がかさついて縮まり、舌が青くなって、口が乾き、やたらに水を口に含みたくなるが、飲み込むことができない。そして悪寒も発熱の症状もなく、脈は少し大きく、打って来方は遅く、見ても腹は張っていないのに、自分では腹が張っていると訴える場合は、瘀血がある為である。
驚16(11) 病者、熱状の如く、煩満、口乾燥して渇し、其の脈、反って熱無きは、此れ、陰伏すと為す。是れ、瘀血也。富に、之を下す可し。
驚16(11)【解訳】熱があるようで、胸が張って苦しく、口の中が乾いて熱っぽい感じがして、水を飲みたがるが、逆に熱はなく、脈を診ると遅い場合は、陰に熱が隠れている為である。これは瘀血の為である。当然下してやるべきである。

驚16(12) 火邪の者、桂枝去芍薬加蜀漆牡蠣竜骨救逆湯、之を主る。

驚16(12)【解訳】火邪によって驚き易くなったり、イライラして気が休まらなくなったり、ひどく逆上し鼻血が出たり、大火傷した後などに微熱があり、胸苦しく気が落ち着かないような場合には、桂枝去芍薬加蜀漆竜骨牡蛎救逆湯(救逆湯)が主治する。

驚16(13) 心下悸す者は、半夏麻黄丸、之を主る。

驚16(13)【解訳】驚き易く、よく胸辺りがドキドキと動悸する場合には、半夏麻黄丸が主治する。

驚16(14) 吐血、止まざる者は、柏葉湯、之を主る。

驚16(14)【解訳】血を吐いて止まらない場合には、柏葉湯が主治する。

驚16(15) 下血、先便後血するは、此れ、遠血也り。黄土湯、之を主る。亦た、吐血衄血を主る。

驚16(15)【解訳】下血する場合に、先に便が出て後から血が下る場合は遠血といい、深い場所で出血したり、しばらく前に出血して溜まっていた等の血液である。それには、黄土湯が主治する。また、吐血や鼻血も主治する。

驚16(16) 下血、先血後便するは、此れ、近血也り。赤小豆帰散、之を主る。

驚16(16)【解訳】下血する場合に、先に血が下り、後から便が出る場合を近血といい、これは浅い部位で出血したものである。それには、赤小豆当帰散が主治する。

驚16(17) 心気不足、吐血衄血は、瀉心湯、之を主る。亦た霍乱を治す。

驚16(17)【解訳】心を巡らす気力が不足して、滞りを生じていて、血を吐いたり、鼻血を出す場合には、瀉心湯が主治する。また霍乱病を治す。

嘔吐噦下痢病脈證併治第十七
　嘔吐は、上焦または中焦に病があり、噦は、シャックリで中焦に寒があり、下痢は、中焦と下焦に病がある。

嘔17(1) 夫れ、嘔家、癰膿有れば、嘔を治す可からず。膿盡くれば、自から癒ゆ。

嘔17(1)【解訳】一般に、吐きぐせがあり、化膿した吹出物があって嘔く場合には嘔を治そうとしてはいけない。裏證の嘔とは違い、癰膿からくる嘔は、膿が出尽くしてしまえば自然に治るのである。

嘔17(2) 先に嘔し、却より渇す者は、此れ、解せんと欲すと為す。先に渇し、却より嘔す者は、水、心下に停むと為す。此れ、飲家に属す。

嘔17(2)【解訳】嘔いた後に咽の渇きが出てくる場合は、これは治ろうとしているのである。先に咽が渇いて、水を飲んだことが原因で嘔く場合は、水が心下に停滞している証拠である。この治療方法は、飲家に分類されるのである。

嘔17(3) 嘔家、本、渇し、今反って渇せざる者は、心下に支飲有るを以っての故也り。此れ、支飲に属す。

嘔17(3)【解訳】嘔きぐせがあり、元々咽が渇くはずであるが、現在は嘔気がしても咽が渇か

ない場合は、心下に支飲がある為である。この治療方法は支飲に分類されるのである。

嘔17(4) 問うて曰く、病人、脈、数、数は熱と為す。当に、消穀引食す可し。而るに反って吐す者は何ぞ也。師の曰く、其の汗を発すを以って、陽を微ならしめ、隔気虚し、脈、乃ち数、数は客熱と為す。消穀する能はざるは、胃中虚冷するが故也。

嘔17(4)【解訳】脈が速い場合、その脈の数は内熱から来ているのである。当然、胃に熱があれば、食欲はあり、よく消化をするはずであるが、逆に吐くというのは、どういうことでしょうか。それは、発汗をした為に陽気が微かになってしまい、上、下を隔てている横隔膜の気が虚してしまって、脈が数になっているのである。熱から来る数は邪熱である。消化することが出来ないのは、胃の中が虚して冷えを生じている為である。

嘔17(5) 脈、弦の者、虚也。胃気に余り無く、朝に食すれば暮に吐し、変じて胃反と為る。寒、上に在るに、医、反って之を下し、今、脈、反って弦、故に名づけて虚と曰う。(宜、大半夏湯。)

嘔17(5)【解訳】吐いて、脈が弦である場合は、虚しているのである。胃の気には余裕がなく、その為に、朝食べたものを夕暮れに吐いてしまう。これは変化して胃反となったのである。その理由は、寒が上焦にあるのに、医者が治療を間違えて下してしまい、脈が数であったのが今は弦になったのであるから、これを虚というのである。

嘔17(6) 寸口の脈、微にして数、微なれば、則ち気無し。気無ければ、則ち栄虚す。栄虚すれば、則ち血足らず、血足らざれば、則ち胸中冷ゆ。(宜、甘草乾姜湯。)

嘔17(6)【解訳】嘔家で、寸口の脈が微かで速い場合は、微の脈は陽気が少ないのである。陽気が少なければ栄気が虚してしまう。栄気が虚してしまうと血が不足して貧血となる。血が不足すると胸中が冷えてしまうのである。

嘔17(7) 趺陽の脈、浮にして濇、浮は、則ち虚と為し、濇は、則ち脾傷らる。脾傷らるれば、則ち磨せず。朝に食すれば暮に吐し、暮に食すれば朝に吐す。宿穀化せず。名づけて胃反という。(宜、大半夏湯。)脈、緊にして濇なるは、其の病、治し難し。

嘔17(7)【解訳】趺陽の脈が、浮いて渋っている場合は、浮の脈は、胃気が虚している為である。渋の脈は、胃気が虚の為に脾の働きも正常ではなくなり、脾の働きが傷められると、食物を消化せず、朝に食べたものを夕暮れに吐いてしまい、夕暮れに食べたものは翌朝に吐くようになってしまう。これは食物が胃に滞ったままで消化できないでいるのである。これを胃反と名づけるのである。趺陽の脈が緊で渋っている場合は、治り難いのである。

嘔17(8) 病人、吐せんと欲す者は、之を下す可からず。

嘔17(8)【解訳】吐き気がある場合は、下してはならないのである。

嘔17(9) 噦して、腹満するは、其の前後を視て、何の部の利せざるかを知り、之を利すれば即ち癒ゆ。

嘔17(9)【解訳】シャックリをして腹が張る場合は、治療するには、大小便の状態を見て通じていないのはどちらであるかを見極めて、その不通を通じてやれば、すぐに治るのである。

嘔17(10) 嘔而て胸満の者、茱萸湯(即、呉茱萸湯)、之を主る。

嘔17(10)【解訳】嘔いて、胸が張って苦しむ場合は、胸の中が冷えているのである。それには、

呉茱萸湯が主治する。
嘔17(11)　乾嘔、涎沫を吐し、頭痛する者は、茱萸湯(即、莫茱萸湯)、之を主る。
嘔17(11)【解訳】ゲエゲエと音はするが物は出ず、涎や唾を吐き、冷えによる陽明の頭痛の場合には、呉茱萸湯が主治する。
嘔17(12)　嘔而て腸鳴り、心下痞す者は、半夏瀉心湯、之を主る。
嘔17(12)【解訳】嘔いて、腹が鳴って、みぞおちの辺りが痞えている場合には、半夏瀉心湯が主治する。
嘔17(13)　乾嘔而て痢す者は、黄芩加半夏生姜湯、之を主る。
嘔17(13)【解訳】ゲエゲエと音はするが物は出ず、下痢をする場合には、黄芩加半夏生姜湯が主治する。
嘔17(14)　諸の嘔吐、穀下るを得ざる者は、小半夏湯、之を主る。
嘔17(14)【解訳】嘔吐の病を病んで、食べ物が咽を通っていかない全ての場合に、小半夏湯が主治する。
嘔17(15)　嘔吐而て、病、隔上に在り。後に水を思う者は、解す。急に之を興ふ。水を思う者は、猪苓散、之を主る。
嘔17(15)【解訳】嘔吐する場合は、病は横隔膜の上の方にあるのである。吐いてすぐ後に水を飲みたがる場合は治るので、すぐに水を飲ませてやりなさい。更に水を飲みたがる場合には、猪苓散が主治する。
嘔17(16)　嘔而て脈、弱、小便、復た利し、身に微熱有り、厥を見す者は、治し難し。四逆湯、之を主る
嘔17(16)【解訳】嘔いて、脈が弱く、小便はよく出て、身体には少し熱があって、手足の先から冷えて来る場合は、治り難いのである。それには、四逆湯が主治する。
嘔17(17)　嘔而て発熱する者は、小柴胡湯、之を主る。
嘔17(17)【解訳】嘔いた後に、発熱する場合には、小柴胡湯が主治する。
嘔17(18)　胃反、嘔吐する者は、大半夏湯、之を主る。千金に云う、胃反、食を受けず、食入れば、即ち吐すを治す。外台に云う、嘔して心下痞硬する者を治す。(亦、大半夏湯、主之。)
嘔17(18)【解訳】胃反で、ひどく嘔吐す場合には、大半夏湯が主治する。千金方には、胃反で食欲がなく食物を受け付けず、無理に食べると、すぐに吐いてしまう場合を治すとある。外台には、嘔いてみぞおち辺りが痞えて、堅くなっている場合を治すとある。
嘔17(19)　食し已り、即ち吐す者は、大黄甘草湯、之を主る。外台の方、又、(大黄甘草湯、)吐水を治す。
嘔17(19)【解訳】食べ終るとすぐに吐く場合には、大黄甘草湯が主治する。外台の方には、他に水を吐く場合を治すとある。
嘔17(20)　胃反、吐而て渇し、水を飲まんと欲す者は、茯苓澤瀉湯、之を主る。外台、消渇、脈、絶し、胃反、食を吐す者を治す、と。
嘔17(20)【解訳】胃反で、吐いて、咽が渇き、水を飲みたがる場合には、茯苓澤瀉湯が主治する。外台に、やたらと咽が渇いて脈がはっきり判らなくなり、胃反の症状で、物を食べると吐いてしまう場合を治す、とある。

嘔17(21) 吐して後に渇し、水を得んと欲而て貧ぼり飲む者は、文蛤湯、之を主る。兼せて、微風、脈、緊、頭痛する。(亦、文蛤湯、主之。)

嘔17(21)【解訳】吐いた後で咽が渇き、水を飲みたがり、切りがなく貧ぼるように飲む場合は、文蛤湯が主治する。また、少し風に中たって風邪を引き、脈が緊になり頭痛がする場合も主治する。

嘔17(22) 乾嘔、吐逆、涎沫を吐すは、半夏乾姜散、之を主る。

嘔17(22)【解訳】ゲエゲエと音はするが物は出ない、また、ひどく吐いたり、唾やヌラヌラした涎だけが出る場合には、半夏乾姜散が主治する。

嘔17(23) 病人、胸中、喘に似て喘ならず、嘔に似て嘔ならず、噦に似て噦ならず、心中に徹し、憒憒然として如何ともする無き者は、生姜半夏湯、之を主る。

嘔17(23)【解訳】胸の中が、ゼエゼエと喘を発しているようで、そうではなく、嘔きそうで嘔きもせず、かといってシャックリが出そうで、シャックリは出ず、ただ胸の中までモウモウとして、どうしようもなく、みぞおちの辺りが乱れ苦しいような場合には、生姜半夏湯が主治する。

嘔17(24) 乾嘔、噦し、若し、手足厥する者は、橘皮湯、之を主る。

嘔17(24)【解訳】吐き気があり、ゲエゲエと音はするが物は出ず、シャックリが出て、もし、手足の先から冷えて来る場合には、橘皮湯が主治する。

嘔17(25) 噦逆の者は、橘皮竹茹湯、之を主る。

嘔17(25)【解訳】シャックリが出だすと止まらない場合や、シャックリが出る度に息が詰まってしばらく息がつけない場合には、橘皮竹茹湯が主治する。

嘔17(26) 夫れ、六腑の気、外に絶ゆる者は、手足寒え、上気し、脚縮まる。五臓の気、内に絶ゆる者は、痢禁ぜず。下甚しき者は、手足不仁す。

嘔17(26)【解訳】一般に、外を主る陽気である六腑の気が体表を巡らなくなった場合は、手足の先から冷えて来て、のぼせ、脚が宿まって伸びなくなってしまう。内を主る陰気である五臓の気が体内を巡らなくなった場合は、下痢が止まらなくなる。下痢が激しい場合は、手足が痺れてしまうのである。

嘔17(27) 下痢、脈、沈弦の者は、下重し、脈、大なる者は、未だ止まずと為す。脈、微弱数の者は、自から止まんと欲すと為す。発熱すると雖も、死せず。

嘔17(27)【解訳】下痢をして、脈が沈で弦の場合は、渋りを伴った下痢をする。下痢をして脈が大きい場合は、まだ治らないのである。脈が微かで弱く速い場合は、自然に治ろうとしているのである。例え、発熱し始めたとしても死ぬようなことはないのである。

嘔17(28) 下痢、手足厥冷、脈、無き者は、之に灸するも温まらず、若しくは、脈、還らず、反って微喘する者は、死す。

嘔17(28)【解訳】下痢をして、手足の先から冷えて来て、脈が取れ無くなった場合は、灸をしても手足が温まらない。また、脈が出て来ないで、逆に少しゼエゼエする場合は、死ぬのである。

嘔17(29) 少陰、趺陽に負なる者は、順と為す也り。

嘔17(29)【解訳】少陰腎経の脈が、趺陽の胃経に剋される場合は、順で治り易いのである。

嘔17(30) 下痢、微熱有りて渇し、脈、弱き者は、自から癒えしむ。

嘔17(30)【解釈】下痢をして、少し熱があり、咽が渇いて、脈の弱い場合は、自然に治るのである。

嘔17(31) 下痢、脈、数にして微熱有り、汗出づるは、自から癒えしむ。設し、脈、緊なれば、未だ解せずと為す。

嘔17(31)【解釈】下痢をして、脈が速く、少し熱があって、汗が出ている場合は、自然に治るのである。もし、脈が数ではなく緊である場合には、まだ治ろうとはしていないのである。

嘔17(32) 下痢、脈、数にして渇す者は、自から癒えしむ。設し、瘥えざれば、必ず膿血を清す。熱有るを以っての故也り。

嘔17(32)【解釈】下痢をして、脈が速くて、咽が渇く場合は、自然に治るのである。もし治らない場合は、必ず膿や血液の混じった便が出るようになる。これは内に熱がある為である。

嘔17(33) 下痢、脈、反って弦、発熱、身に汗する者は、自から癒ゆ。

嘔17(33)【解釈】下痢をして、脈が弱くなるはずが、逆に弦で、熱が出て、身体から汗が出る場合は、自然に治るのである。

嘔17(34) 下痢、気する者は、当に、其の小便を利す可し。

嘔17(34)【解釈】下痢をして、おならが多く出る場合は、当然、利尿してやればよいのである。

嘔17(35) 下痢、寸脈、反って浮数、尺中、自から濇なる者は、必ず膿血を清す。

嘔17(35)【解釈】下痢をして、寸口の脈が通常の沈ではなく、逆に浮いて速く、尺中の脈が自然に渋っている場合は、必ず濃や血液の混じった便が出るのである。

嘔17(36) 下痢、清穀するは、其の表を攻む可からず。汗出づれば、必ず脹満す。

嘔17(36)【解釈】不消化便を下痢している場合は、たとえ表證があっても発汗をさせてはならない。発汗をさせると必ず腹が張って苦しくなる。

嘔17(37) 下痢、脈、沈にして遅、其の人、面少しく赤く、身に微熱有り、下痢清穀する者は、必ず鬱冒し、汗出で解し、病人、必ず微厥す。然る所以の者は、其の面に陽を戴するも下虚すが故也り。

嘔17(37)【解釈】下痢をして、脈が沈んで遅く、顔色が少し赤く、身体に微熱があり、不消化便を下す場合は、必ず頭がボーッとして何かかぶさったようになるが、頭から汗が出て治るのである。そして必ず少し冷えるのである。その理由は、顔色は陽気があって赤く、下半身が弱っている為である。

嘔17(38) 下痢し、後、脈、絶え、手足厥冷し、晬時、脈、還り、手足温かき者は生き、脈、還らざる者は、死す。

嘔17(38)【解釈】下痢をした後、脈が触れなくなって来て、手足の先から冷えて来た場合に、2時間位して脈が打って来て手足が温かくなる場合は助かる。脈が打って来ない場合は、死ぬのである。

嘔17(39) 下痢、腹脹満、身體疼痛する者は、先ず其の裏を温め、乃ち其の表を攻む。裏を温むるは、四逆湯に宜し。（宜、人参湯。）表を攻むるは、桂枝湯に宜し。

嘔17(39)【解釈】下痢をして、腹が張って苦しく、身体が疼き痛む場合は、先ず裏の腹を温め、その後に表を治せ。裏を温めるには、四逆湯が宜しい。表を発すには、桂枝湯が宜しい。

嘔17(40) 下痢、三部の脈、皆平り、之を按ずるに、心下堅き者は、急に之を下せ。大承気湯に宜し。

嘔17(40)【解訳】下痢をして、寸口関上尺中の脈が全て平常で変わりなく、みぞおちの辺りを押してみると堅い場合は、直ぐに下してやりなさい。それには、大承気湯が宜しい。

嘔17(41) 下痢、脈、遅にして滑の者は、実也り。痢は、未だ、止むを欲せず。急に之を下せ。大承気湯に宜し。

嘔17(41)【解訳】下痢をして、脈は遅くてクリクリした滑の脈を現す場合は、内が実しているのである。下痢は今すぐに止まりそうにないのである。直ぐに下してやりなさい。それには、大承気湯が宜しい。

嘔17(42) 下痢、脈、反って滑なる者は、当に、去る所ある可し。下せば、乃ち癒ゆ。大承気湯に宜し。

嘔17(42)【解訳】下痢をして、逆に脈が滑の場合は、当然、胃の中に取り除いてやるべきものがあるはずである。例えば宿食などで、下してやれば治るのである。それには、大承気湯が宜しい。

嘔17(43) 下痢、已に瘥え、其の年月日、時に至り、復た発す者は、病盡きざるを以っての故也り。当に、之を下す可し。大承気湯に宜し。

嘔17(43)【解訳】下痢をしていたが、既に治まっていても、その年月日、時間になると再び下痢を起こす場合は、治りきっていないのである。当然下してやるべきである。それには、大承気湯が宜しい。

嘔17(44) 下痢、譫語する者は、燥屎有る也り。小承気湯、之を主る。

嘔17(44)【解訳】下痢があり、譫言を言う場合は、内熱があり、乾いた糞があるのである。それには、小承気湯が主治する。

嘔17(45) 下痢、膿血を便する者は、桃花湯、之を主る。

嘔17(45)【解訳】下痢をして、膿や血液が混じった大便をする場合には、桃花湯が主治する。

嘔17(46) 熱痢下重する者は、白頭翁湯、之を主る。

嘔17(46)【解訳】内熱があり、下痢をした為に、肛門が熱い感じがして、腹が渋る場合には、白頭翁湯が主治する。

嘔17(47) 下痢して後、更りて煩し、之を按ずるも、心下濡かなる者は、虚煩と為す也り。梔子豉湯、之を主る。

嘔17(47)【解訳】下痢をした後に、みぞおちの辺りの煩がひどくなり、そこを押してみると、軟らかく、胸の中が空っぽのような頼りない感じがする場合は、虚煩がある為である。それには、梔子豉湯が主治する。

嘔17(48) 下痢清穀、裏寒外熱、汗出で、厥する者は、通脈四逆湯、之を主る。

嘔17(48)【解訳】不消化便を下痢して、体内には寒があり、体表には熱があり、皮ふに熱を持っている為に汗が出て、手足の先から冷えて来る場合には、通脈四逆湯が主治する。

嘔17(49) 下痢、肺痛するは、紫参湯、之を主る。

嘔17(49)【解訳】下痢をすると、肺が痛くなる場合には、紫参湯が主治する。

嘔17(50) 気痢は、訶梨勒散、之を主る。

嘔17(50)【解訳】ガスばかり出る下痢には、訶梨勒散が主治する。

嘔17(51) 千金翼、小承気湯は、大便通ぜず、噦し、数讝語するを治す、と。

嘔17(51)【解訳】千金翼に、小承気湯は、下痢が止まった後、大便が通じなくなり、シャックリをして、度々譫言を言う場合を治す、とある。

嘔17(52) 外台、黄芩湯は、乾嘔、下痢を治す、と。

嘔17(52)【解訳】外台の黄芩湯には、乾嘔して下痢する場合を治す、とある。

瘡癰腸癰浸淫病脈證併治第十八

瘡とは、カサ、キズ。癰とは、腫れ物。腸癰とは、腸に出来た腫れ物。浸淫病とは、外に拡がって行く病気のことである。

この4つの病は、皆よく似ているので、これらの脈と證と治療法をまとめている。

瘡18(1) 諸の浮数の脈は、当に、発熱するに応ず可し。而るに、反って洒漸悪寒す。若し、痛む処有れば、当に、其の癰を発す可し。

瘡18(1)【解訳】浮で数の脈を現した場合は、全て、当然、発汗をして病邪を逐い払うのが正しい治療法である。ところが発熱がなく、逆にひどくゾーッと寒気がして、もし痛む部位が集中している場合は、必ずそこに腫れ物ができるのである。

瘡18(2) 師の曰く、諸の癰腫に、膿有ると膿無きとを知らんと欲すは、手を以って腫上を掩う。熱する者は、膿有りと為し、熱せざる者は、膿無しと為す。

瘡18(2)【解訳】癌の他、様々な腫れ物があるが、化膿して膿を持っているか、膿を持っていないかを判断しようと思う場合は、腫れている患部の上を手で覆って、熱があって、熱く感じる場合は膿があるのである。熱くない場合は化膿していないのである。

瘡18(3) 腸癰の病為る、其の身甲錯、腹皮、急に之を按ずれば、濡なること腫状の如く、腹に瘕聚無く、身に熱無く、脈、数なるは、此れ、腸内に癰膿有りと為す。薏苡附子敗醬散、之を主る。

瘡18(3)【解訳】腸に腫れものが出来ている病とは、身体がカサカサになり、腹の皮が突っ張っているけれども腹を押してみると軟かく、浮腫んでいるようでペコンと凹んでしまい、腹の痞えはなく、身体に熱はなく、脈が速い場合は、腸内に膿を持った腫れものがあるとするのである。それには、薏苡附子敗醬散が主治する。

瘡18(4) 腸癰の者、少腹腫痞、之を按ずれば、即ち痛み、淋の如し。小便自から調ひ、時々発熱し、自汗出で、復た悪寒す。其の脈、遅緊の者は、膿未だ成らず。之を下す可し。当に、血有る可し。脈、洪数の者は、膿已に成る。下す可からざる也。大黄牡丹湯、之を主る。

瘡18(4)【解訳】腸に腫れ物がある場合は、下腹が少し腫れて痞えていて、これを押してみると痛みがあり、その具合は丁度淋の病のようである。その場合、小便をする時に非常に痛んで出が悪いはずであるが、小便は普通の通りにあり、時々発熱して、自然に汗が出て、よく悪寒するのである。その脈に触れると、遅くて緊の場合は、まだ膿ができていないのであるから、下すのが宜しい。当然、血液を下痢するはずである。脈が、大きく

瘡18(5) 問うて曰く、寸口の脈、浮微にして濡なれば、法、當に、亡血、若くは、汗出づる可し。設し、汗せざる者あらば、何をか云わん。答へて曰く、若し、身に瘡有れば、刀斧を被り傷らるる所、亡血するが故也り。

瘡18(5)【解訳】寸口の脈が、浮いて微かで渋っている場合は、必ず貧血しているか、そうでなければ発汗をするはずである。もし発汗をしない場合は、どういうわけでしょうか。それは、もし、身体に傷あとがあるならば、それは刃物で傷つけられて出血して貧血になった為である。

瘡18(6) 病、金瘡、王不留行散、之を主る。（排膿散、主之。）

瘡18(6)【解訳】諸の金瘡、つまり刃物による切り傷、突き傷、割り傷、また出産後の傷による痺痛など、大きい傷には、王不溜行散が主治する。

瘡18(7) 排膿散の処方

瘡18(7)【解訳】薬嚢によれば、堅く凝って膿を持ち、痛むもの、腫れ物があって熱を発し悪寒するものに宜しい、とある。

瘡18(8) 排膿湯の処方

瘡18(8)【解訳】薬嚢によれば、諸種の化膿を治す。その場所は一定せず、手足に来たる者あり、身體に出づる者あり、或は首に来たる者もあり、赤く腫れ上がって痛み甚だしき者あり、赤腫の中央の皮膚は鳥肌が立ち、これを押しても膿は出でず、反って痛み耐え難き者あり、これは癰である。また赤く腫れ上がり、中央に口一つあり、膿を現し、これを押せば大いに膿が出て痛み軽くなる者あり。いずれもその痛みの急迫證状を見て、本湯の證と取る可し。軽き者は本湯を服し、腫物自然に消え去り、重く甚だしき者はたちまち膿が出て癒ゆるのである。湯は発散の作用あり、痛みが強く陽気を補う作用あり、散の方は、湧泄を主る。枳実が主薬であるから痼りがあり、堅く張っている。

瘡18(9) 浸淫瘡、口従り流れ、四肢に向かう者は、治す可し。四肢従り流れ来たりて、口に入る者は、治す可からず。

瘡18(9)【解訳】赤味を帯びて、拡がって行く浸淫瘡という皮膚病は、口から拡がり始め、手足の方向、つまり中心より遠い方向に拡がって行くが、この場合は治り易いのである。手足から中心の口の方に近づいて拡がって行く場合は治り難いのである。

瘡18(10) 浸淫瘡は、黄連粉、之を主る。

瘡18(10)【解訳】浸淫瘡で、熱、煩、不眠、或は血證などによる場合には、黄連粉が主治する。黄連は皮膚の痒みや爛れを治するとある。黄連の粉末一味を瘡上に粉する。

蚘跌蹶手指臂腫轉筋陰狐疝蟲病脈證併治第十九
　　跌蹶病、手指臂腫病、転筋病、陰狐疝病、蚘虫病。

跌19(1) 師の曰く、跌蹶を病めば、其の人、但だ、前は能く、却ぞく能はず。膕に入る。二寸

を刺す。此れ、太陽の経、傷らるる也り。

趺19(1)【解訳】趺蹶病を病むと、前へは進むことはできるが、後ずさりができなくなる。これは膶で、腓や腹筋の痙攣や、下肢倦怠や、小児引きつけ、麻痺等に効ある太陽膀胱経の承山の穴に、二寸鍼してやればよい。趺蹶は太陽の経が傷ついたものである。

趺19(2) 病人、常に手指臂の腫を以って動じ、此の人、身體瞤瞤たる者は、藜蘆甘草湯、之を主る。

趺19(2)【解訳】普段、手、指、腕が浮腫んでピクピクと動き、身体までピクピクと動く場合には、藜蘆甘草湯が主治する。処方は未だに見つかっていない。

趺19(3) 転筋の病為る、其の人、臂脚直び、脈、上下に行き、微弦、転筋腹に入る者は、雞屎白散、之を主る。

趺19(3)【解訳】筋がよれる転筋の病とは、肘や膝が突っ張って、屈伸できず、脈は寸口から尺中まで1本に突っ張って、微かに弦を帯びている。更に足の転筋が腹の方にまで症状が出ている場合には、雞屎白散が主治する。

趺19(4) 陰狐疝気の者は、偏りて小大有り、時時上下す。蜘蛛散、之を主る。

趺19(4)【解訳】陰狐とは睾丸のこと、疝気とは腹が膨れて痛む病をいう。睾丸が急に腫れて痛んだり、痛みが消えたり、左右いずれかだけが腫れて大きさが違ったり、時々下腹部に入り込んだり、また出たりするのである。それには、蜘蛛散が主治する。

趺19(5) 問うて曰く、病、腹痛し、蟲有り。其の脈、何を以って、之を別たん。師の曰く、腹中痛めば、其の脈、当に、沈、若くは、弦なる可し。反って洪大、故に、蚘蟲有り。

趺19(5)【解訳】腹痛で苦しむ場合に、腹中に虫がいるかどうかは、その脈がどのようであれば区別できるのでしょうか。それは、腹の中全体が痛む場合は、当然、脈は沈んでいるか、または弦であるはずなのに、逆にたっぷりした大きい脈の場合は、蛔虫がいるのである。

趺19(6) 蚘蟲の病為る、人をして涎を吐かしめ、心痛発作、時有らしむ。毒薬にて止まざるは、甘草粉蜜湯、之を主る。

趺19(6)【解訳】蛔虫がいる病状とは、涎を吐いたり、時折、胸の中が痛むなどの発作が起きたり、急に腹痛が来て苦しむかと思うと、またケロリと忘れたように治ったりする。これは蚘痛の特徴である。様々な駆虫薬を服用しても治らない場合には、甘草粉蜜湯が主治する。

趺19(7) 蚘厥の者は、当に、蚘を吐す可し。病者、静かにして、復た、時に煩するは、此れ、臓寒と為す。蚘上りて隔に入る、故に煩す。須臾に、復た止む。食を得て而して嘔し、又煩す者、蚘、食臭を聞き、出づ。其の人、当に、自から蚘を吐す可し。

趺19(7)【解訳】蛔虫が原因で厥を生じている場合には、当然、蛔虫を吐かせると良いのである。落ち着いて来て、また時折苦しくなって来る場合は、臓寒である。蚘虫が胃の方から上がって、横隔膜の方に入って来るので胸苦しくなるのであるが、しばらくすると治まってくる。食事をすると吐き、また胸苦しくなるのは、蛔虫が食物の臭いを嗅いで出て来ているので自然と蛔虫を吐くはずである。

趺19(8) 蚘厥の者は、烏梅丸、之を主る。

趺19(8)【解訳】蚘厥の場合は、烏梅丸が主治する。

婦人妊娠病脈證并治第二十
脈は、ただ尺脈が少し弱く、口渇食欲減で悪寒発熱のない病。

妊20(1) 師の曰く、婦人、平脈を得、陰脈小弱、其の人、渇して食す能はず、寒熱無きは、妊娠と名づく。桂枝湯、之を主る。法に於て六十日に、當に、此の證有る可し。若し、醫、治に逆する者有りて、却って一月に吐下を加へたる者は、則ち之を絶す。

妊20(1)【解釈】婦人の脈状は普段と変わりなく、ただ尺中の脈が少し弱く、咽が渇いて、つわりで食べることが出来ず、他に悪寒も発熱の状態もない場合を妊娠と名づけるのである。妊娠すると表虚になり易いので、桂枝湯が主治する。妊娠した場合には、原則として六十日経つと、この證が現れるはずである。もし妊娠をして３０日以内に、治療を間違えて吐き下しをさせた場合は、６０日目には妊娠の脈状を現さないのである。

妊20(2) 婦人、宿より癥病有り、經を斷ちて、未だ三月に及ばず而て漏下を得て止まず、胎動臍上に在る者は、癥痼妊娠を害すと爲す。六月、動ずる者は、前三月、經水利する時の胎也り。下血の者は、後に斷ちたる三月の衃也り。血、止まざる所以の者は、其の癥、去らざるが故也り。當に、其の癥を下す可し。桂枝茯苓丸、之を主る。

妊20(2)【解釈】婦人は以前から腹の中に古い血の瘤りが有って、月経が止まって３カ月経たない内に、おりものや出血があって止まらず、臍の上に動悸を感じる場合は、その瘤りが妊娠を妨げているのである。妊娠をして６カ月経って胎動する場合は、月経が順調であった時の胎であるが、月経が止まって３ケ月経って下血をする場合は、後の３カ月の滞った瘀血であって、妊娠ではない。下血が止まらない場合は、瘀血の塊が除かれない為である。当然、瘀血の塊を下してやれば良いのである。それには、桂枝茯苓丸が主治する。

妊20(3) 婦人、懷娠、六七月、脈、弦、發熱、其の胎愈々脹り、腹痛、惡寒し、少腹扇がるるが如し。然る所以の者は、子臓開くが故也り。當に、附子湯を以って、其の臓を温む可し。

妊20(3)【解釈】婦人が妊娠をして六、七カ月目に、脈が弓の弦のようにピーンと張り、発熱し、その腹はいよいよ大きく張り、腹痛、悪寒がして、下腹部が扇で仰がれるように冷えるのである。その理由は、子宮が開いて冷えている為である。当然、附子湯で子宮を温めてやるのがよい。

妊20(4) 師の曰く、婦人、漏下の者有り。半産の後、因って續いて下血都て絶えざる者有り。妊娠下血する者有り。仮令、妊娠し腹中痛むは、胞阻と爲す。膠艾湯、之を主る。（芎帰膠艾湯、亦主之。）

妊20(4)【解釈】婦人に、おりものがある場合がある。五、六カ月で流産をしたことが原因で、その後に下血が続いて止まらない場合や、妊娠していて下血する場合がある。もし妊娠していて下血して腹の中が痛む場合は、子宮の働きを妨げるものがあり、子宮の気が調和せず働きが鈍ぶっているという意の胞阻なのである。それには、膠艾湯が主治する。

妊20(5) 婦人、懐娠、腹中㽲痛するは、当帰芍薬散、之を主る。
妊20(5)【解訳】婦人が妊娠をして、古クギが曲がる程に腹の中が引き攣るように痛む場合には、当帰芍薬散が主治する。
妊20(6) 妊娠、嘔吐止まざるは、乾姜人参半夏丸、之を主る。
妊20(6)【解訳】妊娠して、嘔吐が止まらない場合には、乾姜人参半夏丸が主治する。
妊20(7) 妊娠、小便難く、飲食故の如きは、当帰貝母苦参丸、之を主る。
妊20(7)【解訳】妊娠して、小便が出難く、食欲は普段と変わりない場合には、当帰貝母苦参丸が主治する。
妊20(8) 妊娠、水気有り、身重く、小便利せず、洒淅悪寒、起れば、即ち頭眩するは、葵子茯苓散、之を主る。
妊20(8)【解訳】妊娠して、身体に浮腫みが出て、身体が重くだるく、小便の出が悪く、時々背中に水を浴せられたように寒気がし、急に立ち上がると頭がクラクラして気が遠くなる場合には、葵子茯苓散が主治する。
妊20(9) 婦人、妊娠は、宜しく、常服するが宜し。当帰散、之を主る。
妊20(9)【解訳】婦人が妊娠したならば、妊娠5ヶ月目から出産後3ヶ月まで常に服用すると宜しい。それには、当帰散が主治する。
妊20(10) 妊娠、養胎は、白朮散、之を主る。
妊20(10)【解訳】妊娠中に胎児を養うには、白朮散が主治する。
妊20(11) 婦人、胎を傷い、懐身、腹満、小便を得ず、腰従り以下重きこと、水気有る状の如く、懐身七月は、太陰、當に、養うべきに養はざるは、此れ、心気実す。當に、労宮及び関元を刺瀉す可し。小便微しく利すれば、則ち癒ゆ。
妊20(11)【解訳】婦人が、胎を傷つけて、妊娠して腹が張って、6カ月目位から目立つようになり、小便の出が悪くなり、腰から下の方が重くだるく、水気病のように浮腫んでいるようになったのは、妊娠して七カ月目は、手の太陰肺経が実して養うはずであるのに、心の気が実しすぎて肺の気を剋しているから、肺の気が巡らずに養う事ができないのである。この場合には、当然、手の厥陰心包経の労宮穴と、任脈の関元穴に鍼をして、心気の実を瀉してやりなさい。小便が少し出ると治るのである。

婦人産後病脈證併治第二十一
　産後直ぐに起こしやすい病。血虚で痙病、脈微弱表塞がり、鬱冒、頭汗、大便出難い。

産21(1) 問うて曰く、新産婦人に三病有り。一なる者、痙を病み、二なる者、鬱冒を病み、三なる者、大便難しとは何の謂いぞ也。師の曰く、新産、血虚し、汗多く、喜風に中る。故に痙を病ましむ。血を亡い、復た汗し、寒多し。故に、鬱冒せしむ。津液を亡い、胃燥く。故に、大便難し。産婦、鬱冒は、其の脈、微弱、嘔して食す能はず。大便反って堅く、但だ、頭汗出づ。然る所以の者は、血虚而て厥す。厥而て必ず冒す。冒家、解せんと欲すれば、必ず大いに汗出づ。血虚下厥、孤陽上に出づるを以って、故に、頭汗出

づ。産婦、喜(しばしば)汗出づる所以の者は、陰を亡(ほろぼ)し、血虚し、陽気独り盛ん。故に、当に、汗出で、陰陽乃(すなは)ち復す可し。大便堅く、嘔して食す能はざるは、小柴胡湯、之を主る。

産21(1)【解訳】出産直後の女性が起こし易い病気に、次の三つが有る。一つ目は痙病、二つ目は鬱冒の病、三つ目は、大便が出難く苦しむ病であるが、どういうわけでしょうか。それは、出産直後の婦人は血が虚していて、その上に熱があって汗がよく出る為、風に中たりたがり、それで身体を冷やして、痙病を病むのである。貧血し虚血となり、更に発汗をして熱を奪われて体表が冷え、その為に気が頭部にこもり、頭が被さったようになる。発汗により体液のムラを生じ、胃がカラカラに燥き、大便が出難くなるのである。出産直後の婦人が鬱冒を病むと、脈が弱く微になり、嘔いて食べられなくなる。大便は逆に堅くなり、ただ頭だけに汗が出るのである。その理由は、出産直後の婦人は、血虚して貧血になっているから血の巡りが悪くなり、身体が手足の先から冷えて来ると必ず冒を起こすのである。冒を起こした場合は、治ろうとする時には、血虚し血が弱り陰が少なくなり、陽気に偏りが多くなる為に、下半身が冷え、陽気だけが陰から離れて上に上った為に、頭から汗が出るのである。当然、発汗をして、陰と陽の調和をとってやれば良いのである。出産直後の婦人で鬱冒して、大便が堅く、吐いて食欲がない場合には、血熱を沈める小柴胡湯が主治する。

産21(2) 病、解し、能く食し、七八日、更に発熱する者、此れ、胃実と為す。大承気湯、之を主る。

産21(2)【解訳】小柴胡湯を服用して病が治って食欲が出て来てよく食べられるようになったのに、七、八日目に再び熱が出て来た場合は、胃が実している為である。それには、大承気湯が主治する。

産21(3) 産後、腹中㽲痛(きゅうつう)するは、当帰生姜(とうきしょうきょう)羊肉湯、之を主る。併せ、(当帰生姜羊肉湯、)腹中、寒疝(かんせん)、虚労不足を治す。

産21(3)【解訳】出産直後の婦人で、腹の中でクギが折れ曲がる程に痛む場合には、当帰生姜羊肉湯が主治する。この薬方は、血虚して腹中が冷えて起こる腹痛や、疲れた為に気血の巡りが悪くなって起こる腹痛を治す。

産21(4) 産後、腹痛、煩満、臥(し)するを得ざるは、枳実芍薬散(きじつしゃくやく)、之を主る。

産21(4)【解訳】出産直後の婦人で、腹痛、張って苦しがり、横になることができない場合には、枳実芍薬散が主治する。

産21(5) 師の曰く、産婦、腹痛は、法、当に、枳実芍薬散(きじつしゃくやく)を以ってす可し。仮令、癒えざる者は、此れ、腹中に乾血有りて臍下に着くと為す。宜しく、下瘀血湯(げおけつ)、之を主る可し。亦た、(下瘀血湯、)経水不利を主る。

産21(5)【解訳】出産直後の婦人で、腹痛を起こした場合には、当然、枳実芍薬散を服用させるべきである。もし、枳実芍薬散を服用しても治らない場合は、腹中に乾いた瘀血があって、それが臍下あたりに付いて剥がれない為である。それには、下瘀血湯を用いるべきである。下瘀血湯は、月経がない場合にも主治する。

産21(6) 産後、七八日、太陽の証無く、少腹堅痛するは、此れ、悪露盡きず、大便せず、煩躁、発熱、切脈(さいばい)、微実す。再倍発熱し、日晡時(にっぽじ)、煩躁する者は、食せず、食すれば、則ち譫語し、夜に至れば、即ち癒ゆ。宜しく、大承気湯、之を主る可し。熱、裏に在り。結、

膀胱に在る也。(亦宜、桃核承気湯。)

産21(6)【解訳】出産後の婦人で、七、八日目に、太陽の病證がなく、下腹部が堅く痛む場合は、おりものが続き、大便が思うように出ず、じっとしていられず苦しく、発熱し、脈を診ると、微かに実している。再び発熱がひどくなり、日暮れになるとじっとしていられず苦しくなって、食べられなくなる。それを無理に食べると、譫言を言うようになってしまう。そして夜になると落ち着くのである。それには、大承気湯を飲ませるのが最も宜しい。これは、熱が身体の内の方にあり、その熱が膀胱に結ばれているのである。

産21(7) 産後、風、之に続き、数十日解せず、頭微痛、悪寒し、時時、熱有り、心下悶、乾嘔し、汗出づるは、久しと雖も、陽旦の證、続いて在る爾。陽旦湯 (即、桂枝湯) を興ふ可し。

産21(7)【解訳】出産後の婦人で、風に中てられて、そのまま数十日経過しても治らない。少し頭痛や悪寒がして、時々熱が出て、みぞおちの辺りが苦しく、嘔き気があって、汗が出る等、永く続いているといっても、桂枝湯の證がその時から引き続いてあるだけである。それには、桂枝湯を飲ませてやるべきである。

産21(8) 産後、風に中り、発熱、面正赤く、喘而て頭痛するは、竹葉湯、之を主る。

産21(8)【解訳】出産後の婦人で、血が虚している時に風に中たり、表が侵されると熱が出て、顔が赤くなり、ゼイゼイと咳が出て頭痛がする場合には、竹葉湯が主治する。

産21(9) 婦人、乳中、虚、煩乱、嘔逆するは、中を安んじ、気を益すべし。竹皮大丸、之を主る。

産21(9)【解訳】出産後の婦人で、授乳中に、其の為に弱り、落ち着かず苦しみ、嘔いたりするような場合は、体内を安泰にして気力を益してやるのが良い。それには、竹皮大丸が主治する。

産21(10) 産後、下痢、虚極するは、白頭翁加甘草阿膠湯、之を主る。

産21(10)【解訳】出産後の婦人で、下痢をして、ひどく血虚している場合には、白頭翁加甘草阿膠湯が主治する。

産21(11) 千金、三物黄芩湯、婦人、草蓐在りて、目から発露し、風を得たるを治す。四肢苦、煩熱、頭痛する者は、小柴胡湯を興へ、頭痛まず、但だ、煩す者は、此の湯、之を主る。

産21(11)【解訳】千金方にある三物黄芩湯は、婦人が出産直後に、苦しくて自然に着物を脱ぎたがり、風に中たりたがる場合を治す。この時、手足が火照って苦しく、熱があり頭痛がする場合には、小柴胡湯を飲ませなさい。もし頭痛せず、ただ苦しがるだけの場合には、三物黄芩湯が主治する。

産21(12) 千金、内補、当帰建中湯、婦人産後の虚羸不足、腹中刺痛止まず、吸吸少気、或は少腹拘急、痛み、腰背に引くを苦しみ、食飲する能はざるを治す。産後一月、日に四、五剤を服するを得て善しと為す。人をして強壮ならしむ。

産21(12)【解訳】出産後の婦人で、千金の内を補うものにある当帰建中湯は、疲れ切って気の不足を生じ、腹中を刺すような痛みが止まらず、呼吸に力が無く苦しく、下腹が引き攣れて痛み、その痛みが腰や背中の方にまで及んで来て苦しく、飲食することが出来ない場合を治す。産後1ヵ月間は、一日に4、5回の服用が良い。そうすると丈夫になるのである、とある。

婦人雑病脈證併治第二十二
　婦人のその他の様々な病。

雑22(1)　婦人、中風、七八日、続いて寒熱を来たす。発作、時有り、経水適断つは、此れ、熱、血室に入ると為す。其の血、必ず結す。故に、瘧状の如く、発作、時有らしむ。小柴胡湯、之を主る。

雑22(1)【解訳】婦人で、七、八日間、風に中てられて、その後、悪寒と発熱があり、一定の時間に発作が起こる。ちょうど月経があるはずであったのが、たまたま来なかったのは、これは熱が血室である肝臓に入った為である。そしてその熱の為に月経で下るべき血液が結ばれたのである。血室と半表半裏はつながっている。それでマラリアのような発作の往来寒熱が起こるのである。それには、小柴胡湯が主治する。

雑22(2)　婦人、傷寒、発熱、経水適来り。昼日明了、暮れに則ち譫語し、鬼状を見るが如き者は、此れ、熱、血室に入ると為す。之を治し、胃気、及び上の二焦を犯すこと無ければ、必ず自から癒ゆ。

雑22(2)【解訳】婦人で、傷寒を病んで、風邪を引いて発熱し、その時にたまたま月経が来てしまった。その為に、昼間は意識がはっきりしているけれども、日暮れになると、死人と話をしているように譫言をいう状態になるのは、月経の来潮によって邪熱が肝臓に入って血に熱がからんだ為である。この治療には、下したり発汗をさせたりしなければ、必ず自然に治るのである。

雑22(3)　婦人、中風、発熱、悪寒し、経水適来たるを得たり。七八日、熱除いて、脈、遅に、身涼和し、胸脇満こと結胸状の如く、譫語する者は、此れ、熱、血室に入ると為す也り。當に、期門を刺し、其の実に随ひて之を取る可し。

雑22(3)【解訳】婦人で、風に中たって侵されて風邪を引き、発熱、悪寒し、その時にたまたま月経が来てしまった。七、八日目に、熱が下がり、脈が遅くなり、身体の具合は良くなったが、胸や脇腹が一杯に張って苦しく、ちょうど結胸の病状のようで、譫言をいう場合は、熱が肝臓に入った為である。当然、その病の実し具合によって、足の厥陰肝経の肝のツボで、足の少陽胆経で肝臓を絡っている期門に針を刺して、血室の邪熱を除いてやりなさい。

雑22(4)　陽明病、下血、譫語する者は、此れ、熱、血室に入ると為す。但だ、頭汗出づるは、當に、期門を刺し、其の実に随ひて、之を瀉す可し。濈然として汗出づる者は、癒ゆ。

雑22(4)【解訳】婦人で、陽明病を病んで、表には病邪がなく、裏に熱が入って、血便が出て譫言をいう場合は、陽明の熱が血室に入った為である。その場合、頭だけに汗が出る場合は、其の実し具合によって、期門に針を刺して邪熱を除いてやりなさい。シットリと汗が出れば治るのである。

雑22(5)　婦人、咽中に炙臠有るが如きは、半夏厚朴湯、之を主る。千金、胸満、心下堅きを作し、咽中怗怗として炙肉有るが如く、之を吐すも出でず、之を呑まんとすれども下らず。

雑22(5)【解訳】婦人で、咽の中に炙った肉が引っかかっているような感じがする場合には、半夏厚朴湯が主治する。千金方に、胸が一杯に張り、みぞおちの辺りが堅くなり、咽の中に炙った肉があるように痞えた感じがあり、吐き出そうとしても吐き出せず、呑み込もうとしても呑み込めない状態をいうのである。

雑22(6) 婦人、臓躁、喜び悲傷し、哭せんと欲し、象神霊の作す所の如し。数欠伸するは、甘麦大棗湯、之を主る。

雑22(6)【解訳】婦人で、臓躁を病んで、子宮が騒ぎ、度々悲しみ、泣きわめき、まるで何かに憑かれたようになって、度々生あくびをするような場合には、甘麦大棗湯が主治する。

雑22(7) 婦人、涎沫を吐すに、医、反って之を下し、心下即ち痞す。当に、先ず、其の涎沫を吐すを治す可し。小青竜湯、之を主る。涎沫止み、乃ち、痞すを治すは、瀉心湯、之を主る。

雑22(7)【解訳】婦人で、上焦に寒がある為に涎や唾を吐く症状で、下すべきではないのに、医者が間違えて下した為、みぞおちの辺りに痞えを生じた場合は、先ず涎や唾を吐くのを治してやりなさい。それには、小青竜湯が主治する。涎や沫が止まり、次に痞えが出るなら、それを治すには、瀉心湯類が主治する。

雑22(8) 婦人の病、虚し、因りて冷え積り、気結ぼれて、諸の経水断絶を為す。歴年、血に寒有るに至れば、積、胞門に結ぼれ、寒は経絡を傷ふ。凝堅、上に在れば、嘔吐涎唾す。久しければ肺癰を成し、形体損分す。中盤に結在れば、臍を続りて寒疝し、或は両脇疼痛し、臓と相連なり、或は熱、中に結び、痛み関元に在り。脈、数、瘡無く、肌魚鱗の若く、時に男子に著われ、女身に止るには非ず。下に在ること、未だ多からざれば、経候均ならず、陰をして掣痛せしめ、少腹悪寒し、或は腰脊に引き、下、気街に根ざし、気衝急痛、膝脛疼煩、奄忽眩冒、状厥癲の如く、或は憂慘悲傷多噴有り。此れ、皆、帯下、鬼神有に非ず。久しければ、則ち羸痩し、脈虚し、寒多し。三十六病、千変萬端、脈の陰陽虚実緊弦を審らかにし、其の針薬を行えば、危うきを治し、安きを得る。其れ同病と雖も、脈は各おの源を異にす。子、当に、辯記し、然らずと謂う勿れ。

雑22(8)【解訳】婦人で、病を病んで、身体が虚弱したことが原因で、冷えが重なり、気が結ぼれて、全ての経水が断絶するのである。永い間血が冷えているようであれば、それが月経不順とか臍下の積が上下して苦しみ、足の少陰腎経の気穴の胞門に結ぼれてしまう。その寒は経絡を傷めるのである。それによって上焦に、血が凝堅して痞えを生じると、嘔吐したり唾や涎を出すようになる。このような状態が永く続くと肺癰の病となり、身体が衰弱してしまう。中焦に血の滞りがあると、臍の周りが冷えて痛みを起こしたり、或は、両脇が疼き痛み、その痛みが内臓の方にまで及んでくる。或は、熱と血の滞りが中焦に結ぼれ、痛みが関元に生じてくる。脈が数で、腫れ物はなく、肌が魚のうろこのようにカサカサしていて、このような症状は、女性ばかりではなく、時折、男性にも現れる場合がある。下焦に血の滞りが生ずることは、未だ多くないけれども、滞りを生じると、月経が順調ではなくなり、陰部が引き攣れて痛み、下腹に悪寒を生じたり、或は痛みが腰や背中の方にまで及び、下の方は、足の陽明胃経の気衝にあたる生殖器で、下腹部に起きる炎症性疾患に影響のある気衝に根を張り、そこから気が衝き上げ、急に痛くなったり、膝から脛にかけて疼き火照り、突然めまいがして頭がボーッとしてしまい、

その様子がちょうど手足の先から冷えて来て倒れる病の厥癲のようである。或は、憂い、悲しみ、怒りやすくなる。これは全て帯下の病であって、鬼神に憑かれたのではない。長期間、帯下を病むと、身体がひどく痩せ、脈が衰えて、身体が冷えるようになるのである。婦人の３６病、病状の様々な変化は、よく脈の陰陽虚実緊弦を調べて、それに適応した針や漢方薬の治療を行えば、危険な病も治療することができ、健康になることができるのである。病状は同じようであっても、脈を診ると病の原因の根本は皆違っている。諸君よ、よくわきまえて考え、間違えないようにしなさい。

雑22(9)　問うて曰く、婦人、年、五十分り、下血を病む所、数十日止まず、暮に、即ち発熱し、少腹裏急、腹満、手掌煩熱、唇口乾燥するは何ぞ也。師の曰く、此の病は、帯下に属す。何を以っての故か。曽て半産を経て、瘀血少腹に在りて去らざる故也り。何を以って之を知るか。其の證、唇口乾燥するが故に之を知る。當に、温経湯を以って之を主る可し。

雑22(9)【解釈】婦人で、50才位の気血が衰えて来た年令で、下痢を病んで、数十日も止まらず、日暮れになると熱が出て、下腹の内が引き攣れて、腹が張り、手のひらが熱く火照って、唇や口が乾燥するのはどういうわけでしょうか。それは、このような病状は、帯下に分類される。以前に流産をした時の瘀血が下腹部に残っていて取れていないことは、どのようにしてわかるのでしょうか。それは、唇や口が乾燥している病證から判るのである。当然、温経湯を飲ませて治してやりなさい。

雑22(10)　帯下、経水利せず、少腹満痛し、経、一月に再び見るる者は、土瓜根散、之を主る。陰癲腫、亦た之を主る。

雑22(10)【解釈】婦人で、帯下を病んで、月経が思うように来ないで、下腹全体が張って痛み、月経が１カ月の間に２回収まるように来る場合には、土瓜根散が主治する。また陰癲腫つまり陰部に出来る腫れものにも、土瓜根散が主治する。

雑22(11)　寸口の脈、弦にして大、弦は、則ち減と為し、大は、則ち芤と為す。減は、則ち寒と為し、芤は、則ち虚と為す。寒虚相搏つは、此れ、名づけて革と曰う。婦人、則ち半産漏下す。旋覆花湯、之を主治する。

雑22(11)【解釈】婦人で、寸口の脈が弦で大の場合は、弦の脈が減じているのであり、陽気が少なくなっている。これは寒が原因である。大の脈は芤であり、虚つまり血虚から来ているのである。その陽虚による内寒と血虚とがぶつかり合うと、革の脈を現し、それを革と名づけるのである。この脈を現した婦人は、流産をしたり、下血をするようになってしまうのである。それには、旋覆花湯が主治する。

雑22(12)　婦人、経、陥りて漏下し、黒、解せざるは、膠姜湯（即、芎帰膠艾湯）、之を主る。

雑22(12)【解釈】婦人で、永い間経水が止まらず、黒い経水が止まらない場合には、芎帰膠艾湯が主治する。

雑22(13)　婦人、少腹満ること敦状の如く、小便、微難に而て渇せず。生後の者は、此れ、水と血と倶に結ぼれ、血室に在りと為す也り。大黄甘遂湯、之を主る。

雑22(13)【解釈】婦人で、下腹部が張っている部分が、器を被せたようであり、少し小便が出難く、咽は乾かない。出産直後に、このような症状を現した場合は、水と血とが一緒に肝臓に結ぼれているのである。それには、大黄甘遂湯が主治する。

雑22(14) 婦人、経水利下せざるは、抵當湯、之を主る。亦た、男子、膀胱満急、瘀血有る者を治す。

雑22(14)【解訳】婦人で、経水が思うように下らない場合には、抵當湯が主治する。また男性では、膀胱が張って詰まって、瘀血がある場合には、これが主治する。

雑22(15) 婦人、経水閉じ、利せず、臓堅癖止まず、中に乾血有りて、白物を下すは、礬石丸、之を主る。

雑22(15)【解訳】婦人で、子宮口が炎症を起こしている為に月経が止まってしまって下血せず、子宮が堅いような感じがとれなくて、いつも幅ったく感じられ、痛みもあり、中に乾血があって白いこしけが下る場合は、礬石丸が主治する。

雑22(16) 婦人、六十二種の風及び腹中の血気刺痛は、紅藍花酒、之を主る。

雑22(16)【解訳】婦人で、62種の風、つまり、頭痛、めまい、肩の張り、のぼせ、その他の各種の症状や、腹中が血気の異常によって血行障害を起こし、チクチクと針で刺されるような痛みを生じる場合には、紅藍花酒が主治する。

雑22(17) 婦人、腹中、諸の疾痛するは、当帰芍薬散、之を主る。

雑22(17)【解訳】婦人で、腹中に起こる様々な激しい痛みには、当帰芍薬散が主治する。

雑22(18) 婦人、腹中痛むは、小建中湯、之を主る。

雑22(18)【解訳】婦人で、脾胃の虚の為に血行不良を生じ、虚労が原因で腹中痛を起こす場合には、小建中湯が主治する。

雑22(19) 問うて日く、婦人、病みて、飲食故の如く、煩熱し、臥するを得ず、反って倚息する者は何ぞ也。師の日く、此れ、轉胞と名づく。溺するを得ざる也。胞系了戾するを以っての故に、此の病を致す。但だ、小便、利すれば、則ち癒ゆ。宜しく、腎気丸（即、八味丸）、之を主る可し。

雑22(19)【解訳】婦人で、飲食は平常と変わりなく、身体が火照って苦しく、横になっていられず、逆に、物に寄りかかって呼吸をしているのは、どういうわけでしょうか。それは、子宮の位置が変わったという意味で転胞というのである。小便の出が良くないのである。胞系了戾で子宮がよじれるとか、尿管がよじれるなどがあって、この病を起こすのである。小便を通じてやれば、直ぐに治るのである。それには、腎気丸が宜しい。

雑22(20) 蛇床子散の方は、陰中を温むる坐薬。

雑22(20)【解訳】婦人で、陰部が冷える、また陰部が冷える為に様々な病證を発する場合には、陰部を温める、蛇床子散の坐薬が良いのである。

雑22(21) 少陰の脈、滑而て数なる者は、陰中、即ち瘡を生ず。陰中、蝕瘡し爛るる者は、狼牙湯、之を洗う。

雑22(21)【解訳】婦人で、足の少陰腎経の脈が、滑で速く、少陰の経に熱を持っている場合は、陰部に瘡を生じる。その腫れ物がだんだん大きく爛れてくる場合には、狼牙湯で患部を洗うと良い。

雑22(22) 胃気、下泄し、陰吹而て正喧なるは、此れ、穀気の実也。膏髪煎、之を導く。

雑22(22)【解訳】婦人で、胃の気が下の方から泄れて、前陰部からオナラのようにガスが出て、その音が絶えずやかましい場合は、穀気が実し過ぎているのである。猪膏髪煎を飲ませて小便より余分な穀気を出してやりなさい。

雑22(23)　小児㽽虫蝕齲の方
雑22(23)【解訳】・・・

雑療法第二十三
　　その他の様々な病と治療法。

療23(1)　五臓の虚熱を退く、四時加減柴胡飲子の方
　　冬三月加ふ、柴胡(苦平)白朮(苦温)(・g)
　　五臓の虚熱を退く、四時加減柴胡飲子の処方
　　冬三月加ふ、柴胡(苦平)白朮(苦温)(・g)
　　右の各々吹咀し、分ちて三貼となす。一貼を水三升を以って煮て二升を取り、分ち温めて三服す。人の四、五里を行くが如きに、一服を進む。もし四体壅すれば甘草少し許りを添え、貼毎に分ちて三小貼となし、少貼毎に一升を以って煮て七合を取り、温服す。再び滓を合わせ一服と為す。重ねて煮て都して四服と成す。
療23(1)【解訳】四時において五臓の虚熱を退け、その虚熱より来る種々の病を治する。
　　四時加減柴胡飲子の処方
　　冬期の3カ月間は、柴胡8ｇ白朮8ｇ大腹檳榔を皮子倶に4個、陳皮5ｇ生姜5ｇ桔梗7ｇ
　　春期の3カ月間は、白朮を去って枳実5ｇを加えて六味となし、
　　夏期の3カ月間は、冬期の方に生姜3ｇを加えて8ｇとなし、
　　更に枳実5ｇと甘草3ｇとを加えて八味となし、
　　秋期の3カ月間は、冬期の方に陳皮を増して8ｇとなして六味とする。
　　右の六味を刻んで合わせ、三貼に分けて、その一貼に水120mlを以って煮て80mlとなし滓を去り、3回に分かちて温服せしむ。2回目の服用は、1時間位の間をおいて服用させなさい。もし全身が重くだるくて動かしにくければ、甘草少しばかりを加え、その甘草を加えたる者は一貼を更に3小貼に分け、小貼に水40mlを加え煮て30mlに煮つめて温服させなさい。再び三貼分の滓を合わせて煮て1回分として用い、一貼を都合4回分に服用させる。
療23(2)　長服訶梨勒丸の方
療23(2)【解訳】薬嚢によれば、小便利せずして腹が大いに張り、時折、下痢する者に宜しいであろう。
療23(3)　三物備急丸の方
療23(3)【解訳】
療23(4)　傷寒癒えて復さざらしむを治す。
療23(4)【解訳】傷寒の病が癒えた後でも、その快復がはかばかしく行かないものを治す。
　　紫石寒食散の処方
　　紫石英、白石英、赤石脂、鐘乳、括蔞根、防風、桔梗、文蛤、鬼臼各10ｇ、太一余糧10ｇ、乾姜、附子、桂枝各4ｇ

右の十三味を杵いて散となし、合わせて散を造り清酒にて1回に2gを服用する。

療23(5) 卒死を救う方（宜、還魂湯。）：薤を揚きて汁を鼻中に灌ぐ又の処方、雄鶏冠を割きて血を取り、管を吹きて鼻中に内る。猪脂鶏子大の如きを苦酒1升にて煮沸し喉中に灌ぐ。鶏肝及び血を面上に塗り、灰を以って四傍を囲めば立起く。大豆二十七粒鶏子白を以って酒に併せ和し尽くを以って之を呑む。

療23(5)【解訳】気絶した人を救う方：薤(らっきょう)をすりつぶして汁を取り、鼻の中にそそぎ入れる。またの方は雄の鶏の冠を割いて血を取り、細い管で鼻の中に吹き入れなさい。豚の脂(ラード)を鶏卵の大きさを取り、食酢40㎖で煮て沸し、喉中に注ぎなさい。喉とは気管のことである。鶏の肝と血を顔に塗布し、灰で4方をかこむと、たちどころに起きる。大豆を2ないし七粒位を、鶏卵の白味と同等の酒に混和して、全部これをのませる。

療23(6) 卒死して壮熱の者を救う方：礜石(酸寒)半斤(・g)、水1斗半を以って煮て消し、以って脚を漬く、踝を没せしむ。

療23(6)【解訳】気絶(仮死)をして、熱のさかんな者を救う方

療23(7) 卒死して目を閉ずる者を救う方：牛に騎せて面を臨み、薤(辛温)を搗きて汁を耳中に灌ぎ、皂莢末(辛温)を鼻中に吹く、立に効く。

療23(7)【解訳】気絶して、目を閉じているものを救う方(普通気絶したりすると目がつり上がるようになるので、目を閉ずるといっているのではなかろうか)。牛の背に気絶した人を仰臥せしめ(丁度牛の背と人間の背とが合わさるようにして)、らっきょうをついて汁をとって耳の中に注ぎ、皂莢(サイカチ)の末を鼻中に吹きつけると、たちどころに効く。

療23(8) 卒死して口を張り反折する者を救う方：手足の両爪の後に十四壮灸してえ、五毒諸膏散を以って飲む。

療23(8)【解訳】気絶して口を大きく開いており、背をそりかえるものを救う方。手足の両方の爪の付け根に14回表をして、終ってから五毒諸膏散(不明)を服用させなさい。

療23(9) 卒死して四肢収らず失便の者を救う方

療23(9)【解訳】気絶して手足の自由が利かず、大小便を失禁しているものを救う方法。馬尿を1合(・g)を水3升で煮て2合となし、これで手足を洗う。また牛洞2合をとり、温酒で口の中に灌ぎ入れて、心下の心の募穴である。巨厥12(動悸、息切れのある心臓病に効く)と膀上の胃の募穴である中脘(胃を治療する代表穴である)と、臍下の膀胱の募穴である中極(女性では月経不順、子宮筋腫など、男性では睾丸炎、尿道炎、精力減退など、泌尿器としては膀胱炎、腎臓炎などに効く)とに、各々百回ずつ表をすえてやればなおる。

療23(10) 小児卒死して吐痢し、是何の病かを知らざるを救う方：狗尿一丸絞りて汁を取り、以って之を灌ぐ。湿無き者、乾きたる者を水煮して汁を取る。

療23(10)【解訳】小児が急に気絶(人事不省、意識を失う)して吐き下しを起こし、それが何病か分からないのを救う方法。犬の糞の一塊を絞って汁をとり、口の中で洗う。尿の湿りけのないものは水にひたして、乾いた尿を煮て汁を取りなさい。

療23(11) 尸厥は脈動じて気無し、気閉して通ぜず故に静にして死するなり、治する方。

療23(11)【解訳】尸厥の病は脈が動いていて呼吸をしていない状態で、気道が閉じて通じない。

故に意識がなく死んでいるようである。これを救う方法。菖蒲のクズを鼻の両孔中に入れて、これを吹き、人に手伝ってもらい桂枝の屑を舌に付けるのである。屑とは粉末となしてまだ篩わないものをいうのである。またの方法は、病人左のもみあげ十円玉位の大きさにえぐり取り、焼いて粉末として酒と混和して喉の中にそそぎ入れなさい。たちどころに起きる。

療23(12) 卒死客忤死を救うには還魂湯、之を主る方：千金方にいう、卒忤鬼撃飛尸、諸の奄忽気絶し復覚え無きを主る。或は已に脈無く口噤して拗け開かず歯を去り湯にて下す。湯口に入り下らざる者、病人髪を左右に分け、肩を捉摻し之を引き薬を下し増して一升を取れば須臾にして立ち所に甦る。

療23(12)【解訳】気絶したり、急におどろいて意識不明になったものを救うには、還魂湯が主治する。

療23(13) 自から縊死したるを救うに旦より暮に至るは、已に冷ゆると雖も必ず治す可し。暮より旦に至るは小し難き也り。恐らく、此れ当に陰気盛なるが故と言うべき也。然るに夏時は、夜は昼より短く又熱し、猶ほ治す可きに応ず。又云う、心下若し微に温かき者、一日以上なるも猶之を治す可し。方(救自縊死方)。徐徐に抱いて解きて縄を裁を得ず、上下に安被し之を臥す。一人は脚を以って其の両肩を踏み、手にて少しく其の髪を挽く。常に弦弦として之を縦る勿れ。之を一人は手を以って胸上を按拡し数之を動ず。一人は臂脛を摩将して之を屈伸す。若し已に彊い但だ漸漸に強く之を屈し併せて其腹を按ず。かくのごとく一炊頃すれば、気口より出だし呼吸して眼開き猶ほ引按して置くなかれ。又之を苦労する勿れ。須臾にして少し桂湯及び粥に清を合して之を含みて興ふ。喉を濡さしめ漸漸に能く嚥む。及び稍に止むに若し更に両人で管を以って其の両耳を吹き弥好ければ此の法最も善し、活きざる者無し。

療23(13)【解訳】自から絡死した者を救うには、朝から日暮れまでの問であるならば、すでに身體が冷めたくなっているものでも必ず救うことができる。しかし日暮れから朝までの問であるならば、少し困難である。この理由は恐らく、夜は陰気が盛んのために(陽気が少ない)冷え方がひどいというわけである。しかし夏の時は、夜は昼より短く、また夜の場合でも救うことが出来るはずである。更にみぞおちの辺りがもし微かに温かい者は、一日以上経過した場合でも治することができる。これの手当法。そろそろとゆっくり抱き下ろして縄を解く。縄を切って体を下へ落としてはならない。体の下に着物をひき、上にもかけて横にねかせる。そして１人が脚で病人の両肩をふみ、手で少しくその髪を持って引き、常にピーンと張らせて緩めてはならない。1人は人工呼吸を連続して行い、更にもう１人が臀と脛とをよくまさつして、これを屈伸させて筋肉をやわらかくする。強直がでている場合には、少しずつ強く屈伸をして、それと同時に腹をなでて血行をよくしてやる。こうして３分位してやっていると、口から息がスーッと出て呼吸し始め、眼もあけるようになる。しかし尚、以上の方法を続け、止めてはならないのである。また苦労がってはならない。しばらくしてから、少しばかり桂枝湯と重湯とを含ませて、のどをうるおさせなさい。だんだんとよく咽みこむようになるから、そこで次第に止めて行きなさい。また、もし手があるならば、３人で向かい合って、管で病人の両方の耳を吹いてみるのは、益々好い方法である。この方法が最上である。蘇生しないものはな

い位である。

療23(14) 凡そ中暍死には、冷を得しむるべからず冷を得れば便ち死す、之を療する方。草帯を屈し暍人の臍を続り、両3人をして、其の中に溺せしめて温む。亦た熱泥を用ゆるも可し。屈草を和し亦瓦椀の底を拍き按じ及び車筑以って暍人に着けるも亦可し。取りて溺せしめ、須らく流去を得る。此れ道路窮卒に湯無きを謂う、富にその中に溺せしむ。多人をして溺せしめんと欲し温を取らしむ。若し湯あれば便ち之を興ふ可し。泥及び車缸は可ならず、恐らくは此の物冷ゆ。暍即に夏月に在り、熱泥土、暖車缸を得れば亦用う可き也。

療23(14)【解訳】一般に暑さあたりで卒倒したものは、身體を冷やしてはならない。冷やしてしまうとそれで死ぬのである。これを治する方法。草を帯のようにして病人の膀のまわりに続らし、2、3人でその中に小便をさせて温めよ。または熱い泥をとって草の帯の中を埋めて膀を温めるのも、またよい。またすやきのおわんの底をたたきぬいて臍の上にすえるか、もしくは車のじくの鉄の輪を病人の臍の上にすえて、小便をさせて流れ出ないようにさせても宜しい。これらの方法は道路上の突然のできごとで、湯を得られないので、その中へ小便をさせるのであって、多くの人達に小便をさせて温めさせるのがよいのである。もし湯があれば、これをあたえなさい（ここで湯のことでありますが、後者の湯は湯薬であろうと思われますが、両方考えていただいたらよいと思います）。この場合に、泥と車錘はあまりよくはないのである。恐らくこれらは冷えやすいし、冷えているからである。日射病は（暑さあたりは夏に起こるのであるら、熱した泥とか暖まっている車錘が得られるならば、これを用うるのもよいのである。これなどは、すばらしい理論だと思います。これで財をなした医療器具屋さんがいるとか。

療23(15) 溺死を救う方：竃中灰（辛微温）両石余を取り、以って人を埋め頭より足に至り、水七孔より出て即ち活く。

療23(15)【解訳】溺死した者を救う方法。驚く程の神効あり、と新古方薬囊に書かれている。私も古人の考えに頭が下る。かまどの灰2斗余りを取り、溺れた人を頭から足に至るまで灰をかけて埋める。ただし、両眼、両耳、両鼻孔、と口との七カ所は開けておくことである。すると七カ所の穴から水が出て助かるのである。かまどの灰はカラカラに乾燥しているから、エクリン腺にたまっている水が灰に吸い取らる。すると身體内の余分な水分が、皮膚の気の出入りが楽になったので圧力がなくなり、よって楽に七つの穴から出るのである。

療23(16) 右の自縊溺暍を療する法、並に張仲景より出づ。其の意、殊絶、殆ど常情の及ぶ所、本草の関し能う所に非ず、実に人を救うの大術。傷寒家に、数暍病有り、此れ、遇熱の暍に非ず。（治馬墜及一切筋骨損、主之。）

療23(16)【解訳】今までの自縊、溺死、中暍を治療する方法は、ともに張仲景の経験から出たもので、その考え方は非常に優れており、殆ど普通の人の考えや本草のかかりあうことのできない事柄である。実に人を救う大いなる術である。傷寒で暍を病むものがあるが、この場合は、熱にあたったときの暍病ではないのである。

療23(17) 馬墜及び一切の筋骨を損じたるを治する方。

療23(17)【解訳】馬から墜ちた打撲等、一切の筋肉や骨を傷めた場合を治療する。

荘司武史（しょうじ たけし）

1961年 大分市生まれ
昭和大学薬学部薬学科卒
㈱ブンゴヤ薬局入社
薬剤師、漢方士、漢方・生薬認定薬剤師取得
公益法人日本薬局協励会にて医薬品と健康、疾患と治療法について学ぶ。
処方箋調剤業務の傍ら、社内外の漢方研究会にて漢方を学ぶ。
創業150周年を期に、もっと多くの方に漢方に触れ、親しんで頂けるように研究成果を出版し、更に研究を深める決意をする。

「傷寒論・金匱要略」―読みと解訳―

2016年8月7日発行

著 者　荘司武史
発行所　ブックウェイ
　　　　〒670-0933　姫路市平野町62
　　　　TEL.079 (222) 5372　FAX.079 (223) 3523
　　　　http://bookway.jp
印刷所　小野高速印刷株式会社
　　　　©Takeshi Shoji 2016, Printed in Japan
　　　　ISBN978-4-86584-096-4

乱丁本・落丁本は送料小社負担でお取り換えいたします。
本書のコピー、スキャン、デジタル化等の無断複製は著作権法上での例外を除き禁じられています。本書を代行業者等の第三者に依頼してスキャンやデジタル化することは、たとえ個人や家庭内の利用でも一切認められておりません。